ANATOMIE & LAUFEN

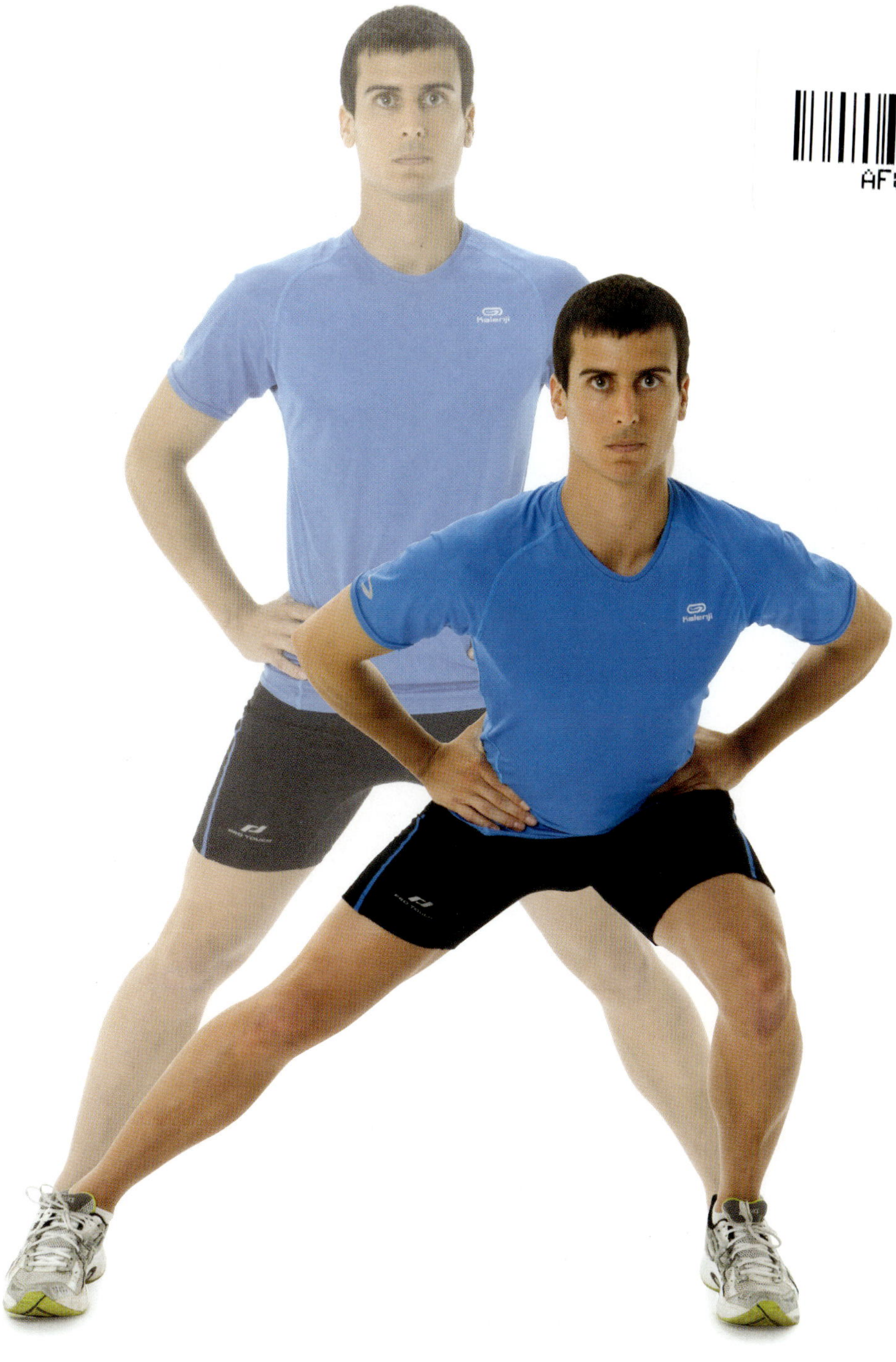

ANATOMIE & LAUFEN

100 DEHN-ÜBUNGEN

Anatomie & Laufen
Bibliografische Information der Deutschen Nationalbibliothek
Die Deutsche Nationalbibliothek verzeichnet diese Publikation in der Deutschen Nationalbibliografie; detaillierte bibliografische Details sind im Internet über <http://dnb.d-nb.de> abrufbar.

Member of the World Sport Publishers' Association (WSPA)

Editorial Paidotribo bedankt sich für die Zusammenarbeit bei der Erstellung dieses Buchs bei
Anna Baeza Dalmau,
Sergi López Borrego,
Noemí Morales Lorenzo
und Jordi Pradell Pascual.

Projekt und Projektumsetzung:
Paidotribo-Verlag

Spanische Originalversion:
Anatomía & 100 Estiramientos Esenciales para Running
© 2015 Editorial Paidotribo
Les Guixeres
C/. de la Energía, 19-21

Herausgeber: Maria Fernanda Canal
Text: Guillermo Seijas
Teschnische Kontrolle: Ana Lorenzo
Lektorat: Roser Pérez
Grafische Gestaltung: Toni Inglès
Illustrationen: Myriam Ferrón
Fotografien: Nos i Soto
Layout: Estudi Toni Inglès
Satz: www.satzstudio-hilger.de
Aus dem Spanischen übersetzt von:
Kristina Mundt, www.kristinamundt.de
Deutsches Lektorat: Dr. Irmgard Jaeger

08915 Badalona (Spanien)
Druckvorstufe: Estudis Genis
Druck in Spanien.
ISBN 978-3-89899-940-3
E-Mail: verlag@m-m-sports.com
www.dersportverlag.de

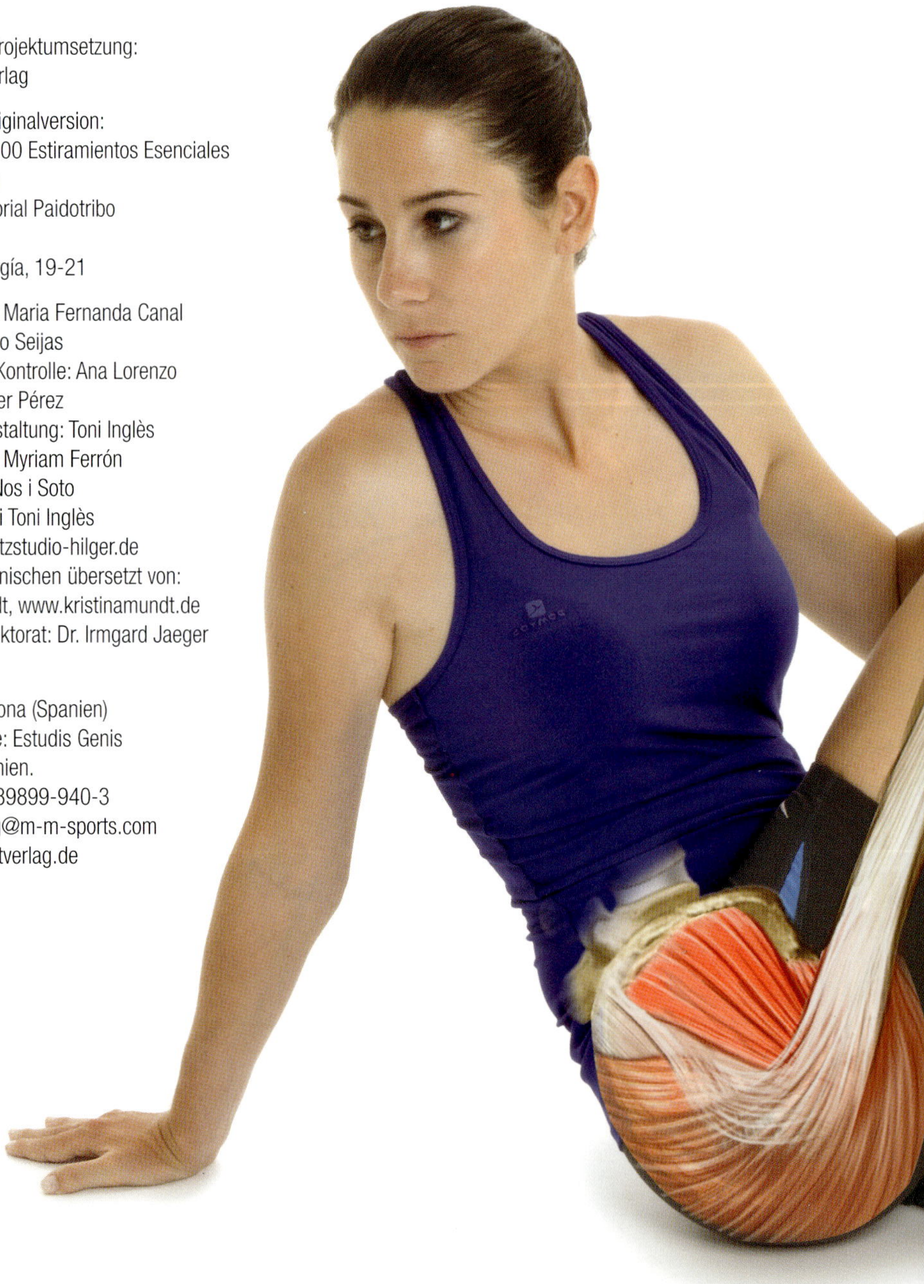

Vorwort

Nicht viel bereitet uns so viel Freude und trägt so zu unserem Wohlbefinden bei wie sportliche Betätigung. Der Stolz, einen anstrengenden Wettkampf absolviert zu haben, die Zufriedenheit, die der Abschluss einer Trainingseinheit und das Wissen, alles gegeben zu haben, mit sich bringt, die Überschreitung der persönlichen Grenzen und das ständige Streben danach, besser zu werden. Kein Gefühl und keine Aktivität kann uns mehr erfüllen. In diesem Sinne ist jede Art von Sport wohltuend, doch nur wenige geben uns mit so wenig Aufwand so viel wie das *Laufen*. Jederzeit kann man die Sportschuhe schnüren und loslaufen – ohne große Vorbereitungen, ohne eine komplizierte Ausrüstung, ohne eine spezielle Sportanlage oder Barrieren zwischen einem selbst und dem Asphalt, dem Weg oder dem offenen Gelände.

Seine Einfachheit, Vielseitigkeit, Anpassung an jeden Sportler und jedes Niveau machen das *Laufen* zu einer der besten Möglichkeiten, die eigenen Grenzen zu überwinden. Ganz gleich, ob auf dem Land, in der Stadt oder am Strand: Den ersten Schritt zu machen, ist die einzige Voraussetzung, um ein Läufer zu werden. Vielleicht hält man beim ersten Mal nur fünf Minuten durch, aber Fortschritte und Verbesserungen werden nicht lange auf sich warten lassen. Es wird nicht viel Zeit vergehen, bis man den Laufrhythmus 30 oder 40 Minuten beibehalten, an Volksläufen teilnehmen und wer weiß, was sonst noch alles schaffen kann – die Grenzen setzt man sich selbst.

Natürlich beinhaltet jeder Sport immer auch Risiken und das *Laufen* bildet dabei keine Ausnahme. Mit der Zeit können Gelenkprobleme und muskuläre Überlastungserscheinungen auftreten oder man stellt schlichtweg fest, dass seine Leistungsfähigkeit ihr Limit erreicht hat, was einen demotiviert und zwingt, diesen Sport aufzugeben. Daher ist es wichtig, schon vor Beginn über das notwendige Wissen zu verfügen und geeignete Methoden und Techniken anzuwenden, um diese Risiken zu minimieren.

Auf den folgenden Seiten stellen wir technische Konzepte zum *Laufen* vor, die Ihnen helfen werden, Ihren Laufstil zu verbessern, Ihre Leistungsfähigkeit zu steigern und dadurch die Laufökonomie zu optimieren. Außerdem finden Sie dort eine Analyse der grundlegenden Biomechanik des Laufens und der Ansprüche an die Muskeln in jeder Laufphase sowie eine Auswahl der geeignetsten Dehnübungen für die körperlichen Anforderungen. Dabei wird ein besonderes Augenmerk auf die Muskelgruppen gelegt, die am stärksten zu Überlastung und Erschöpfung neigen. Sie werden lernen, welche Art des Stretchings zu einem bestimmten Zeitpunkt am geeignetsten ist, wie Sie die verschiedenen Dehnübungen ausführen sollten, um unnötige Risiken zu vermeiden, sowie welche Ihnen bei verschiedenen beliebten Laufdisziplinen am nützlichsten sein können.

Um den Augenblick, in dem Sie loslaufen können, nicht hinauszuzögern, haben wir eine Auswahl von Stretchingprogrammen mit aufgenommen, die für spezielle Situationen und Zeitspannen entwickelt wurden, die Ihnen für deren Durchführung zur Verfügung stehen.

All dieses Wissen zielt darauf ab, Ihre sportlichen Erlebnisse und Ihre Leistungsfähigkeit zu verbessern, und letztendlich darauf, dass Sie ein langes und konstant aktives Läuferleben genießen können.

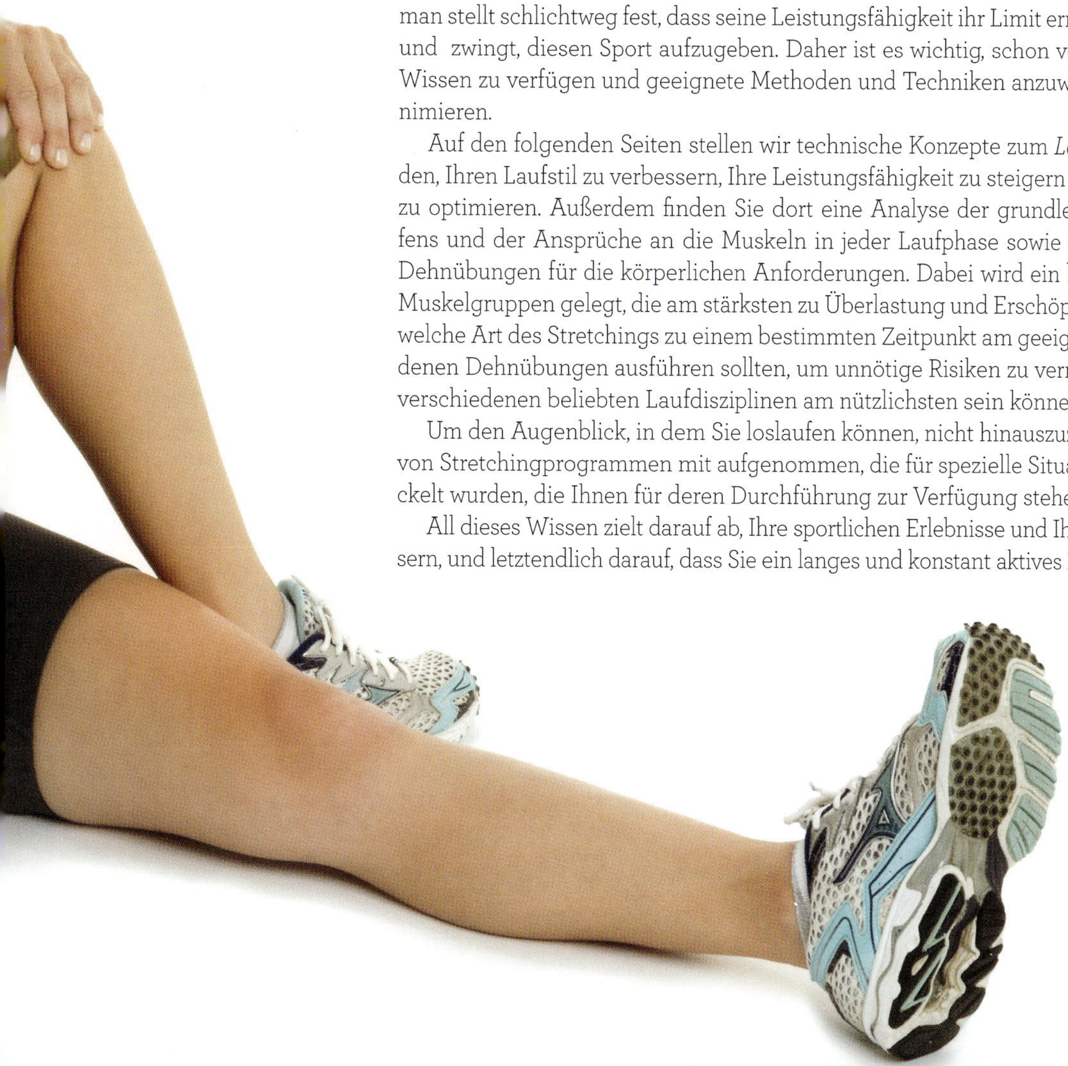

Inhalt

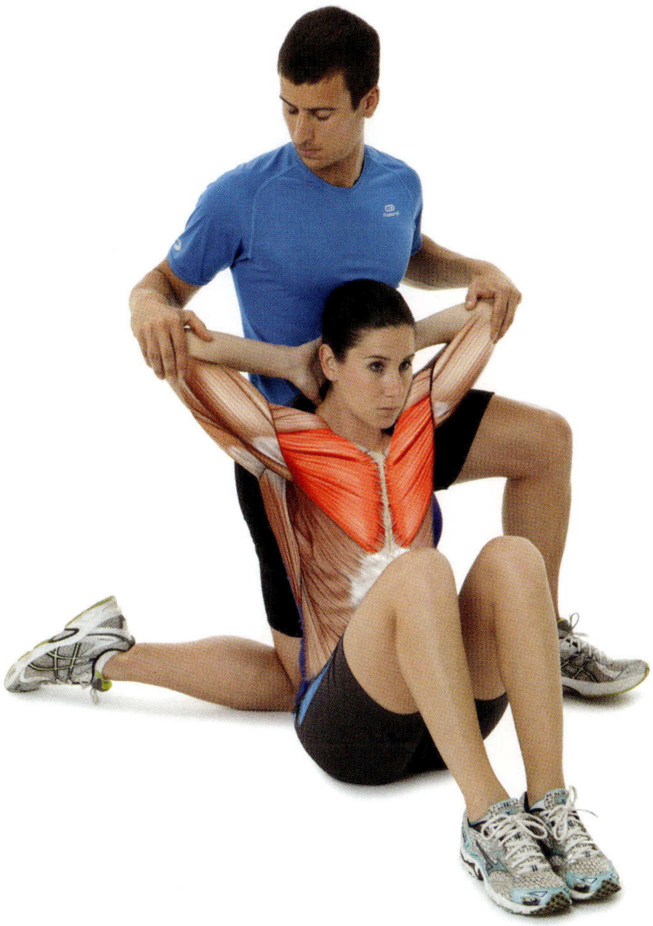

Wie man dieses Buch verwendet

IDENTIFIZIERUNG DER DEHNÜBUNG

Nummer der Dehnübung

Trainierter Bereich

Gedehnter Muskel

Name der Dehnübung

DURCHFÜHRUNG DER DEHNÜBUNG

Wiederholungen und Dauer

Übungsbeschreibung

Was zu beachten ist

Ausführung

Ausgangsposition

Seitenziffer und Kapitel

---

57 UNTERE EXTREMITÄT / **M. QUADRICEPS FEMORIS**

Ritterstellung mit Ziehen

LEISTUNGSSTUFE	WH	DAUER
ANFÄNGER	2	20 s
FORTGESCHRITTENE	3	25 s
ERFAHRENE	3	35 s

AUSGANGSPOSITION
Stützen Sie sich auf ein Knie und einen Fuß, sodass ein Bein vor dem anderen steht und beide Knie und ein Hüftgelenk etwa 90° gebeugt sind. Diese Position ähnelt der, die ein Mann im Mittelalter einnahm, wenn er zum Ritter geschlagen wurde. Drehen Sie den Rumpf, sodass sich der hintere Fuß und die Hand auf derselben Seite einander annähern. Mit der anderen Hand stützen Sie sich auf dem vorderen Knie ab.

AUSFÜHRUNG
Umfassen Sie den hinteren Knöchel mit der Hand auf derselben Seite und ziehen Sie daran, sodass das Knie so stark wie möglich gebeugt wird. Lehnen Sie gleichzeitig den Rumpf ein paar Zentimeter nach vorn, um die Streckung der Hüfte zu verstärken.

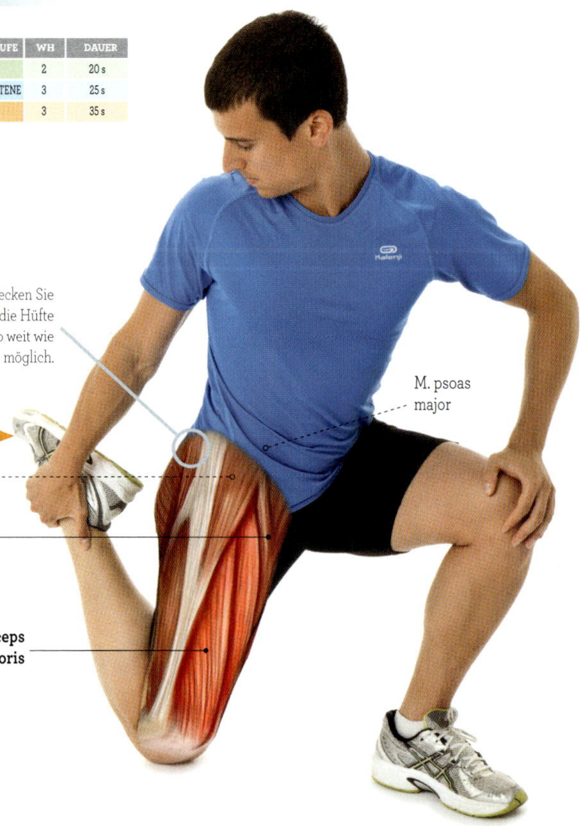

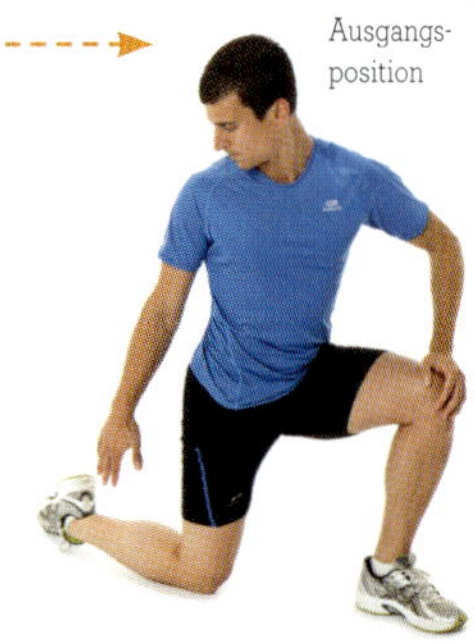

VORSICHT
Stellen Sie sicher, dass Sie in der Ausgangsposition das Gleichgewicht halten können, und führen Sie die Übung auf einer gepolsterten oder ebenen Oberfläche durch, um das hintere Knie nicht zu verletzen.

BESONDERS GEEIGNET
Für Personen, die im vorderen Bereich des Oberschenkels Verspannungen spüren oder die Mannschaftssportarten ausüben, die mit Laufen verbunden sind, vor allem wenn sie dabei abrupt loslaufen, stoppen oder Richtungswechsel ausführen müssen, sowie für Langstrecken- und Crossläufer.

98/ Statisches Stretching nach dem *Laufen*

Eine Dehnübung pro Seite,
wie eine Karteikarte

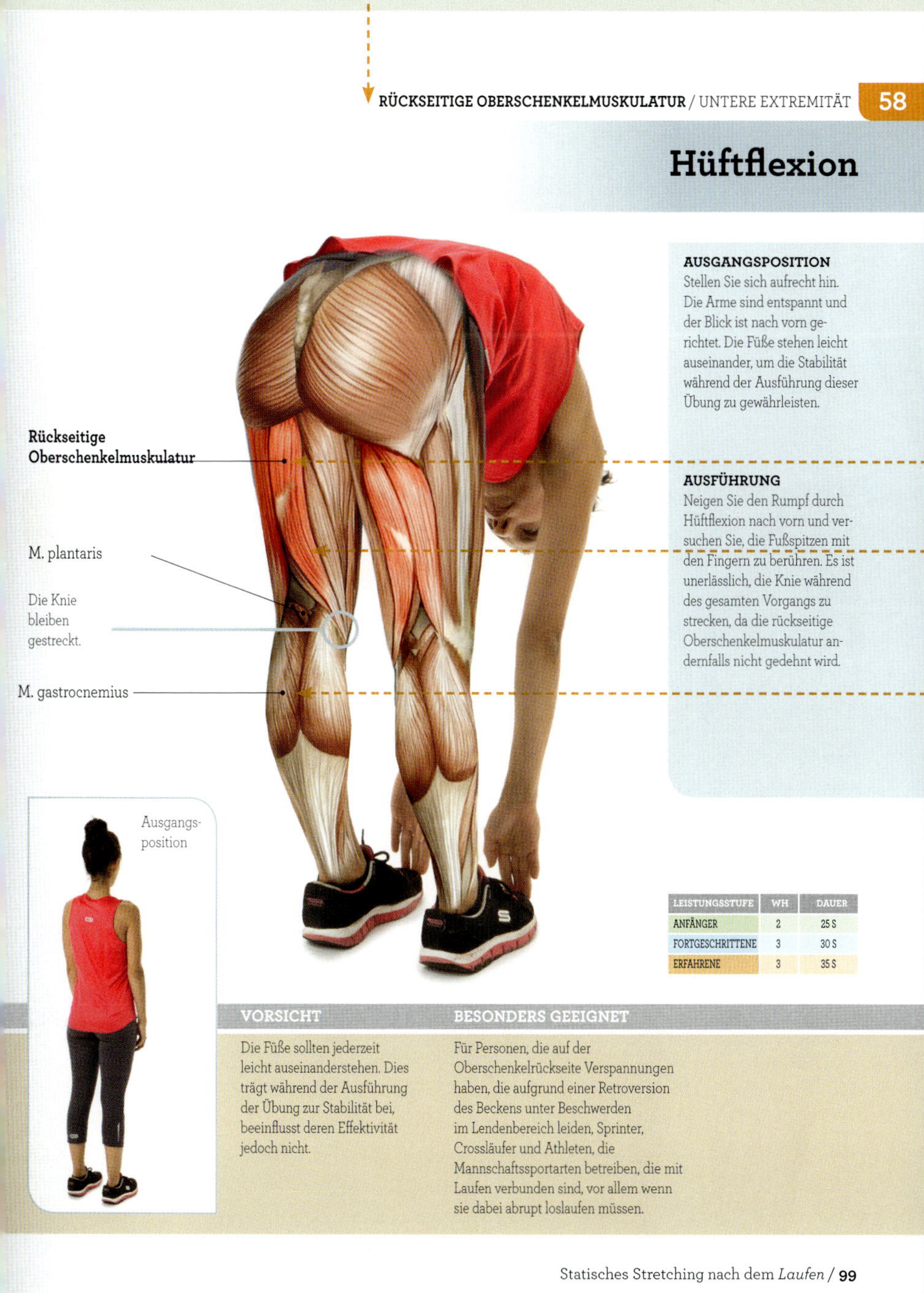

RÜCKSEITIGE OBERSCHENKELMUSKULATUR / UNTERE EXTREMITÄT 58

Hüftflexion

AUSGANGSPOSITION
Stellen Sie sich aufrecht hin. Die Arme sind entspannt und der Blick ist nach vorn gerichtet. Die Füße stehen leicht auseinander, um die Stabilität während der Ausführung dieser Übung zu gewährleisten.

AUSFÜHRUNG
Neigen Sie den Rumpf durch Hüftflexion nach vorn und versuchen Sie, die Fußspitzen mit den Fingern zu berühren. Es ist unerlässlich, die Knie während des gesamten Vorgangs zu strecken, da die rückseitige Oberschenkelmuskulatur andernfalls nicht gedehnt wird.

LEISTUNGSSTUFE	WH	DAUER
ANFÄNGER	2	25 S
FORTGESCHRITTENE	3	30 S
ERFAHRENE	3	35 S

VORSICHT
Die Füße sollten jederzeit leicht auseinanderstehen. Dies trägt während der Ausführung der Übung zur Stabilität bei, beeinflusst deren Effektivität jedoch nicht.

BESONDERS GEEIGNET
Für Personen, die auf der Oberschenkelrückseite Verspannungen haben, die aufgrund einer Retroversion des Beckens unter Beschwerden im Lendenbereich leiden, Sprinter, Crossläufer und Athleten, die Mannschaftssportarten betreiben, die mit Laufen verbunden sind, vor allem wenn sie dabei abrupt loslaufen müssen.

Statisches Stretching nach dem *Laufen* / **99**

IDENTIFIZIERUNG DES MUSKELS

Primär gedehnter Muskel

Färbung des primär gedehnten Muskels

Andere, in die Dehnung einbezogene Muskeln

Sichtbare Muskeln

Verborgene Muskeln

ZUSÄTZLICHE INFORMATIONEN

Anatomischer Atlas
Überblick über die Muskeln

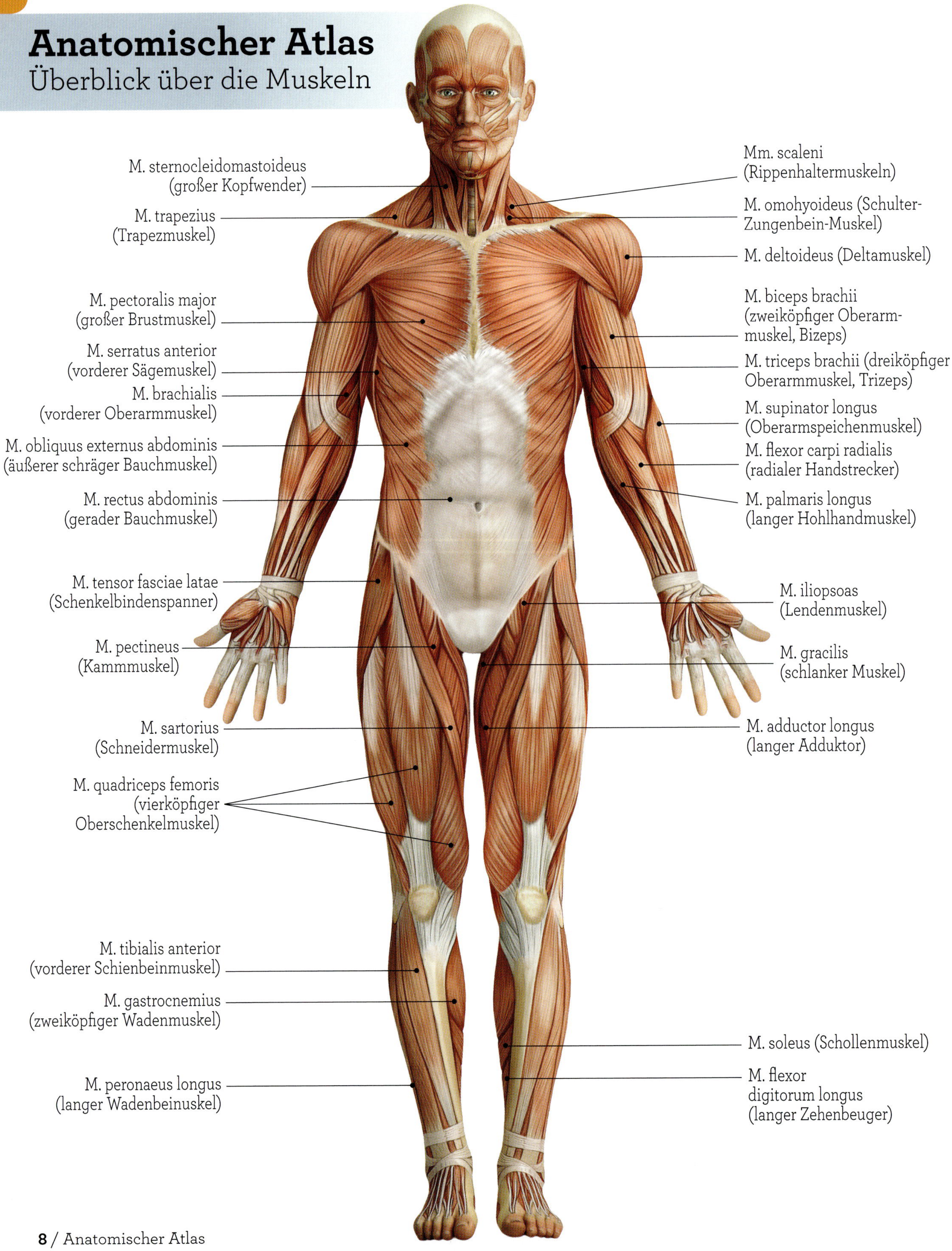

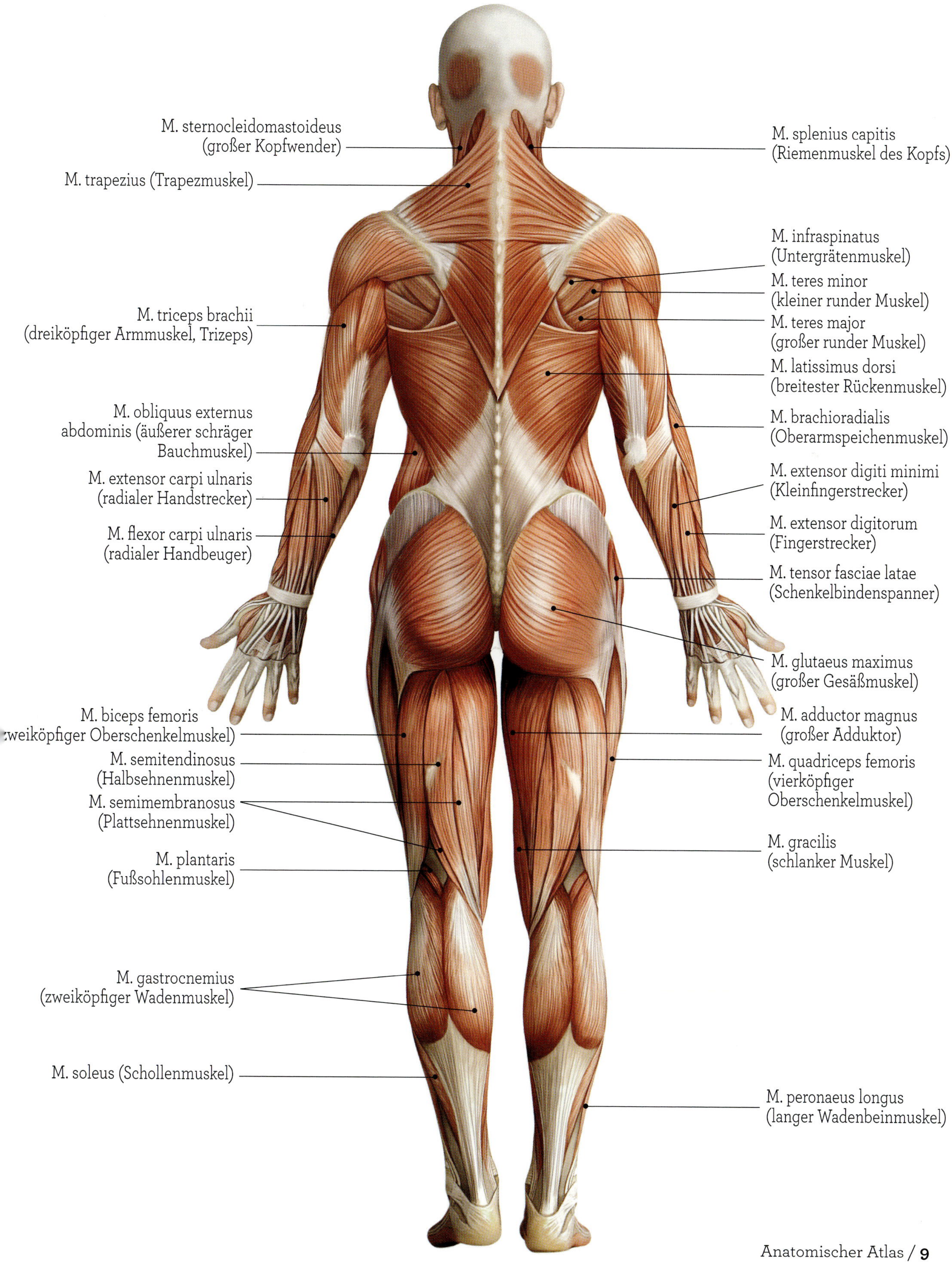
M. sternocleidomastoideus (großer Kopfwender)
M. trapezius (Trapezmuskel)
M. triceps brachii (dreiköpfiger Armmuskel, Trizeps)
M. obliquus externus abdominis (äußerer schräger Bauchmuskel)
M. extensor carpi ulnaris (radialer Handstrecker)
M. flexor carpi ulnaris (radialer Handbeuger)
M. biceps femoris (zweiköpfiger Oberschenkelmuskel)
M. semitendinosus (Halbsehnenmuskel)
M. semimembranosus (Plattsehnenmuskel)
M. plantaris (Fußsohlenmuskel)
M. gastrocnemius (zweiköpfiger Wadenmuskel)
M. soleus (Schollenmuskel)
M. splenius capitis (Riemenmuskel des Kopfs)
M. infraspinatus (Untergrätenmuskel)
M. teres minor (kleiner runder Muskel)
M. teres major (großer runder Muskel)
M. latissimus dorsi (breitester Rückenmuskel)
M. brachioradialis (Oberarmspeichenmuskel)
M. extensor digiti minimi (Kleinfingerstrecker)
M. extensor digitorum (Fingerstrecker)
M. tensor fasciae latae (Schenkelbindenspanner)
M. glutaeus maximus (großer Gesäßmuskel)
M. adductor magnus (großer Adduktor)
M. quadriceps femoris (vierköpfiger Oberschenkelmuskel)
M. gracilis (schlanker Muskel)
M. peronaeus longus (langer Wadenbeinmuskel)

Bewegungsebenen

Es ist nützlich, vorab einige Begriffe zu klären, die sich auf die Körperbewegung beziehen und im Laufe des Buchs immer wieder auftauchen. Ohne diese Grundbegriffe zu Bewegungen zu kennen, wäre es schwierig, die detaillierten Beschreibungen der Übungen zu verstehen. Einige dieser Begriffe, wie Beugung oder Streckung, sind auch Teil der Alltagssprache, aber andere, wie Inversion, Eversion, Adduktion oder Supination, werden gewöhnlich nur in bestimmten Fachbereichen verwendet. Daher kann es sehr hilfreich sein, auf ihre Bedeutung einzugehen.

Zunächst müssen wir wissen, dass Körperbewegungen in drei verschiedenen Ebenen erzeugt werden: in der Frontal-, Sagittal- und Transversalebene. Wie wir gleich sehen werden, gehört zu jeder dieser Ebenen eine Gruppe bestimmter Bewegungen. Wir beginnen mit der anatomischen Grundposition, die auf dem Bild zu sehen ist, um uns diese Ebenen vorstellen zu können.

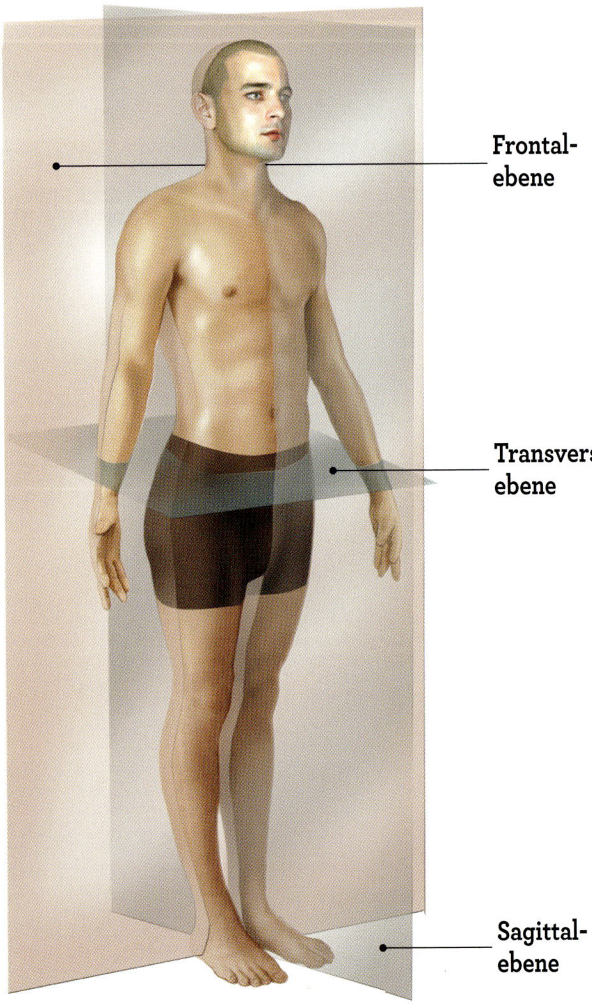

ABDUKTION (ABSPREIZEN)

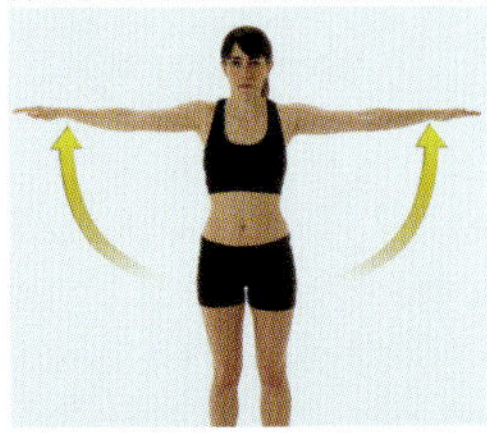

ADDUKTION (ANZIEHEN)

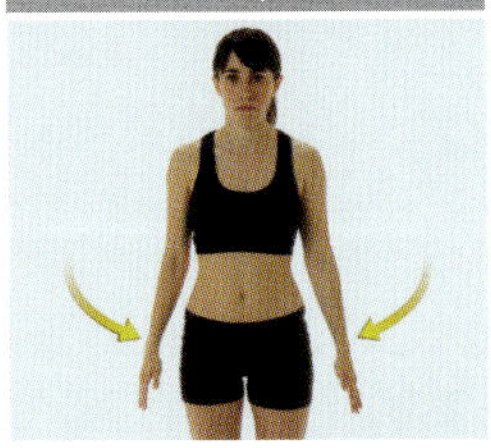

SEITBEUGUNG

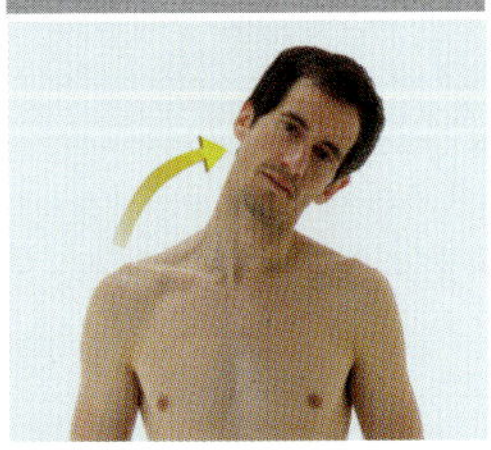

INVERSION (EINDREHEN)

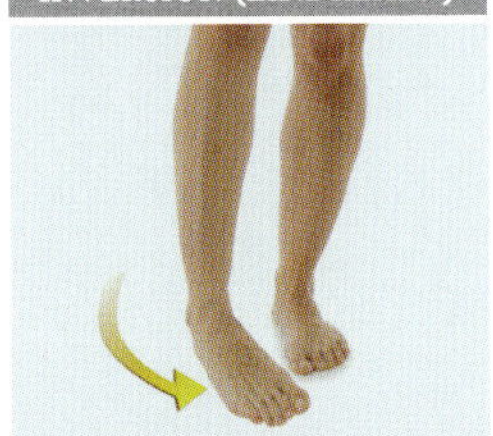

EVERSION (AUSDREHEN)

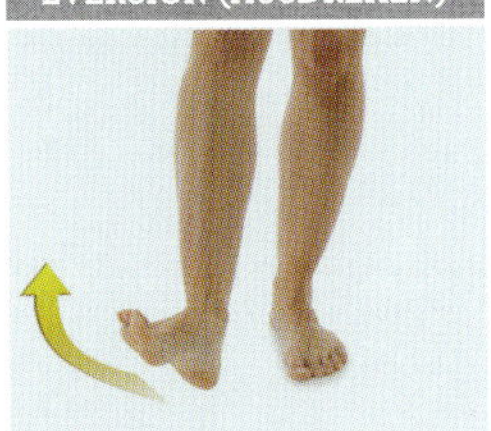

FRONTALEBENE
Sie teilt den Körper in einen ventralen und einen dorsalen, d. h. vorderen und hinteren Abschnitt. Brust und Bauch werden dem ventralen Abschnitt zugeordnet, während Nacken, Rücken und Gesäß zum dorsalen Abschnitt gehören. Die Bewegungen in der Frontalebene sind:

Abduktion. Mithilfe dieser Bewegung führen wir Gliedmaßen von der Mittellinie des Körpers weg. Man kann sie leicht erkennen, wenn man vor oder hinter der Person steht, die diese Bewegung ausführt, da die Veränderung der Silhouette aus dieser Perspektive deutlich ist. Um die Arme seitlich gerade vom Körper wegzustrecken, abduzieren wir die Schultergelenke.

Adduktion. Mithilfe dieser Bewegung führen wir Gliedmaßen an die Mittellinie des Körpers heran. Sie ist der Abduktion also entgegengesetzt. Wenn unsere Arme seitlich vom Körper weggestreckt sind und wir sie senken, um sie neben den Körper zu bringen, adduzieren wir die Schultergelenke.

Seitbeugung. Mithilfe dieser Bewegung neigen wir den Kopf, Hals oder Rumpf zur Seite. Wenn wir im Sitzen einschlafen, fallen Kopf und Hals gewöhnlich durch Seitneigung zu einer Seite.

Inversion (Eindrehen). Auch wenn diese Bewegung nicht ausschließlich der Frontalebene zuzuordnen ist, findet sie zum größten Teil in dieser Ebene statt. Als Inversion bezeichnet man die Fußbewegung, bei der sich Fußspitze und -sohle nach innen drehen und der Fuß gleichzeitig plantarflektiert.

Eversion (Ausdrehen). Bei dieser Bewegung drehen sich Fußspitze und -sohle nach außen und gleichzeitig dorsalflektiert der Fuß.

FLEXION

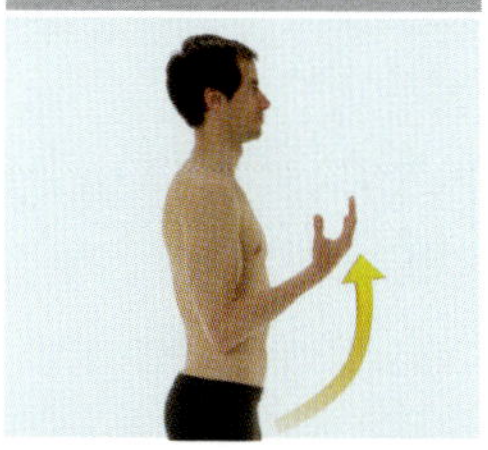

EXTENSION

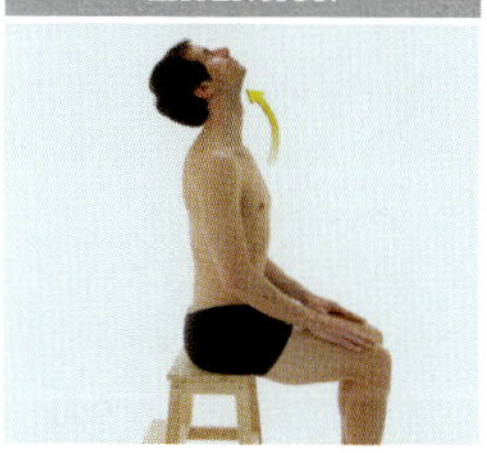

ANTEVERSION

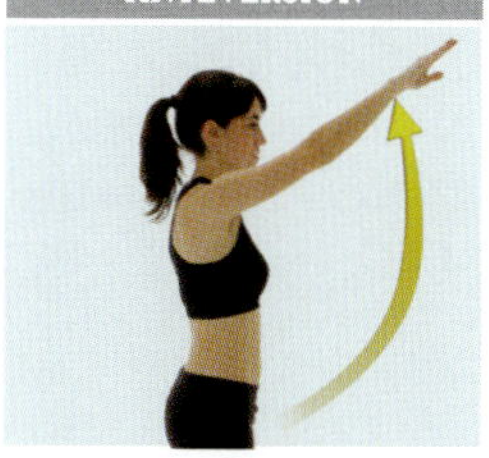

RETROVERSION

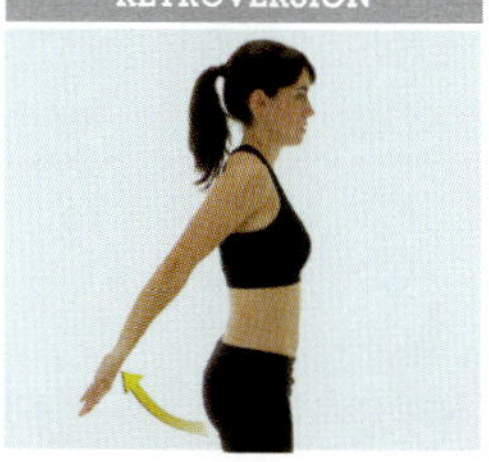

DORSALFLEXION

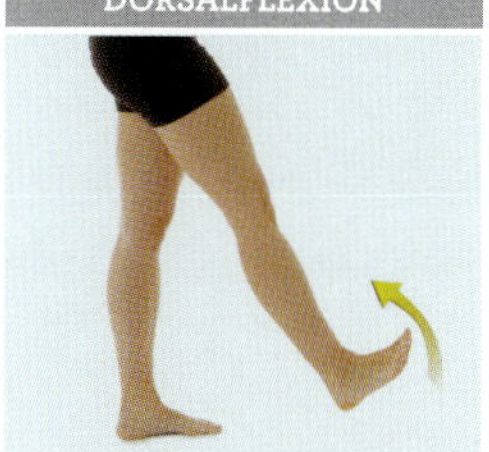

PLANTARFLEXION

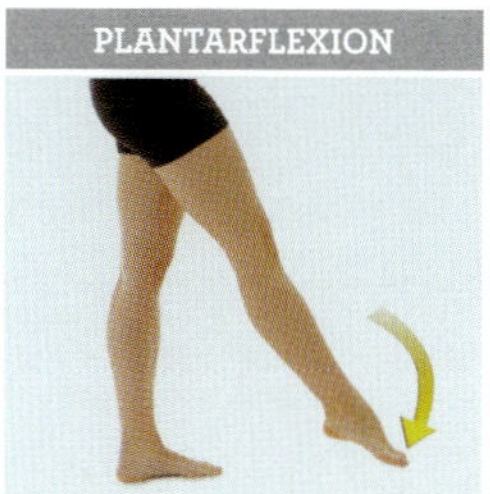

SAGITTALEBENE

Sie teilt den Körper in eine rechte und eine linke Hälfte. Bewegungen in dieser Ebene sieht man am besten, wenn man neben der Person steht und sie im Profil betrachtet. In dieser Ebene finden die folgenden Bewegungen statt:

Flexion (Beugung). Mithilfe dieser Bewegung bringen wir einen Körperteil in Bezug auf die Mittellinie nach vorn. Wenn wir beispielsweise den Ellbogen beugen, bringen wir den Unterarm in Bezug auf die Mittellinie nach vorn. Diese Definition hat jedoch Ausnahmen, wie die Flexion des Knies oder die Plantarflexion des Sprunggelenks.

Extension (Streckung). Mithilfe dieser Bewegung bringen wir einen Körperteil in Bezug auf die Mittellinie nach hinten oder richten ihn an ihr aus. Wenn wir beispielsweise im Stehen gen Himmel sehen, spüren wir unweigerlich eine Streckung der Halswirbelsäule. Auch hier bildet das Knie eine Ausnahme.

Anteversion. Sie entspricht der Flexion, bezieht sich jedoch nur auf die Schulterbewegung.

Retroversion. Sie entspricht der Extension, bezieht sich jedoch nur auf die Schulterbewegung.

Dorsalflexion. Eine Flexionsbewegung, die sich lediglich auf das Sprunggelenk bezieht.

Plantarflexion. Dieser Begriff bezeichnet die Sprunggelenkbewegung, die der Extension entspricht.

AUSSENROTATION

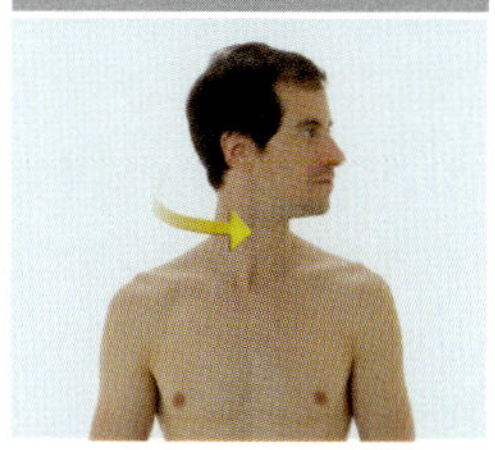

INNENROTATION

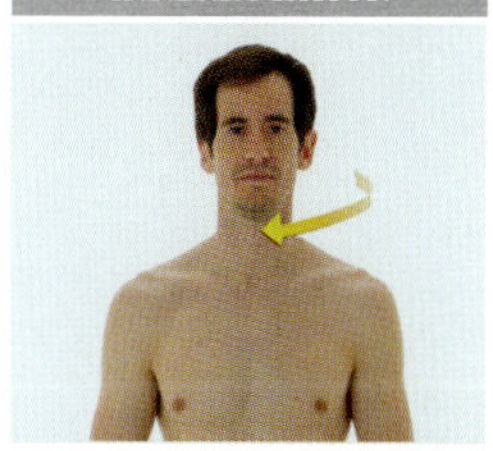

PRONATION

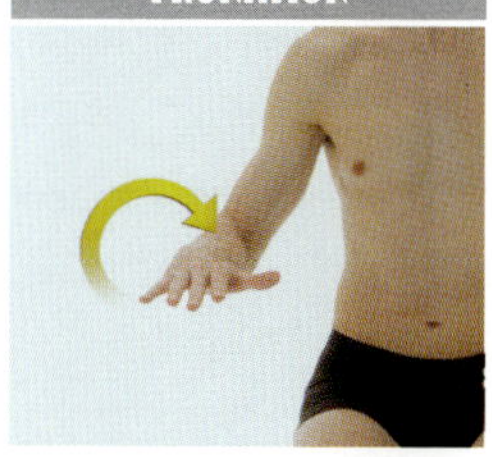

SUPINATION

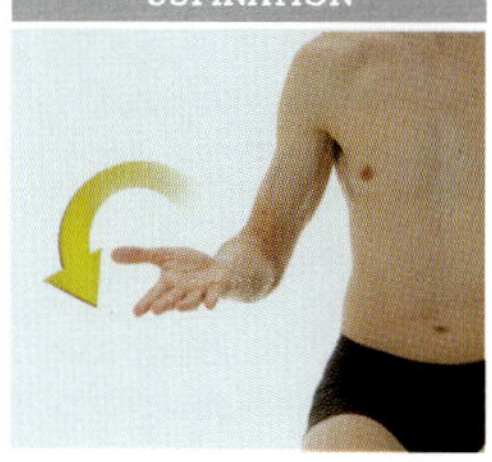

TRANSVERSALEBENE

Sie teilt den Körper in einen oberen und einen unteren Teil. Bewegungen in dieser Ebene erkennt man aus jeder Perspektive gut, wenn auch am besten, wenn man sich über oder unter der Person befindet. In dieser Ebene finden die folgenden Bewegungen statt:

Außenrotation. Diese Bewegung bezeichnet die Drehung eines Körperteils um die eigene Achse nach außen. Wenn wir am Tisch sitzen und unser Tischnachbar uns anspricht, führen wir eine Außenrotation des Halses durch, damit wir ihn ansehen können, während er redet.

Innenrotation. Dies ist die gegenläufige Bewegung zur vorherigen, da sie eine Drehung eines Körperteils um die eigene Achse nach innen beschreibt. Ist das Gespräch mit unserem Tischnachbarn beendet, führen wir eine Innenrotation des Halses durch, damit wir den Blick wieder nach vorn richten können.

Pronation. Mithilfe dieser Rotationsbewegung des Unterarms drehen wir den Handrücken nach oben und die Handfläche nach unten. Wenn wir ein Messer oder eine Gabel benutzen, um damit die Speisen auf unserem Teller zu bearbeiten, sind die Hände proniert.

Supination. Dies ist die gegenläufige Bewegung zur vorherigen. Diese Rotationsbewegung des Unterarms dreht die Handflächen nach oben. Gibt uns beispielsweise jemand ein paar Nüsse, halten wir die Hände wie eine kleine Schale mit den Handflächen nach oben, in Supination, damit sie uns nicht hinfallen.

Die Ursprünge des *Laufens*

Heutzutage ist das Laufen eine der beliebtesten Sportarten. Dieses Phänomen bewegt Hunderttausende Menschen weltweit. Der Begriff „Laufen“ umfasst Dutzende Disziplinen und Sportarten. Diese unterscheiden sich nicht nur hinsichtlich der Distanzen, die zurückgelegt werden müssen, sondern auch hinsichtlich der Ausrüstung, des Untergrunds, über den man läuft, der Anwesenheit oder Abwesenheit von Hindernissen, der Höhenunterschiede und sogar der Kombination mit anderen Disziplinen.

Laufen ist nichts Neues. Unsere Vorfahren, die Ersten, die sich auf zwei Beinen fortbewegten, wanderten und liefen schon, um sich das Überleben zu sichern. Die ersten Hominiden machten sich das Laufen sowohl zunutze, um ihren Jägern zu entkommen, als auch, um selbst Beute zu jagen. Sie liefen sogar, um auf der Suche nach Gebieten, in denen es mehr Nahrung und Wasser gab, große Distanzen zurückzulegen.

Auf den ersten Blick könnte es scheinen, als wäre der Mensch nicht das Tier, das am besten auf das Laufen ausgelegt ist, da die schnellsten Männer der Welt, wie der Sprinter Usain Bolt, kaum 40-45 km/h erreichen können, und diejenigen, die den Sport auf bescheidenerem Niveau ausüben, sind selten schneller als 35 km/h. Diese Geschwindigkeit ist nicht sonderlich hoch und kann sogar frustrierend sein, wenn wir beispielsweise bedenken, dass eine Katze 48 km/h und ein Nashorn 40 km/h erreichen kann, ganz zu schweigen von anderen Tierarten, wie dem Löwen, der bis zu 80 km/h schnell laufen kann, oder dem Geparden mit seinen erstaunlichen 114 km/h. Fakt ist: Selbst Tiere, die kaum ein Zehntel unseres Gewichts und unserer Größe erreichen, sind schneller als wir. Da die meisten der potenziellen Jäger und Beutetiere unserer Vorfahren schneller waren als sie, scheint es vernünftig, davon auszugehen, dass es für sie sinnvoller war, auf einen Baum zu klettern, als wegzulaufen, wenn sie sich einem Raubtier gegenübersahen.

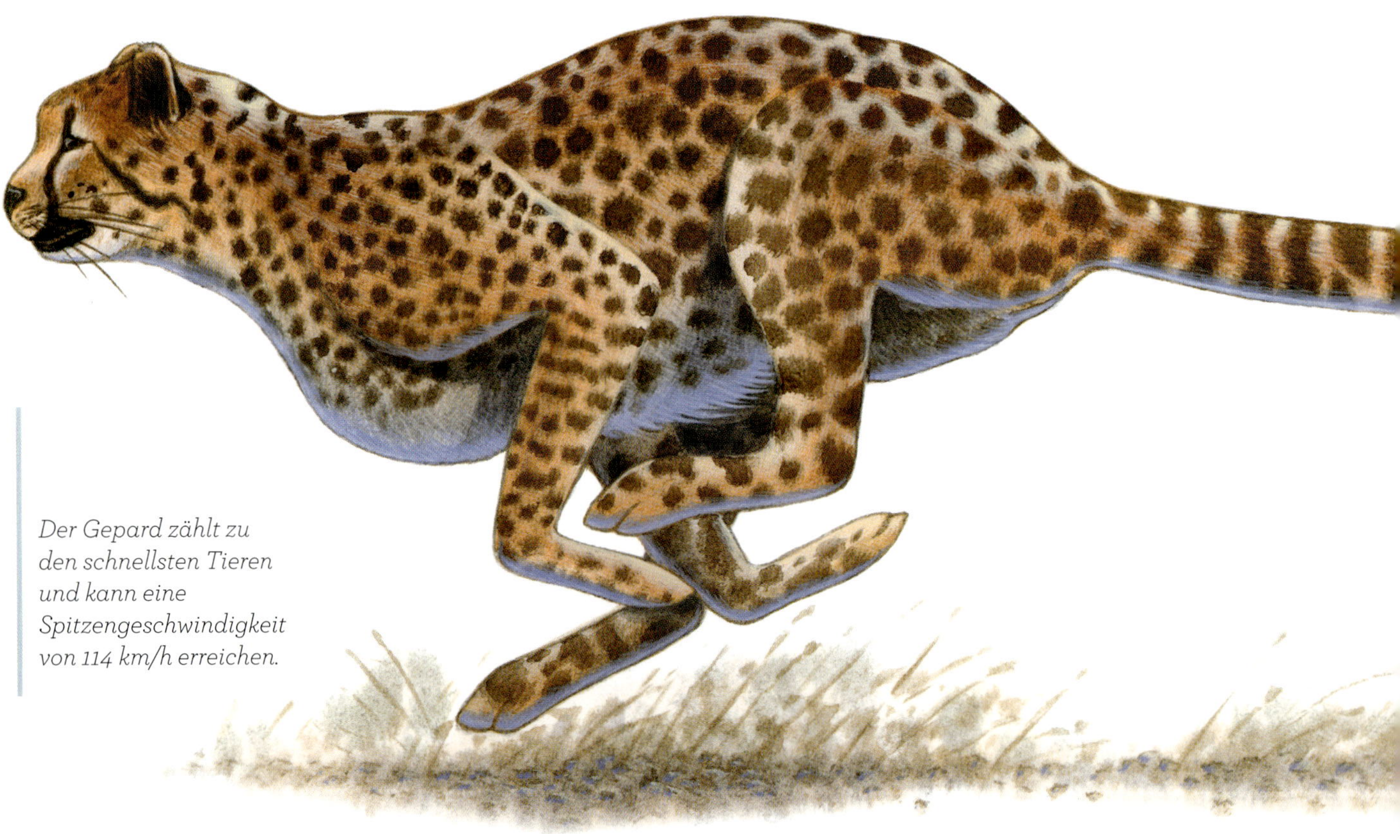

Der Gepard zählt zu den schnellsten Tieren und kann eine Spitzengeschwindigkeit von 114 km/h erreichen.

Die genetischen Voraussetzungen der Kenianer und Äthiopier sowie ihre Umgebung machen sie zu Ausnahmeläufern.

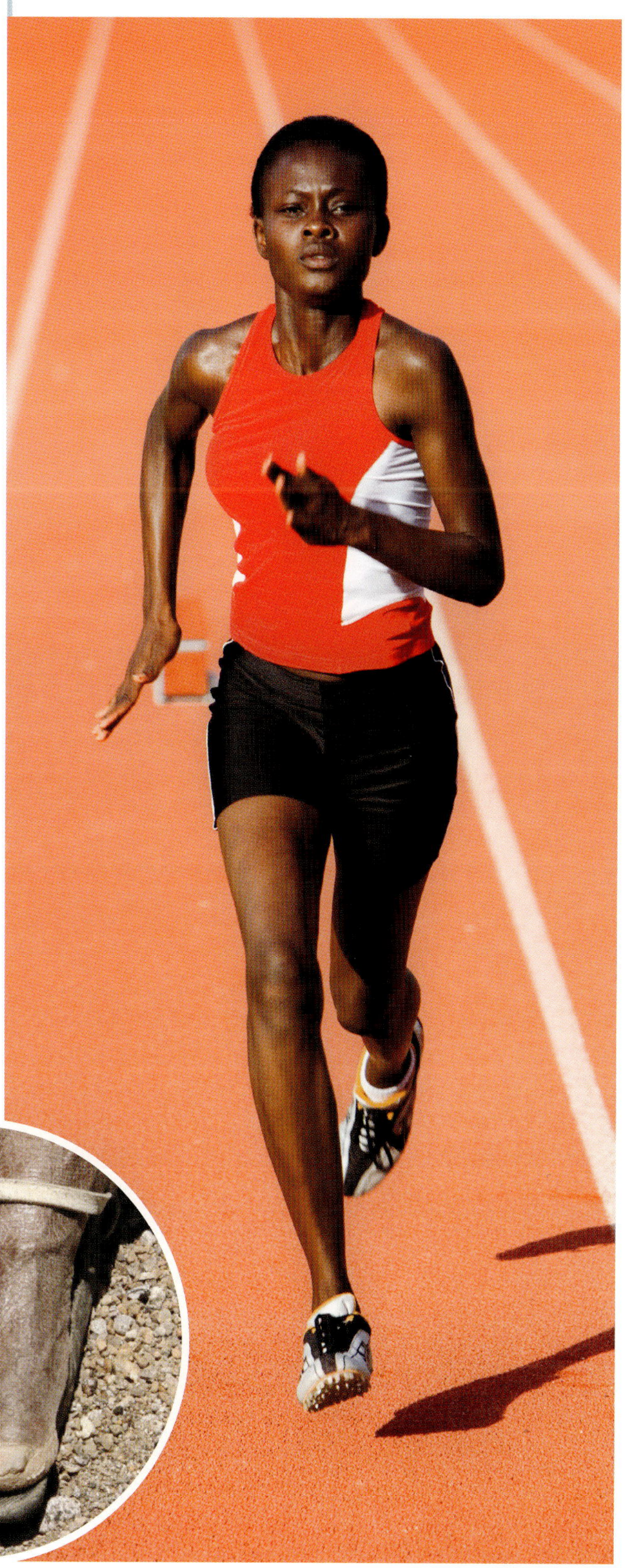

Wie wir gesehen haben, bestand der Vorteil unserer Ahnen bei der Flucht nicht in ihrer Schnelligkeit, sondern in ihrer aufrechten Haltung, die es ihnen erlaubte, den Horizont zu sehen und Gefahren so früh zu entdecken, dass diese noch nicht so nah waren, als dass sie hätten vor ihnen weglaufen müssen.

Trotzdem ist der Mensch ein geborener Läufer, wenn auch kein Sprinter. Die ersten Hominiden erlegten ihre Beute nicht dank ihrer Schnelligkeit, sondern dank ihrer Ausdauer und natürlich dank ihrer Intelligenz. Der Mensch ist nämlich in der Lage, große Distanzen im Trab zurückzulegen. Dadurch unterscheidet er sich vom Großteil der Landlebewesen.

Auch heutzutage gibt es Völker, die aus dem Laufen eine Lebensform gemacht haben. Die Ethnien der Kalenjin aus dem Rift Valley in Kenia sind ein Beispiel dafür. Während ihrer gesamten Geschichte haben sie große Distanzen zu Fuß zurückgelegt, um die einfachsten täglichen Aufgaben zu erledigen, wie Wasser zu holen oder eine Nachricht an ein Nachbardorf zu überbringen. Die Notwendigkeit, zu laufen, und das Leben in der Höhe haben sie perfekt ans Laufen angepasst – so sehr, dass dort eine unerschöpfliche Quelle an Siegern von internationalen Langstreckenwettbewerben zu sein scheint. Sowohl Kenia als auch sein Nachbarland Äthiopien haben bedeutende Marathonläufer wie Haile Gebrselassie oder Patrick Makau hervorgebracht, lebende Beispiele dafür, dass der Mensch ein Langstreckenläufer ist.

Auf der anderen Seite der Welt, in der Sierra Madre Occidental in Mexiko, finden wir ebenfalls ein Volk, das ganz besonders ans Laufen angepasst ist: die Tarahumara oder Rarámuri. Einige ihrer Lebensbedingungen ähneln denen der Kalenjin. So leben sie in abgelegenen Gebieten mit wenigen Ressourcen, weshalb sie lange Fußwege auf sich nehmen müssen, um grundlegende Dinge für das tägliche Leben zu beschaffen. Die Gegend ist außerdem bergig, sodass viele Siedlungen auf beträchtlicher Höhe liegen. Guachochi liegt beispielsweise auf 2.400 m über dem Meeresspiegel. Dadurch haben sich die Bewohner an eine harte Umgebung mit vergleichsweise sauerstoffarmer Luft angepasst. Sie sind effizienter bei dessen Aufnahme und Ausnutzung, was sie zu einzigartigen Langstreckenläufern macht.

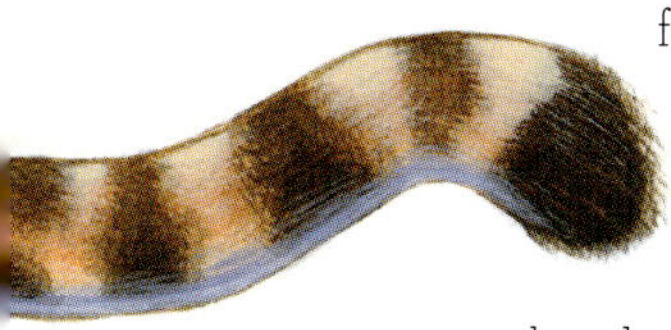

Hinzu kommt bei den Tarahumara ein kultureller Umstand, auch wenn er nicht von dem harten Leben getrennt werden

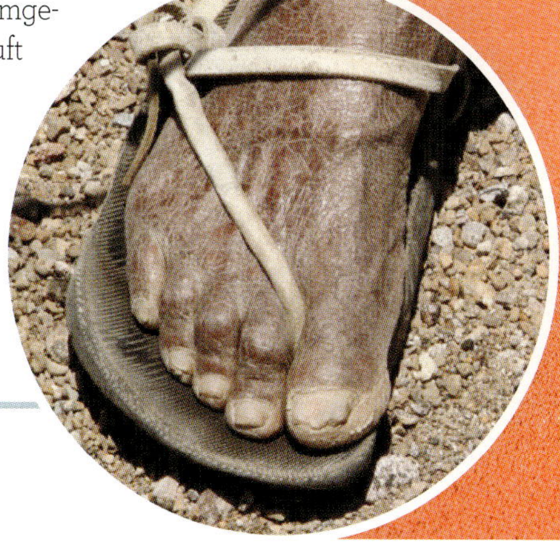

Die Rarámuri oder „schnellen Füße" laufen lange Strecken und tragen dabei nichts als einfache Sandalen.

Die Crosslaufdisziplinen erfreuen sich bei Läufern immer größerer Beliebtheit.

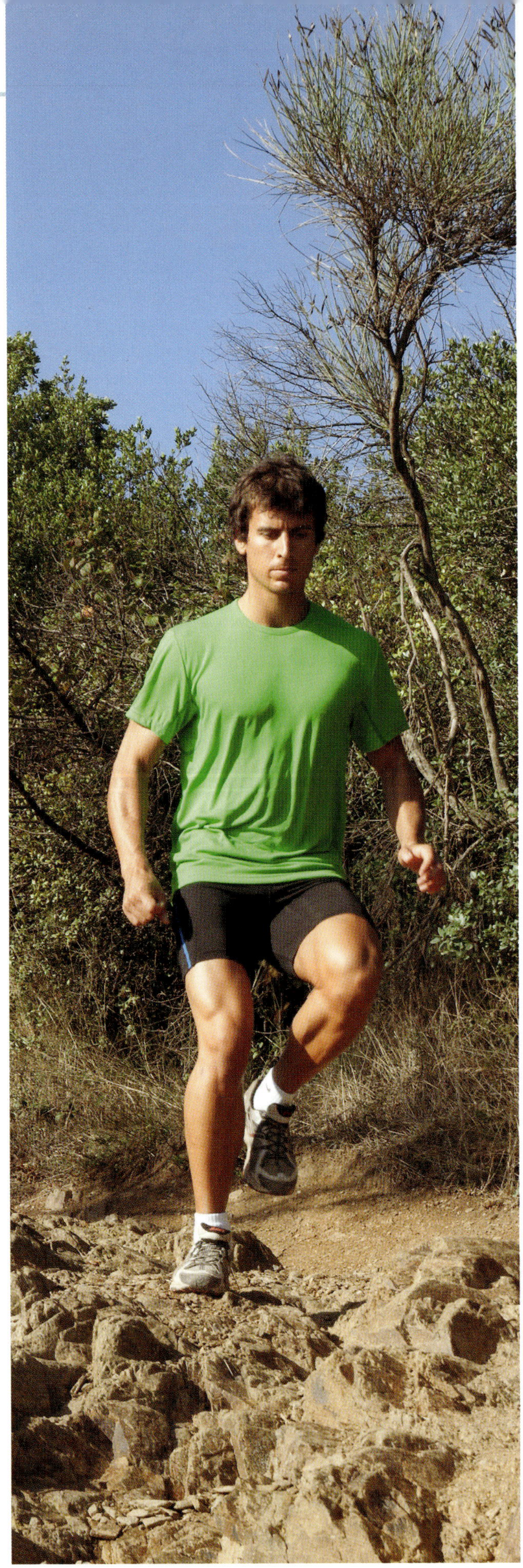

kann, für das die Umgebung verantwortlich ist. Eine ihrer wichtigsten gemeinschaftlichen Aktivitäten ist das Kugelspiel, bei dem mehrere Personen bis zu 200 km laufen und dabei eine Kugel vor sich hertreiben. Das Spiel kann sich über zwei Tage und zwei Nächte hinziehen, ohne dass die Läufer eine Pause machen. Auch wenn deren Geschwindigkeit unter der Durchschnittsgeschwindigkeit eines Marathonläufers liegt, ist die Härte des Spiels unbestreitbar. „Rarámuri" bedeutet nicht ohne Grund „der mit den schnellen Füßen".

Wir können daher nicht leugnen, dass das Laufen in den Ursprüngen und der Entwicklung des Menschen eine herausragende Rolle gespielt hat. Der Mensch hat das Laufen genutzt, um Gebiete mit einem größeren Wasser- und Nahrungsangebot zu suchen, um vor Gefahren zu fliehen und sogar um zu jagen, indem er seine Beute bis zu deren völliger Erschöpfung hetzte.

Auch wenn es noch immer Völker gibt, für die Laufen aufgrund ihrer widrigen Umgebung lebenswichtig ist, bewegen sich die Menschen in der entwickelten Welt vergleichsweise im Überfluss und sind keinen großen Gefahren mehr ausgesetzt – zumindest keinen, vor denen sie weglaufen könnten. Dies hat jedoch den natürlichen Instinkt, zu laufen, den der Mensch von klein auf unter Beweis stellt, keinesfalls gehemmt. Sobald wir uns auf den Beinen halten können, wird Laufen zu unserem Lieblingsspiel und bleibt es auch durch die Vielzahl an sportlichen Aktivitäten. Damit meinen wir nicht nur Sportwettkämpfe und reine Laufveranstaltungen. Gelaufen wird auch beim Fußball, Basketball, Baseball, Handball, Hockey, Pelota – und wir könnten noch ewig fortfahren, andere körperliche Aktivitäten aufzuzählen. Laufen ist Teil der meisten Sportarten, die an Land ausgeübt werden, auch wenn es sich manchmal auf ein halbes Dutzend Schritte beschränkt.

Wenn der Mensch nicht laufen musste, um zu überleben, hat er es zum Vergnügen getan. Wie bereits im antiken Griechenland oder im Ägypten der Pharaonen kann Laufen ein Spiel, ein Wettbewerb oder sogar eine Möglichkeit sein, gesellschaftliches Prestige zu erlangen.

Heutzutage ist *Laufen* eine Trendsportart, die man sehr leicht betreiben kann. Sogar diejenigen, die zum ersten Mal ihre Sportschuhe schnüren, können den Laufrhythmus einige Minuten durchhalten. Es ist ein praktischer, für jeden durchführbarer Sport, da es ausreicht, einfach nach draußen zu gehen, um zu laufen, und die nötige Ausrüstung, wenn man überhaupt eine spezielle Ausrüstung haben möchte, ist nicht sehr umfangreich und erschwinglich.

Das Laufen, das wir zum Freizeitvergnügen betreiben, hat sich zu Dutzenden Varianten entwickelt. Es gibt eher traditionelle Laufformen, die mit der Leichtathletik verbunden sind, wie der 100-, 200- und 400-m-Sprint sowie die 5.000 m, 10.000 m, der Halbmarathon und der Marathon, d. h. die Mittel- und Langstrecken.

Zudem gibt es zahlreiche Volksläufe mit den unterschiedlichsten Streckenlängen und Schwierigkeitsgraden, an denen jeder teilnehmen kann. In einigen Städten finden diese Läufe sogar in U-Bahn-Tunneln statt.

Allerdings steigen auch die Teilnehmerzahlen bei Ultramarathons und Crossläufen, obwohl diese aufgrund der hohen Anforderungen größere Risiken in sich bergen.

Crossläufe kennzeichnen sich dadurch, dass ein natürlicher Rundkurs absolviert werden muss. Auch wenn die Strecken nicht übermäßig lang sind, sorgen Höhenunterschiede und Hindernisse, die das Gelände möglicherweise enthält, dafür, dass diese Wettbewerbe sehr anstrengend sind. Naturliebhaber ziehen diese Art von Läufen denen auf Asphalt, wie dem Halbmarathon, jedoch vor.

Eine andere Option für diejenigen, die Naturlandschaften und etwas sauberere Luft bevorzugen, bilden sogenannte *Trailruns* oder Bergläufe, die man als den großen Bruder von Crossläufen bezeichnen könnte. Die Distanzen sind deutlich länger und die Strecken holpriger, da sie über schmale Wege, Trampelpfade und sogar durch Bäche führen können. Die Länge von Trailruns ist nicht festgelegt, aber sie sind gewöhnlich länger als 10 km und *Ultra-Trailruns* können sogar mehr als 160 km lang sein.

Auch Hochgebirgsläufe oder *Skyruns* wollen wir nicht außer Acht lassen. Diese Läufe finden auf über 2.000 m über dem Meeresspiegel statt, weshalb sie eine besondere Vorbereitung und ausgezeichnete körperliche Verfassung erfordern, da es in diesen Höhenlagen an Sauerstoff mangelt – wenn auch diese Strecken vielleicht ein Kinderspiel für die Tarahumara wären. In dieser Disziplin ist der Katalane Kilian Jornet herausragend, der im Laufe seiner langen Sportlerkarriere viele Ultraläufe absolviert hat.

Diese kleine Zusammenfassung sollte lediglich einen groben Überblick verschaffen. Natürlich blieben dabei zahlreiche Arten von Läufen unerwähnt, die jedoch nicht weniger wichtig sind und ebenfalls viele begeisterte Anhänger haben.

Schließlich wollen wir noch auf einen letzten Punkt hinweisen: Auch wenn *Laufen* eine Sportart für jedermann ist, muss es stets mit Vorsicht gegenüber einem selbst und Respekt gegenüber der Sportart und der Umwelt ausgeübt werden. Laufen macht Spaß und trägt zu einer besseren körperlichen Verfassung bei, aber es ist auch eine Aktivität, bei der die Gelenke stark beansprucht werden, vor allen Dingen die Knie. Es ist sehr empfehlenswert, Sportschuhe mit einer gedämpften Sohle zu tragen, die die Stöße, die beim Laufen entstehen, auffangen. Bei Trainingsumfängen von mehr als 30 bis 40 km pro Woche sind außerdem eine Laufanalyse und personalisierte Schuhe zu empfehlen. In dieser Hinsicht ist der professionelle Rat sehr einfach: Vermeiden Sie es, Trends zu folgen; tragen Sie keine Schuhe mit gebogenen Sohlen, sofern Sie nicht sehen, dass Eliteläufer sie bei offiziellen Wettbewerben einsetzen, was nicht passieren wird; laufen sie nicht barfuß, es sei denn, Sie tun dies in der afrikanischen Savanne und können eine 1 cm dicke, schützende Hornhautschicht unter der gesamten Fußsohle vorweisen, was auch nicht so schnell geschehen wird; laufen Sie nicht auf Zehenspitzen, denn Ihre Achillessehnen bestehen nicht aus Titan und können dem ebenso wenig wie Ihre Knie standhalten; und vertrauen Sie nicht blind den Publikationen, die nur ein Produkt für das Lauftraining bewerben wollen.

Ein letzter Rat: Wenn Ihnen jemand sagt, Sie sollten laufen, wie unsere Vorfahren liefen, weil dies natürlicher sei, bedenken Sie, dass unsere Vorfahren von Natur aus auch keine Kleidung trugen, höchstens einmal am Tag aßen und eine Lebenserwartung von weniger als 30 Jahren hatten.

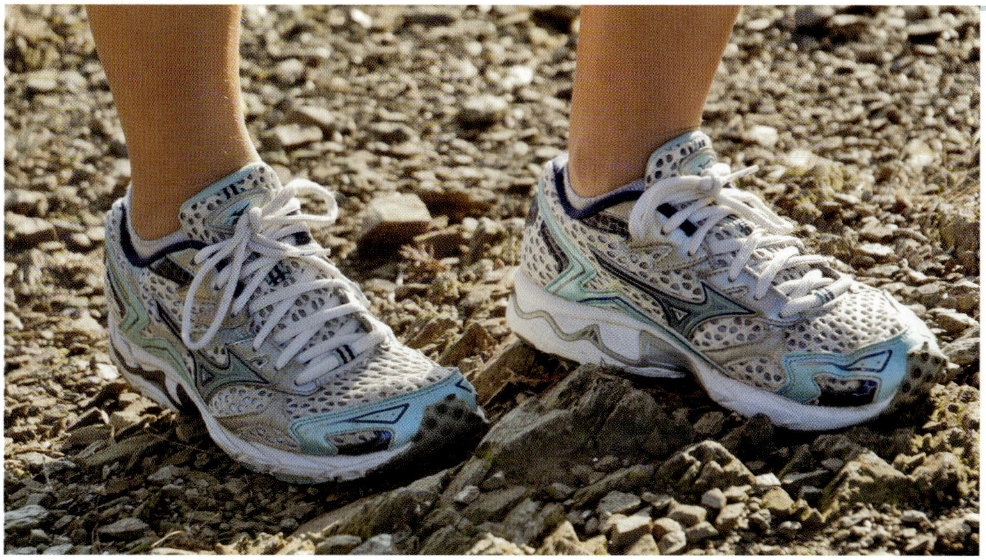

Ein Laufschuh sollte leicht sein und die Sohle sollte über eine gute Dämpfung verfügen, die den Stoß eines jeden Fußauftritts abschwächt.

Die Biomechanik des *Laufens*

Wie jeder Sportler, der seine Leistung verbessern, Verletzungen vermeiden und sein Sportlerleben verlängern möchte, muss ein Läufer die technischen Grundlagen des Laufens kennen. Dafür braucht man kein Hochleistungssportler oder professioneller Athlet zu sein. Auch jeder, der beabsichtigt, sporadisch oder sogar regelmäßig, wenn auch nicht wettkampfmäßig, zu laufen, sollte Kenntnisse über Lauftechnik und die Faktoren, die sie beeinflussen, haben.

Wie viele Menschen, die Rückschlagspiele betreiben, leiden unter einem „Tennisarm"? Wenn man sich Studien ansieht, findet man überraschende Prozentsätze. Natürlich kann dieses Leiden nicht in jedem Fall vermieden werden, aber die Anzahl würde durch eine geeignete Vorbereitung und einige Grundkenntnisse über die Biomechanik des Tennis, Paddletennis, Squash usw. gesenkt. Außerdem wären die Spieler auch leistungsfähiger und würden bessere Resultate bei dem Sport erzielen, den sie ausüben wollen, wenn sie auch nur grob wüssten, wie der Körper beim Training funktioniert.

Dies lässt sich auf jede andere physische Aktivität übertragen, somit auch auf das Laufen. Natürlich ist es am wenigsten umständlich, einfach die Sportschuhe anzuziehen, nach draußen zu gehen und loszulaufen. Das ist auch nicht schlecht, schließlich ist das Wichtigste, sich überhaupt zu bewegen. Wenn Sie die Wahl haben, entweder ein Buch über das Laufen zu lesen oder wirklich zu laufen, sollten Sie sich immer für Letzteres entscheiden, auch wenn Sie sicherlich so gut wie immer beides tun könnten. Wenn Sie jedoch beginnen, mehr oder weniger regelmäßig zu laufen – wie bescheiden Ihre Zeiten auch sein mögen –, ist es ratsam, sich einige Kenntnisse über das, was Sie tun, anzueignen. Nebenbei vermeiden Sie dadurch Ausgaben für unnötige Ausrüstung und mögliche Verletzungen.

Man denke an eine Aussage, die Sokrates zugeschrieben wird: „Wissen macht euch frei." Vielleicht macht uns Wissen nicht vollkommen frei, aber es kann uns sicherlich vor einigen Verletzungen bewahren. Vor allen Dingen erlaubt es uns, mit Sachkenntnis eine Form des Laufens zu wählen. Spitzenathleten wurden nicht nur aufgrund ihrer einzigartigen Genetik, ihres Trainingsfleißes oder der neuesten Generation selbstangetriebener, am stärksten in den Medien beworbener Laufschuhe zu Spitzenathleten.

Stützphase

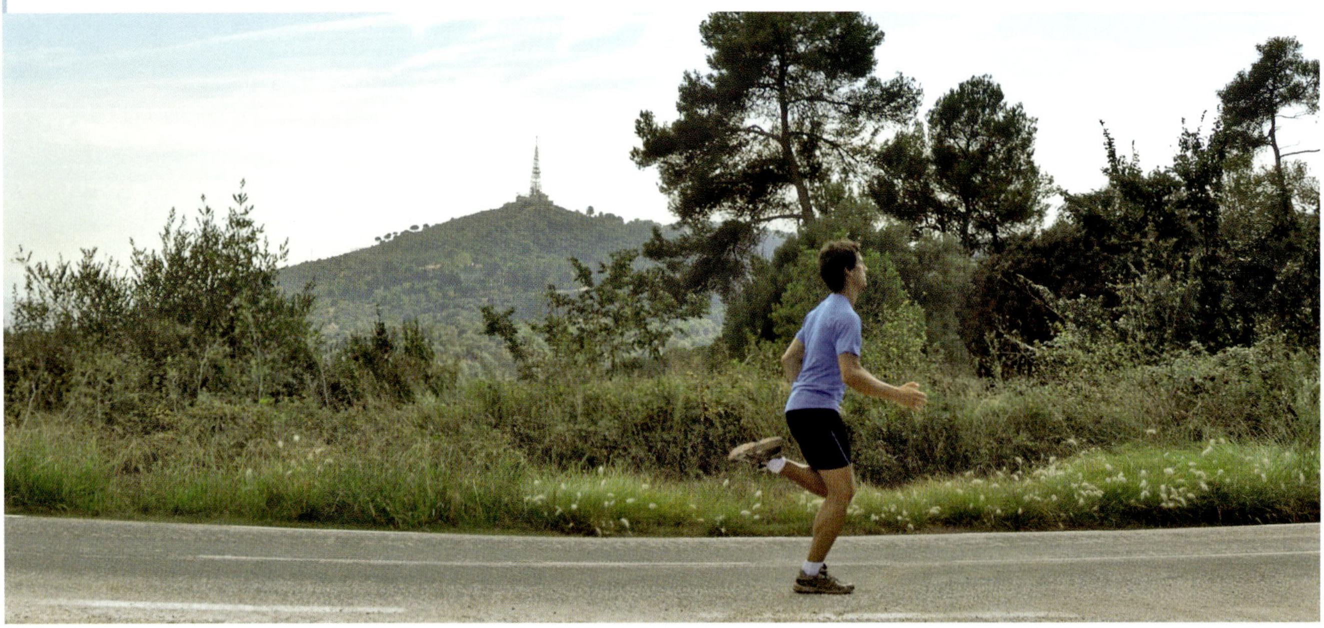

Vielleicht war das vor 50 Jahren so, aber heutzutage steckt viel Wissenschaft im Sport: Die Methoden aller Trainer von Topathleten basieren auf breit gefächerten Kenntnissen über die Funktionsweise des Geistes und des Körpers. Wenn dies bei Maurice Greene oder Paul Tergat der Fall ist, warum sollte das nicht auch bei Ihnen so sein?

Informationen sind so leicht zugänglich wie nie und auch wenn sich die meisten von uns keine Startrainer erlauben können, können wir dennoch selbst unsere besten Betreuer werden.

Dies bedeutet nicht, dass es nur eine einzige perfekte Form des Laufens gibt. Es gibt aber einige Grundparameter für effizientes Laufen, an die ein jeder seinen eigenen Stil anpassen sollte. Keine zwei Läufer sind gleich, und vor allem hat niemand einzig und allein den perfekten Laufstil. Wie jeder Mensch unterschiedlich und einzigartig ist, so ist es auch jeder Läufer. Daher muss ein jeder innerhalb einiger allgemeiner Richtlinien die für ihn geeignetste Form des Laufens finden.

Der nächste Schritt besteht also darin, zu erfahren, was passiert, wenn wir laufen, welche Muskeln zu welchem Zeitpunkt beansprucht werden, welche einer größeren Belastung ausgesetzt sind und folglich auch welche bei Stretchingeinheiten besonders beachtet werden sollten.

Laufen setzt sich aus verschiedenen Phasen zusammen. Man findet verschiedene, miteinander vereinbare Klassifikationen zu ihrer Analyse, worauf wir im Folgenden eingehen werden.

STÜTZPHASE UND FLUGPHASE

Einfach gesagt, lässt sich das Laufen in zwei Abschnitte aufteilen, nämlich die Stützphase und die Flugphase:

Bei der **Stützphase** hat ein Läufer mit einem Fuß Bodenkontakt. Die Analyse dieser Phase ist aus biomechanischer Sicht am interessantesten, da in dieser Phase die größte Belastung und Kraftaufwendung besteht, was eine größere Muskelarbeit und Anstrengung des Läufers voraussetzt und maßgeblich die Effizienz seines Laufstils bestimmt. Weil diese Phase besonders wichtig ist, werden wir später noch detailliert auf sie eingehen.

Bei der **Flugphase** hat ein Läufer keinen Bodenkontakt, er „fliegt". Im Gegensatz zum Laufen gibt es beim Gehen keine Flugphase, da immer mindestens ein Fuß Bodenkontakt hat. Für uns ist es vollkommen normal und es fällt uns überhaupt nicht auf, aber wenn man einen Wettkampf im Gehen aufmerksam beobachtet, sieht man in der Technik der Geher das typische Hüftschwingen, das es ihnen ermöglicht, sich schnell fortzubewegen und gleichzeitig immer mit einem Fuß Bodenkontakt zu halten (falls sie dies nicht tun, werden sie bestraft). Die Länge der Flugphase hängt maßgeblich von der Art des Wettbewerbs ab. Je höher die Geschwindigkeit, desto länger die Flugphase, desto länger die Zeit in der Luft, während die Annäherung an die Langstrecken und damit an eine geringere Geschwindigkeit zwangsläufig eine auf das Wesentliche reduzierte Flugphase mit sich bringt.

Flugphase

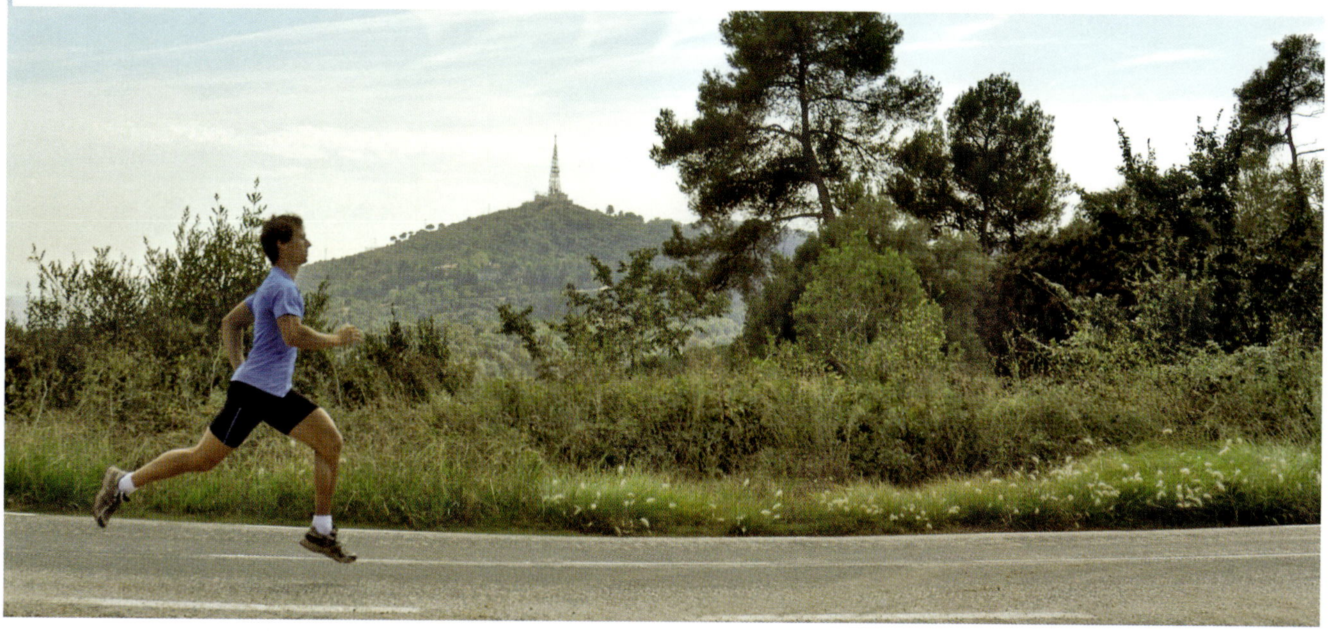

Die Stützphase des Laufens wird in weitere Phasen unterteilt, die wir ausführlich analysieren werden, weil dies hilft, zu bestimmen, welche Muskelgruppen die größte Spannung aushalten müssen und dadurch auch, mit welchen man sich sowohl bei Stretchingeinheiten als auch bei möglichen Kräftigungseinheiten, die man durchführen möchte, besonders befassen sollte, vor allen Dingen, wenn man Sprinter ist oder wiederholt in einem bestimmten Bereich Überlastungserscheinungen auftreten.

UNTERKÖRPER

Bodenkontakt- oder initiale Stützphase und Dämpfung: In dieser Phase erhält der vordere Fuß Bodenkontakt. Sie markiert das Ende der Flugphase und den Beginn der Stützphase. Der Fuß sollte mit dem mittleren äußeren Bereich der Fußsohle aufgesetzt werden, dem Mittelfuß, auch wenn zahlreiche Läufer ihn etwas weiter hinten aufsetzen. Je nach Laufdisziplin kann dieser Bodenkontakt variieren. Vor allem während der Beschleunigung bei Sprints wird der Fuß sogar mit dem Vorfuß aufgesetzt. Damit dieser erste Kontakt abläuft wie beschrieben, müssen die Muskeln, die für die Dorsalflexion des Sprunggelenks zuständig sind, ganz besonders der M. tibialis anterior, eingreifen. Dieser erste Kontakt mit dem mittleren äußeren oder hinteren äußeren Bereich des Fußes wird durch eine leichte Plantarflexion des Sprunggelenks, das zu jedem Zeitpunkt von der Aktivität des **M. tibialis anterior** gesteuert wird, zu einer Stütze mit der gesamten Fußsohle. Diese Abfolge stellt eines der Dämpfungselemente beim ersten Bodenkontakt dar. Außerdem geschieht der Bodenkontakt nie mit vollkommen gestrecktem Knie, da dies für alle Gelenkelemente sehr traumatisch wäre. Eine leichte Beugung des Knies würde nach dem ersten Bodenkontakt eigentlich zu einer kompletten Beugung führen. Um dem entgegenzuwirken, da es zweifellos zu einem Sturz des Läufers führen würde, müssen die Kniestrecker die Flexion abbremsen. Dabei spielt der **M. quadriceps femoris** eine bedeutende Rolle. Daher ist dieses leichte Spiel bei der Bewegung des Knies ein weiterer Faktor, der zur Abschwächung der Kraft des ersten Bodenkontakts beiträgt. Zudem befindet sich die Hüfte in dem Moment, in dem der Fuß aufgesetzt wird, in Semiflexion, was ebenfalls in einer vollständigen Flexion enden würde, wenn die Hüftstrecker dies nicht verhindern würden: der **M. glutaeus maximus**, der **M. glutaeus medius** und die **rückseitige Oberschenkelmuskulatur**. Die Hüfte ist demnach das dritte dämpfende Element in der initialen Stützphase.

Mittlere Stützphase: Sie findet zwischen der initialen Stützphase und dem Abstoßen statt und umfasst den Teil der Bewegung, bei der das Stützbein beinahe senkrecht zum Boden steht. In dieser Phase geschieht die Hauptaufgabe des Stützens durch die nahezu isometrische Kontraktion des **M. quadriceps femoris**, der die Flexion des Knies und dadurch ein übermäßiges Absinken des Körperschwerpunkts verhindert. Dieses Element und eine gute initiale Stützphase tragen dazu bei, dass sich der Körper nicht bei jedem Schritt hebt und senkt, sondern auf einer horizontalen Linie bleibt und dadurch die Energie für die Vorwärtsbewegung verwendet wird. Außerdem arbeiten die Hüftgelenkextensoren weiterhin, wenn auch weniger stark, daran, die Hüfte noch mehr zu strecken. Die Hauptverantwortlichen für diese Aktion sind der **M. glutaeus maximus** und die **rückseitige Oberschenkelmuskulatur**.

Die Bodenkontakt- oder initiale Stützphase (A), mittlere Stützphase (B) und finale Stützphase (C)

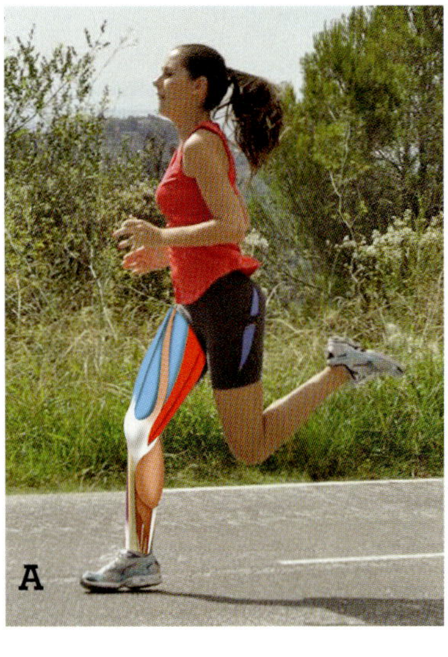

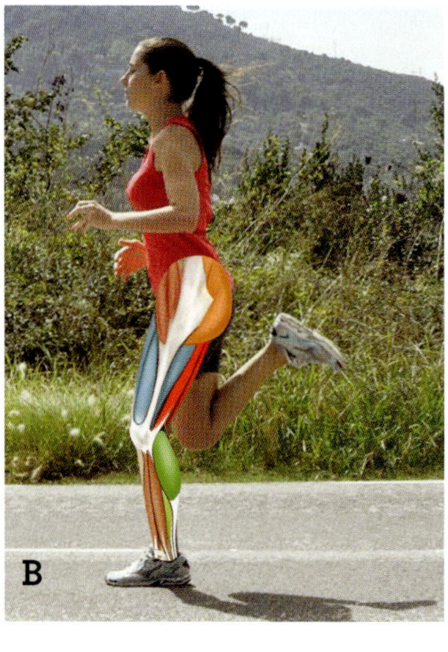

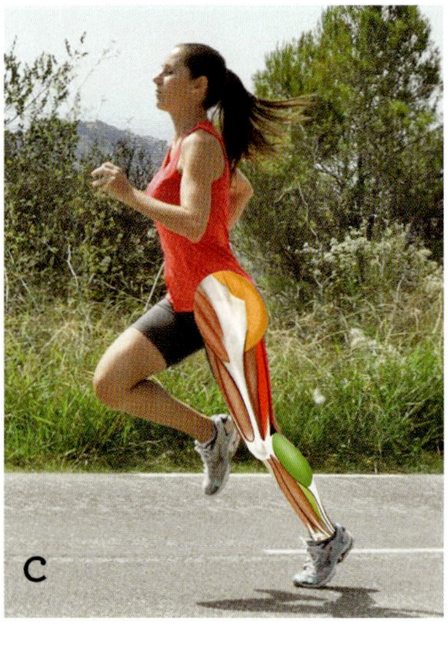

Während der Läufer sich dem letzten Teil der mittleren Stützphase nähert, treten die Plantarflexoren des Sprunggelenks, in erster Linie der **M. gastrocnemius** und der **M. soleus**, in Aktion. Sie verhindern die Dorsalflexion des Sprunggelenks und tragen sogar dazu bei, dass die Ferse beginnt, sich vom Boden zu lösen.

Finale Stützphase sowie Impulsphase und Abstoßen: Sie bildet das Ende des Bodenkontakts des Stützbeins. In dieser Phase gewinnt der Läufer den Schwung oder Impuls, durch den er die Flugphase beginnen kann. Die Hüftstrecker, vor allen Dingen der **M. glutaeus maximus** und die **rückseitige Oberschenkelmuskulatur**, müssen erhebliche Arbeit leisten, um eine schnelle und maximale Streckung zu gewährleisten. Zudem ermöglicht die Spannung der rückseitigen Oberschenkelmuskulatur eine kontrollierte Streckung und Stabilisierung des Knies, was dem Bein die nötige Steifheit verleiht, um es in einen effizienten Hebel zu verwandeln. Schließlich sorgen die Aktionen des **M. gastrocnemius** und **M. soleus** für die wirksame Plantarextension des Sprunggelenks, die letzten Endes zum Schwung des Körpers beiträgt. Diese Impulsfolge findet bei allen Laufformen statt, ist selbstverständlich aber beim Sprinten von entscheidender Bedeutung, da in dieser Disziplin die Schnelligkeit der Bewegungen und die Leistung der Muskelgruppen, die diese ausführen, die Grundlage für ein optimales Ergebnis bilden.

Oszillationsphase: Ziel dieser Phase ist es, das hintere Bein nach vorn zu bringen, d. h. das Bein, mit dem beim initialen Kontakt der Schwung zur vorherigen vorderen Position ausgeführt wurde, wodurch der Zyklus erneut beginnt. Im Gegensatz zu dem, was während der bereits beschriebenen Phasen des Unterkörpers geschieht, findet die Oszillation sowohl während der Flugphase als auch während der Stützphase statt. Wenn wir beginnen, das Schwungbein nach vorn zu bringen, befinden wir uns noch in der Luft, ohne jede Stütze, und der erste Bodenkontakt findet gewöhnlich statt, kurz bevor beide Oberschenkel nebeneinander sind. Im Anschluss bewegt sich das Bein, das schwingt, weiter nach vorn bis vor den Rumpf. Während dieses Vorgangs geht die maximale Extension der Hüfte in eine beträchtliche Flexion über, die bei einigen Sprintern einen Winkel von 90° im Vergleich zum Rumpf erreichen kann und anschließend allmählich geringer wird. Diese Bewegung ist in erster Linie der Aktion des **M. psoas major** zu verdanken, auch wenn sie, wie bereits erwähnt, keiner großen Kraftaufwendung bedarf. Das Knie führt eine ähnliche Bewegungsfolge aus. Seine absolute Streckung am Ende der Schwungphase geht in eine sehr ausgeprägte Flexion im mittleren Abschnitt der Oszillation über. Diese Flexion wird von der Aktion der **rückseitigen Oberschenkelmuskulatur** erzeugt. Vor dem Bodenkontakt streckt das Knie sich erneut. Für diese letzte Aktion ist der **M. quadriceps femoris** zuständig. Das Sprunggelenk wiederum bewegt sich von einer maximalen Extension als Ergebnis des Abstoßens in eine neutrale Stellung.

Zuletzt dürfen wir nicht vergessen, dass noch weitere Muskeln des Unterkörpers arbeiten, auch wenn sie nicht hauptverantwortlich für die Erzeugung der Laufbewegungen sind. Diese Muskeln bewirken vorrangig die Stabilisierung der Hüfte und des Sprunggelenks, und wir sollten sie daher mit in unser Trainingsprogramm aufnehmen. Für die Stabilität der Hüfte spielen die Adduktoren, der M. pectineus, M. gracilis, M. tensor fasciae latae, M. glutaeus medius und M. glutaeus minor besondere Rollen. Für die Stabilität des Sprunggelenks sind die Mm. fibulares und der M. tibialis posterior wichtig.

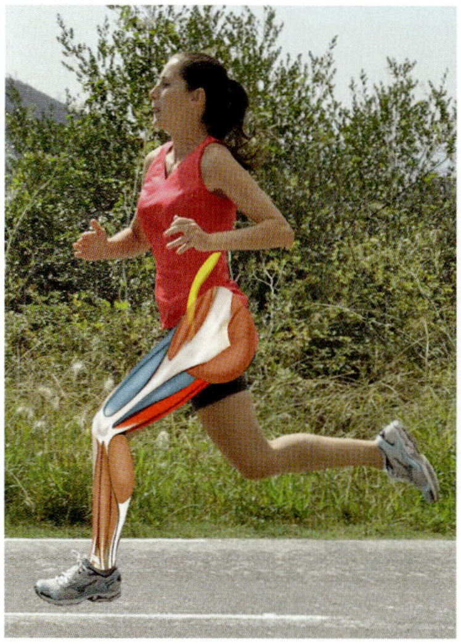

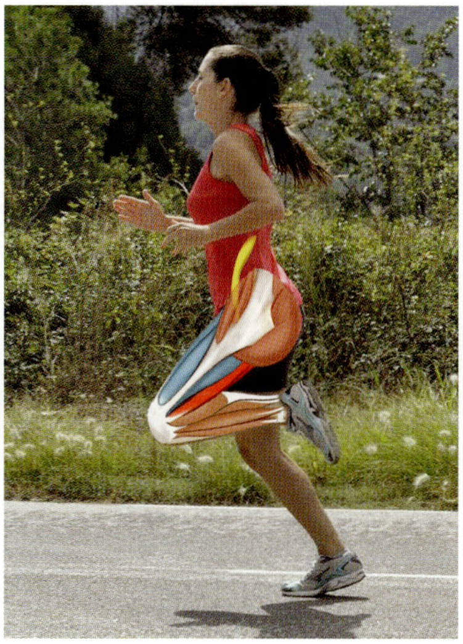

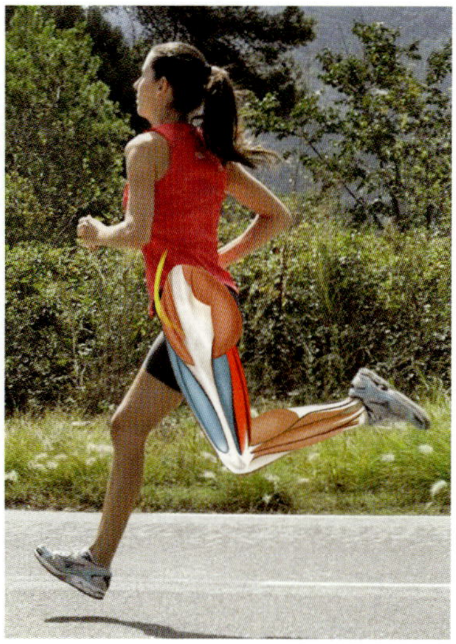

Diese drei Bilder zeigen die Oszillationsphase.

OBERKÖRPER

Auch wenn der Oberkörper beim Laufen nicht der Hauptantrieb ist, spielt er bei dessen Entwicklung sowohl für die Stabilität als auch für den Schwung zweifellos eine grundlegende Rolle. Können Sie sich vorstellen, wie Sie laufen würden, wenn die Ellbogen gestreckt wären und die Arme am Körper anlägen? Probieren Sie es einmal aus – vielleicht lieber ohne Zuschauer –, und Sie werden feststellen, dass es zwar möglich ist, aber unangenehm und schwierig. Beim Laufen gleicht die Armbewegung nämlich die der Beine aus und verleiht dem Körper zusätzlichen Schwung.

Wie Sie bereits wissen werden, ist die Armbewegung beim Laufen die Verkettung der Bewegungen beider Arme nach vorn und nach hinten. Diese Bewegungsfolge ist der der Beine entgegengesetzt. Wenn das rechte Bein nach vorn schwingt, schwingt der rechte Arm nach hinten. Er führt also die umgekehrte Bewegung aus. Da sich jeder Arm aber entgegengesetzt zum anderen Arm bewegt, schwingt der linke Arm im Einklang mit dem rechten Bein und umgekehrt. Vor allem diese abwechselnde, über Kreuz verlaufende Aktion der oberen und unteren Extremitäten bildet das ausgleichende Element beim Laufen. Wenn wir versuchen, beim Laufen gleichzeitig Bein und Arm auf derselben Seite nach vorn zu bringen, was den Zyklus umkehrt, werden wir sehen, dass die Bewegung komplex, ungeschickt, unnatürlich und äußerst ineffizient erscheint. Wird die Armbewegung aber korrekt ausgeführt, leistet sie einen kleinen Beitrag zum Vortrieb beim Laufen, der zweifellos zu besseren Leistungen bei Sprints führt und Ermüdungserscheinungen bei Langstreckenläufen hinauszögert.

Wie zuvor erwähnt, findet die Armbewegung beim Laufen kontinuierlich und wechselseitig statt. Eine gute Armtechnik beinhaltet jedoch noch weitere Aspekte. Die Ellbogen sollten während des gesamten Bewegungszyklus etwa 90° gebeugt und das Ausmaß der Bewegung darf nicht zu groß sein. Auf diese Weise gelangt die Hand bei der Retroversion der Schulter, wenn sich der Arm in Bezug auf den Körper nach hinten bewegt, auf Hüfthöhe, aber nicht weiter nach hinten. In der entgegengesetzten Phase, wenn der Arm nach vorn schwingt, ist das Bewegungsausmaß sogar noch geringer, sodass der Arm die Vertikal- oder Längsachse des Körpers kaum passiert.

Wir haben bereits angemerkt, dass es keine zwei Läufer gibt, die exakt gleich laufen. Ebenso wenig gibt es zwei Disziplinen, für die dieselbe Lauftechnik geeignet ist. Denken wir beispielsweise einmal an einen 100-m-Sprinter und einen Marathonläufer. Wenn man sich ansieht, wie diese beiden Athleten laufen, fällt sofort auf: Obwohl beide Laufsport betreiben, sind ihre Stile sehr verschieden. Ihre Schrittlänge und -frequenz unterscheiden sich ebenso wie die Rumpfdrehung. Dies bedeutet nicht, dass einer von ihnen die Technik nicht richtig ausführt, sondern lediglich, dass jede Disziplin Anpassungen der Grundform erfordert. Dieses Kriterium gilt auch für die Armbewegung beim Laufen:

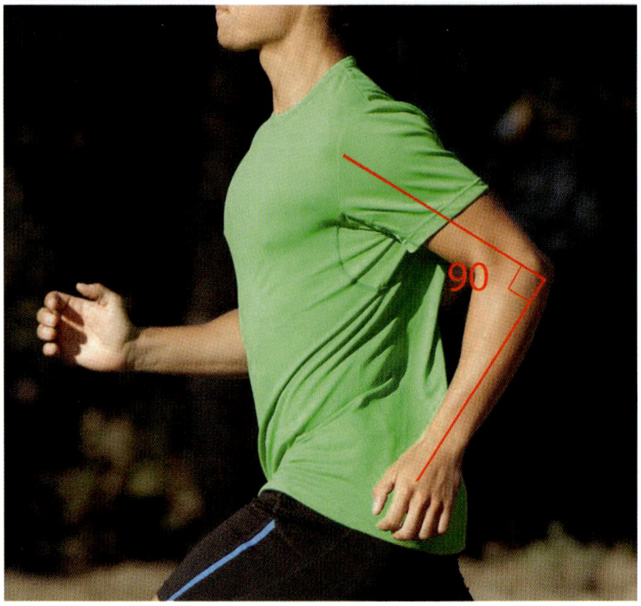

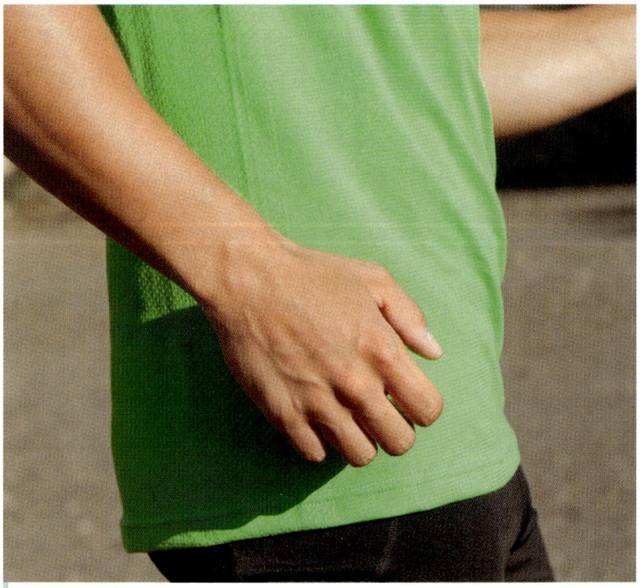

Der Ellbogen sollte 90° gebeugt und die Hand entspannt sein.

Bei Sprintern hat nicht nur die Schrittlänge einen größeren Umfang, sondern auch die Armbewegung. Die Arme werden bei der Retroversion der Schultern weiter nach hinten und bei der Anteversion weiter nach vorn geführt.

Fahren wir mit der Analyse der Armbewegung fort. Die Hände sollten entspannt gehalten werden, sodass die Finger weder komplett gestreckt noch zu einer Faust geballt werden. Um eine entspannte Handhaltung zu erreichen, muss eine übermäßige Anspannung vermieden werden, was jedoch keinesfalls bedeutet, dass die Handgelenke und Finger träge sein sollen, denn es gibt nichts Ineffizienteres, als sich mit „kraftloser" Körperhaltung fortzubewegen. Des Weiteren sollte man beachten, dass sich die Hände beim Armschwung niemals vor dem Körper überkreuzen sollten.

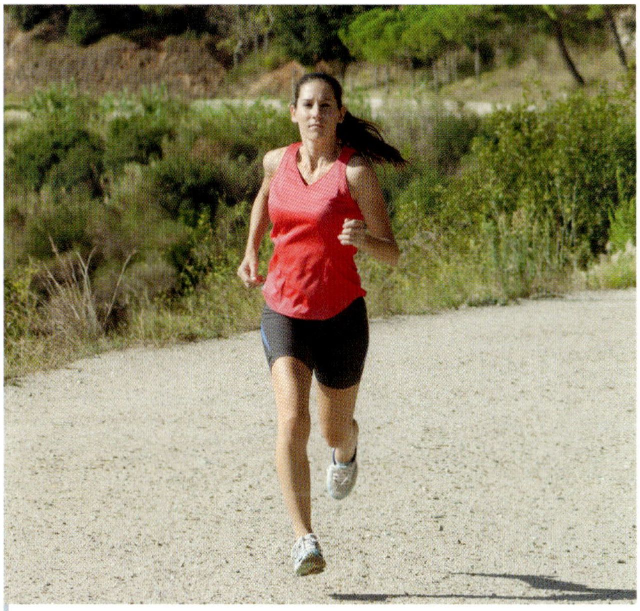

Die Arme dürfen sich nicht vor dem Körper kreuzen.

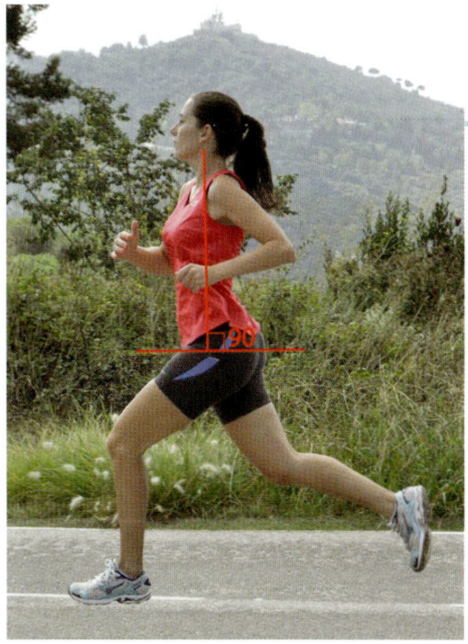

Der Rumpf sollte senkrecht zum Boden bleiben.

Wir wollen uns nach vorn bewegen, und der Schwung, den uns die Arme verleihen, sollte daher auch nach vorn gerichtet sein. Wenn wir den Arm vor dem Körper kreuzen, sodass sich die Hand diagonal bewegt, erreichen wir weder den Schwung nach vorn noch kompensieren wir die Beinbewegung auf optimale Weise, um ein gutes dynamisches Gleichgewicht zu schaffen.

Laufen sollte so geradlinig wie möglich erfolgen, ohne dass sich der Körperschwerpunkt auf- und abwärts bewegt.

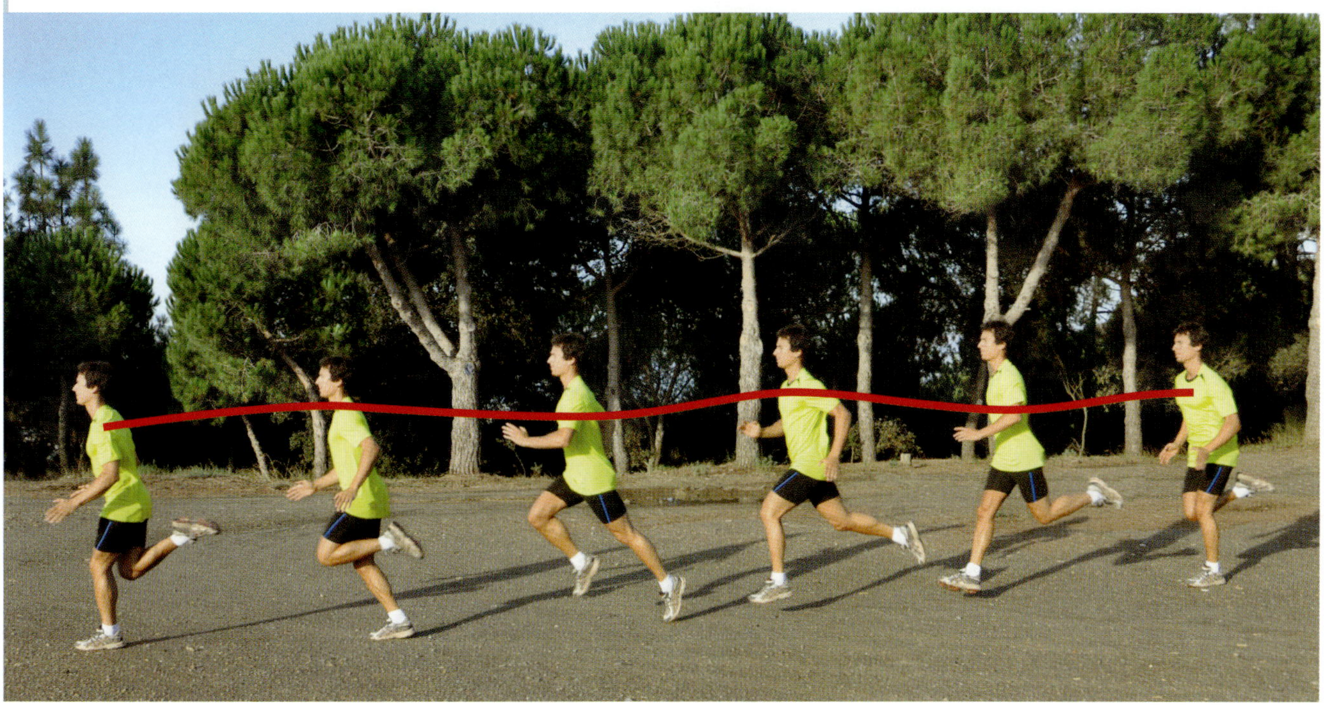

Die Arbeit, die die Bauch- und Lendenmuskulatur verrichtet, um den Körper zu stabilisieren, ist ebenfalls wichtig. Dieser Bereich, der die Bewegungen des Unterkörpers mit dem Armschwung verbindet, verhält sich wie ein Scharnier. Er erlaubt, die Dynamik beider Zonen anzupassen, verhindert, dass dieser Vorgang zu große Auswirkungen hat, und sorgt dafür, dass der Rumpf senkrecht zum Boden und leicht nach vorn geneigt bleibt – ein Erkennungsmerkmal einer korrekten Lauftechnik.

Es gibt aber noch weitere Elemente, die man beachten muss, um sich eine Lauftechnik und einen Laufstil anzueignen, die zu einer optimalen Leistungsfähigkeit führen. Zunächst sollte das Laufen so geradlinig wie möglich erfolgen. Wir laufen nicht nach oben oder unten, sondern nach vorn. Daher ist der Großteil der Energie, der für vertikale Bewegung verwendet wird, verlorene Energie. Jeder Läufer bewegt seinen Körperschwerpunkt bis zu einem gewissen Grad nach oben und unten, da dies eine natürliche Folge des Wechsels zwischen Flug- und Stützphase ist. Dennoch bedeutet jede Bewegung in vertikale Richtung einen Energieverlust, wodurch weniger Energie für die horizontale Bewegung übrig bleibt. Daher muss die vertikale Bewegung minimiert werden. Es ist eine andere Sache, wenn wir laufen, um Kalorien zu verbrennen. In diesem Fall gilt: Je mehr unnötige Bewegungen wir machen, desto näher gelangen wir an unser Ziel. So denken wohl einige Hobbysportler, die eher zu springen als zu laufen scheinen. Es gibt jedoch Möglichkeiten, Kalorien zu verbrennen, die den Knien weniger schaden als springendes Laufen.

Wenn man läuft, um seine Gesundheit zu fördern, Spaß zu haben und den Sport zu genießen, ohne größere Ansprüche, als sich zu vergnügen und besser zu werden, sollte man bei Neuheiten immer vorsichtig sein. Im Gebiet der Lauftechnik und der -ausrüstung wird viel geforscht, und, obwohl jedes Jahr kleine Verbesserungen auftauchen, die man mit aufnehmen kann, gibt es keine revolutionären Erfindungen. Demnach empfiehlt es sich, Werbung in diesem Bereich mit einer gewissen Skepsis und einem kritischen Blick zu analysieren.

Nutzen Sie daher am besten bewährte Ausrüstung und denken Sie daran, Ihre Laufschuhe regelmäßig zu erneuern, da sich der Schaumstoff, der die Stöße dämpft, die beim Laufen entstehen, mit dem Gebrauch abnutzt. Vor allem sollten Sie aber logisch denken, das nutzen, was Sie auf diesen Seiten lernen, und auf Ihren Körper hören: Er wird Sie nicht täuschen.

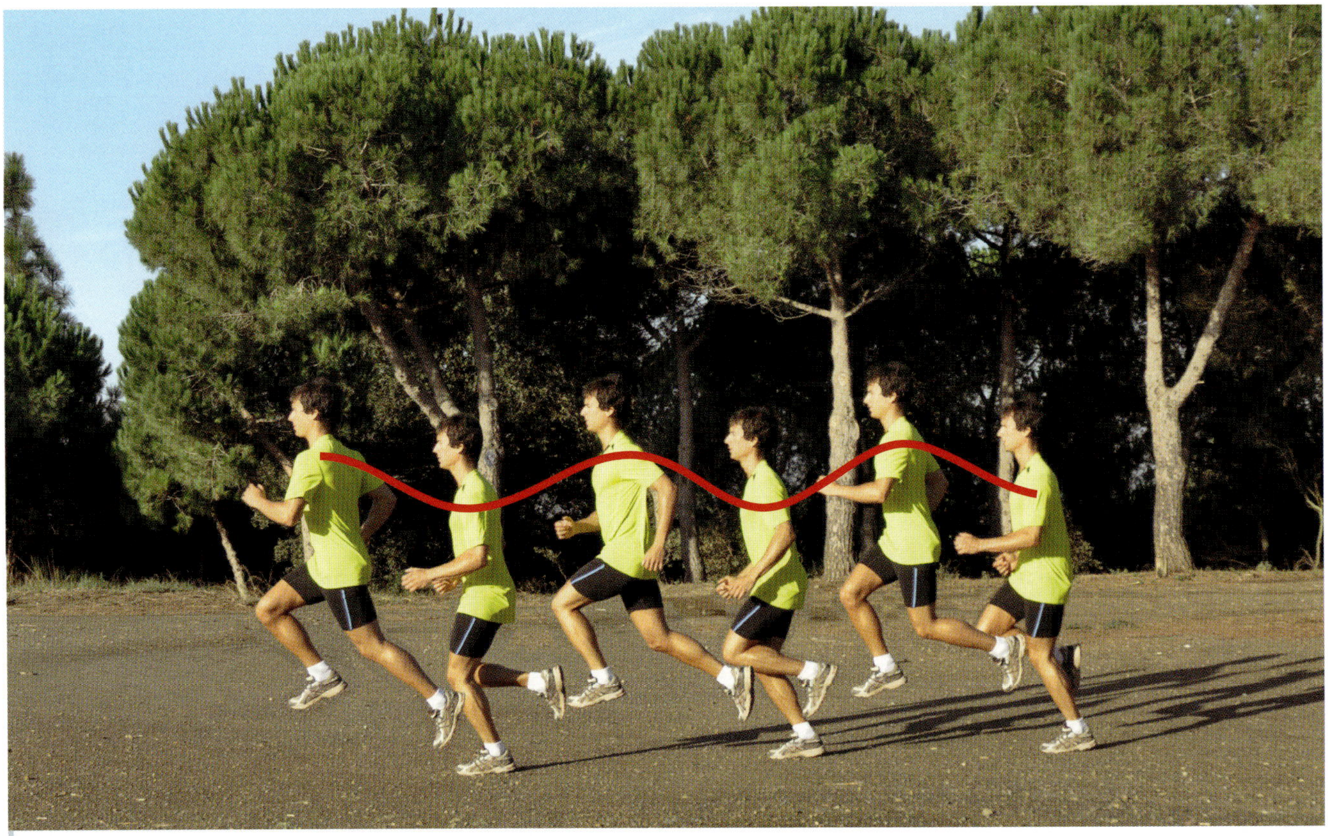

Sich nach oben, anstatt nach vorn abzudrücken, verschlechtert die Laufökonomie und -effizienz immens.

Vorteile von Stretching für das *Laufen*

Stretching kann für Sportler einer jeden Disziplin von Nutzen sein, sogar wenn es nur am Rande einer anderen körperlich-sportlichen Aktivität ausgeübt wird. Wir sollten jedoch immer bedenken: Schlecht oder zu einem falschen Zeitpunkt ausgeführte Dehnübungen können genauso schädlich sein wie jedes andere unangemessene Training, auch wenn eine noch so gute Absicht dahintersteckt.

Grundsätzlich scheint Flexibilitätstraining unsere Form, Leistungsfähigkeit und Gesundheit zu verbessern, ganz gleich, zu welchem Zeitpunkt, an welchem Ort und in welcher Situation wir es ausführen. So haben wir es in der Schule gelernt, so hat es uns unser Trainer oder der Anleiter im Fitnessstudio beigebracht.

Auch wenn Beweglichkeitstraining äußerst nützlich ist, müssen wir wissen, dass es nur dann ausgeführt werden sollte, wenn der Muskel warm ist. Andernfalls ist der Muskel weniger elastisch und wir können uns eine Verletzung zuziehen. Wenn man Stretching in sein Aufwärmprogramm aufnimmt, sollte es nicht zu Anfang, sondern gegen Ende sein oder in Muskelarbeit mit niedriger oder mittlerer Intensität eingeschoben werden. Wenn man getrennte Stretchingeinheiten durchführt, sollte man den Bereich, den man dehnen möchte, einige Sekunden oder Minuten lang bewegen, bevor man mit dem Flexibilitätstraining beginnt. Wenn man vor einem Wettkampf oder dem Lauftraining nur wenig Zeit hat, räumt man natürlich immer dem Aufwärmen die höhere Priorität ein.

Wir möchten keinesfalls, dass diese Aussagen als Plädoyer gegen Stretching verstanden werden, sondern wir wollen lediglich auf die Risiken hinweisen, die eine unangemessene Ausführung der Übungen mit sich bringt. Im Folgenden werden wir den vielfältigen Nutzen sehen, den eine angemessene Ausführung mit sich bringen kann.

Zunächst einmal kann das dynamische Stretching, das Bestandteil unseres Aufwärmprogramms ist, unsere Beweglichkeit erhöhen, was uns hilft, unsere Leistungsfähigkeit zu verbessern. Dynamische Dehnübungen können auch selbst eine Art des Aufwärmens sein und dadurch dazu beitragen, die Muskeln vorzubereiten. Diesen Übungen sollte jedoch eine andere Aufwärmübung, wie ein langsamer Lauf, vorausgehen. Nehmen wir einmal das Beispiel von hohen *Skippings*: Sie mögen wie eine Aufwärmübung erscheinen, es handelt sich jedoch um eine Kette von aufeinanderfolgenden submaximalen Flexionen und Extensionen der Hüfte, wodurch diese Übung sowohl dem Dehnen als auch dem Aufwärmen dient. Dasselbe geschieht beim *Anfersen*, wobei man versucht, durch die Extension der Hüfte und die Flexion des Knies bei jedem Schritt das Gesäß mit der Ferse zu berühren. Sollte das nicht den M. quadriceps femoris dehnen? Wenn wir andere Technik- oder Aufwärmübungen für das Laufen untersuchen, finden wir sicherlich auch bei ihnen Elemente des dynamischen Stretchings. Vergessen Sie nicht, dass man vor dem Training nie extreme oder lang anhaltende Bewegungen ausführen sollte. Wie bei allem gibt es aber auch hier Ausnahmen. Sportler wie Turner oder Synchronschwimmer, für die Flexibilität und Bewegungsamplitude von essenzieller Bedeutung sind, um die Technik richtig auszuführen, können maximale und statische Dehnungen auch vor dem eigentlichen Training durchführen.

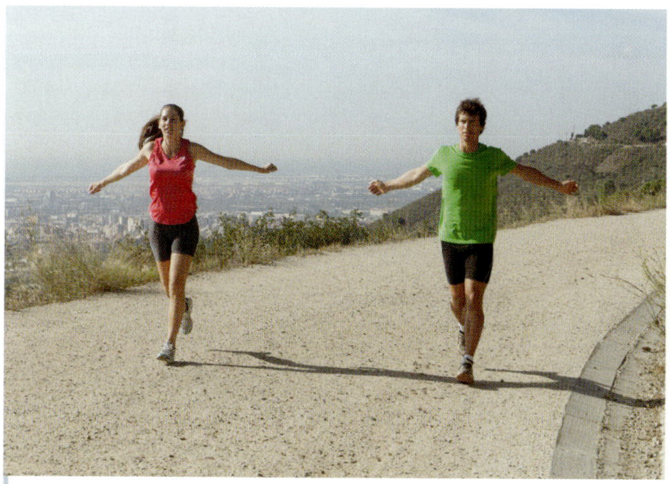

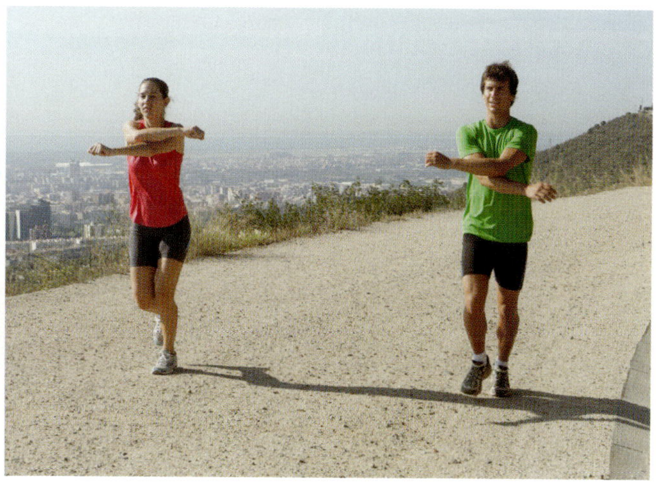

Dynamisches Stretching in das Aufwärmprogramm zu integrieren, ist für jeden Sportler vorteilhaft.

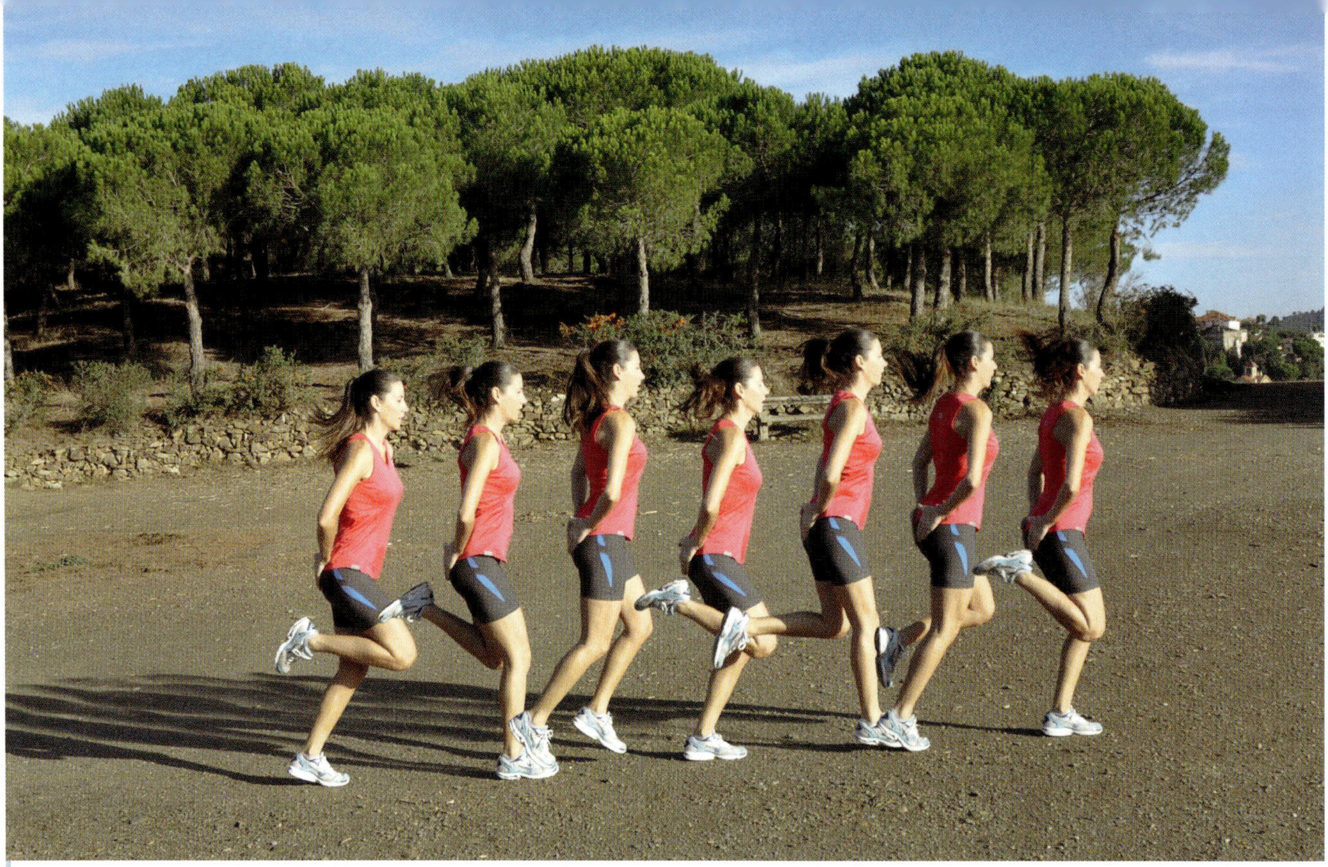

Übungen wie Skippings in all ihren Variationen können sogar ausgeführt werden, ohne das Warmlaufen zu unterbrechen.

Bei sportlicher Betätigung, vor allen Dingen bei langen Trainingseinheiten oder Wettkämpfen, merken wir vielleicht, dass ein Muskel besonders beansprucht wird, oder wir spüren sogar die ersten Anzeichen eines Krampfs, wenn nicht sogar einen Krampf selbst. Dies kommt nicht nur beim Laufen vor, sondern auch beim Radsport, Fußball (vor allem in der Verlängerung) oder bei Tennismatches, die sich ewig hinzuziehen scheinen. Bei den Wimbledon Championships im Jahr 2010 standen sich Mahut und Isner beispielsweise in einem Match gegenüber, das über 11 Stunden dauerte und über drei Tage ausgetragen wurde, weil es unmöglich gewesen wäre, es an einem Stück zu tun.

Um eine lange andauernde sportliche Belastung durchzuhalten, kann man kurze Pausen einlegen und die Muskeln, die einem Beschwerden bereiten, dehnen und massieren (in schwereren Fällen sollte man sich allerdings an Fachleute wenden). Leichtes Stretching zusammen mit einer Massage trägt zur Entspannung der Muskulatur bei, was deren Rückkehr in den Ausgangszustand erleichtert und das Blut in dem Bereich erneuert. Dadurch werden zum einen die durch den Muskelstoffwechsel entstehenden Abfallprodukte entfernt, zum anderen liefert das neue Blut dem Gewebe Nährstoffe und Sauerstoff.

Natürlich sollte man die Aktivität sofort unterbrechen, wenn die Beschwerden anhalten und aus deutlicher Überanstrengung resultieren. Falls man aber unbedingt weitermachen möchte, weil man eine persönliche Herausforderung oder einen Wettkampf beenden möchte, können Stretching und Massagen Linderung bewirken. Mit einer Massage versucht man, die Muskulatur zu entspannen und den venösen Rückstrom zu fördern. Daher sollte sie von distal nach proximal durchgeführt werden. Wurde beispielsweise der M. gastrocnemius stark belastet, muss man vom Sprunggelenk in Richtung Knie streichen, niemals umgekehrt.

Die Motive für Dehnübungen nach dem Sport wie auch die anzuwendende Technik ähneln den bereits genannten. In diesem Fall ist der Muskel ermüdet, da er einer Anstrengung ausgesetzt wurde, und man sollte leichtes Stretching durchführen, um zu seiner Entspannung und zur Erneuerung des Blutes in diesem Bereich beizutragen. Dies erleichtert eine schnelle und vollständige Regeneration.

Wenn man eine Flexibilitätseinheit durchführen möchte, die nicht unmittelbar mit dem Training verbunden ist, kann man

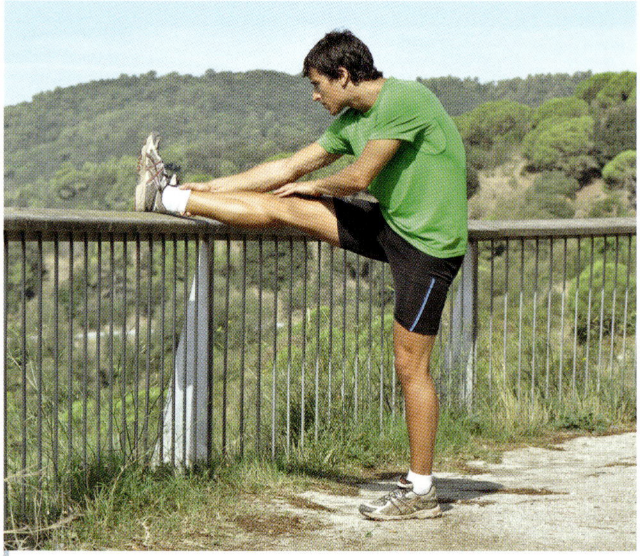

Statische, submaximale Dehnübungen nach dem Sport tragen zur Regeneration des Athleten bei.

statische Dehnübungen verschiedener Art ausführen, unter anderem auch solche, die auf propriozeptiver neuromuskulärer Fazilitation beruhen.

In diesem Fall zielt das Stretching nicht auf Regeneration ab, sondern auf die Erhaltung eines angemessenen, optimalen Bewegungsumfangs. Das Stretching sorgt dafür, dass Haltungsungleichgewichte kompensiert werden und bremst den Beweglichkeitsverlust, der im Laufe der Jahre auftritt. Außerdem kann es Schmerzen lindern oder beseitigen, die durch eine Überlastung der Muskulatur oder eine Haltung, die man beruflich bedingt über einen längeren Zeitraum einnehmen muss, entstanden sind. Arbeitet man beispielsweise am Schreibtisch oder Computer, ist der M. trapezius wahrscheinlich leicht, aber über Stunden hinweg ständig angespannt, wozu er gezwungen ist, weil die Hände irgendetwas auf dem Schreibtisch erledigen müssen, sei es Briefe abstempeln oder die Tastatur benutzen. Wenn der Trapezmuskel stundenlang konstant angespannt wird, warum sollte man ihn nicht einfach mal dehnen? Ein Turner, der seine Muskulatur ebenfalls stundenlang beansprucht, dehnt sich schließlich auch.

Separate Stretchingeinheiten tragen dazu bei, die Haltung und Bewegungsamplitude zu verbessern, Schmerzen und die Inflexibilität der Muskeln zu mindern, muskuläre Ungleichgewichte zu verringern und - als wäre das noch nicht genug - die sportliche Leistungsfähigkeit zu steigern.

Die wiederholte Ausführung einer Bewegung, wie beim Laufen, kräftigt die Muskulatur. Wenn diese Bewegungen aber nicht die gesamte Bewegungsamplitude ausnutzen, wie es beim Laufen der Fall ist, kann diese Muskulatur verkürzen, während sie gleichzeitig kräftiger wird. Dadurch werden wir immer unflexibler. Und was passiert, wenn sich diese Inflexibilität erst einmal eingestellt hat und wir eines Tages unseren gewöhnlichen Bewegungsumfang überschreiten müssen, weil wir auf einen Stein treten, auf ein Hindernis treffen oder ausrutschen? Wahrscheinlich führt diese Bewegung, die jenseits unseres normalen Bewegungsumfangs liegt, dazu, dass ein Muskel, der nicht über einen Bewegungsumfang verfügt, der über einen normalen Schritt hinausgeht, verletzt wird. Oftmals kann eine gute Flexibilität daher Verletzungen verhindern. Daraus folgt auch: Wenn wir uns einmal ein bisschen mehr anstrengen müssen, „alles aus uns herausholen müssen“, etwas höher springen, einen etwas längeren Schritt machen und etwas schneller laufen müssen, beispielsweise um an einem Gegner vorbeizusprinten oder den Bus noch zu erreichen, bevor er an der Haltestelle abfährt, ist es zweifellos wahrscheinlicher, dass wir es schaffen, wenn unser Körper über einen zusätzlichen Bewegungsumfang verfügt. Dieses Prinzip lässt sich auch auf jede andere Eigenschaft anwenden: Wenn man mehr Kraft oder Ausdauer hat, als man gewöhnlich benötigt, kann man unvorhergesehenen Ereignissen mit größeren Erfolgsaussichten für einen selbst und im Vergleich zu seinen Gegnern entgegentreten.

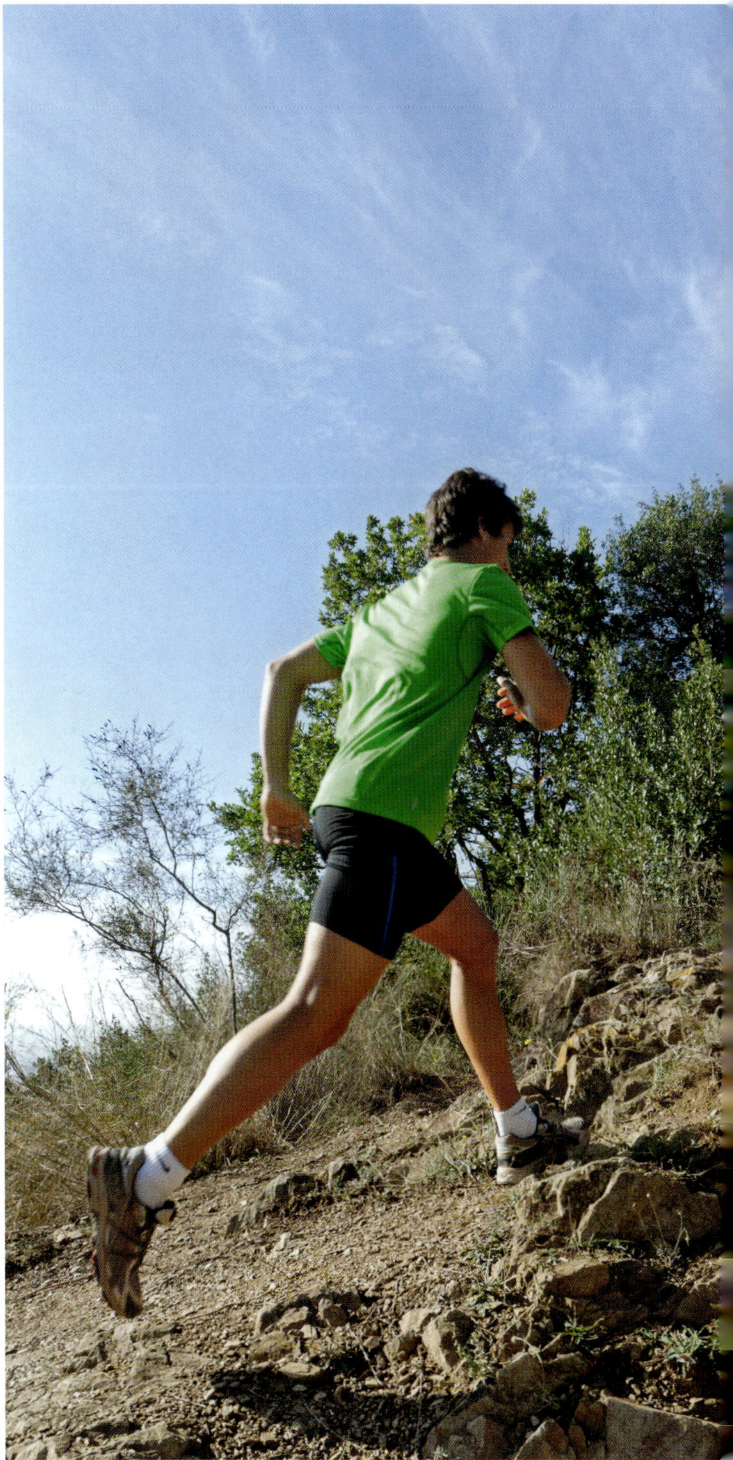

Wettkämpfe oder extreme Bewegungen erfordern eine Leistungsfähigkeit – Flexibilität eingeschlossen –, die über die hinausgeht, die wir gewöhnlich beanspruchen.

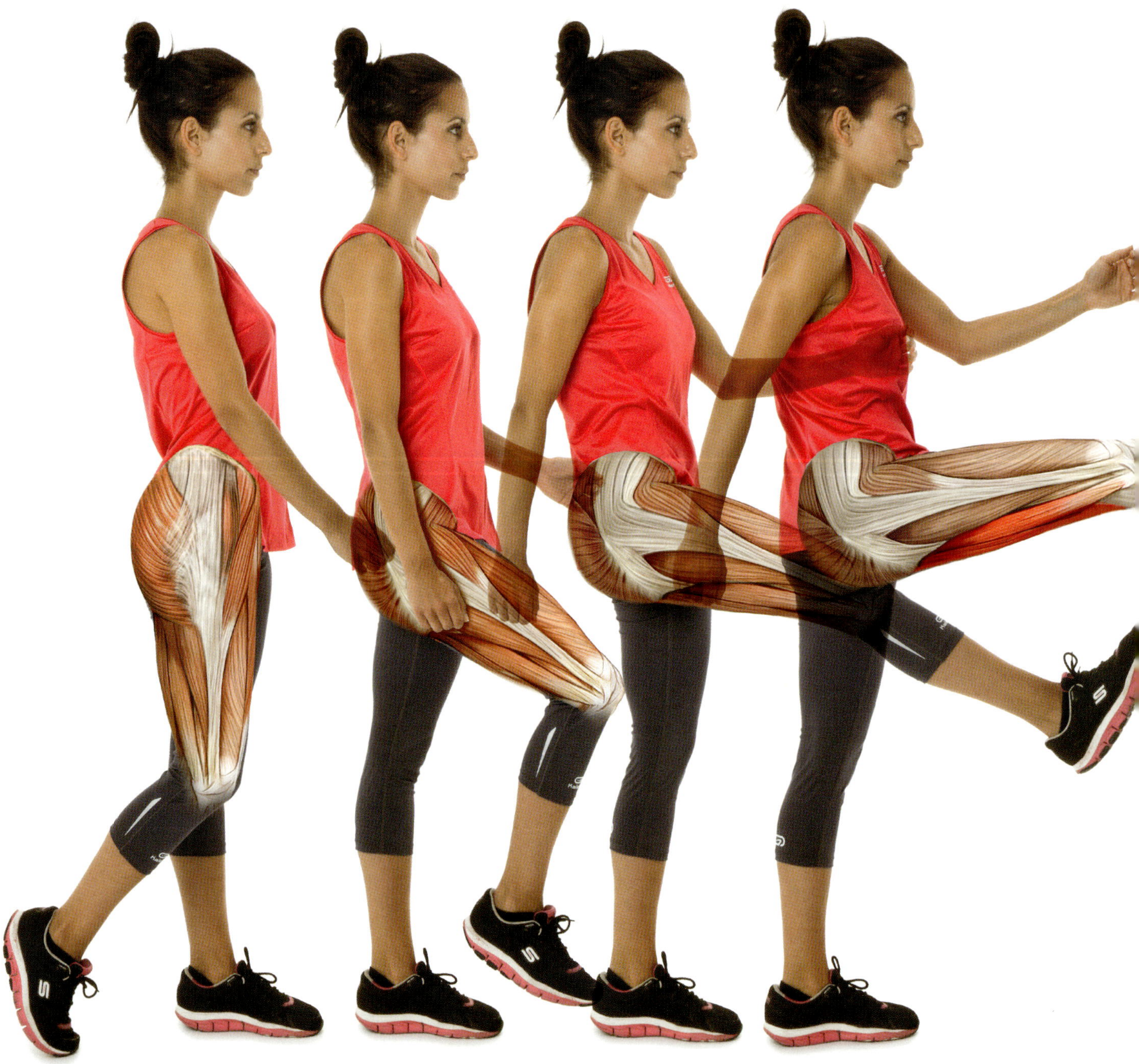

DYNAMISCHES STRETCHING BEIM AUFWÄRMEN FÜR DAS *LAUFEN*

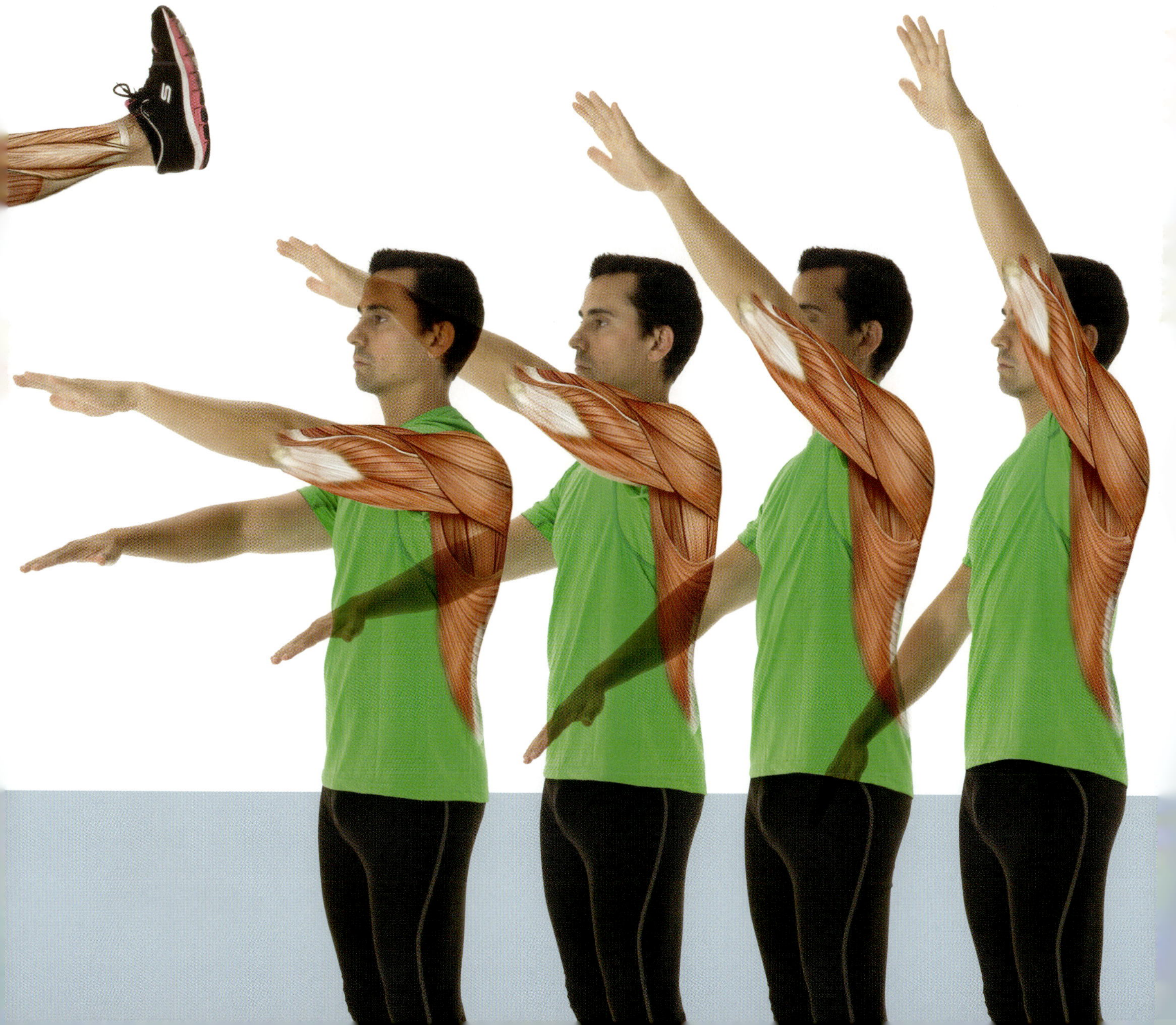

Grundlagen des dynamischen Stretchings

Für viele Trainer, Betreuer und Sportexperten stellen dynamische Dehnübungen immer noch große Unbekannte dar. Viele Jahre lang wurden sie mit ballistischem Stretching und dem Verletzungsrisiko verbunden, das diese Form des Dehnens in sich birgt. Daher wurde dynamisches Stretching wenig beachtet und fand nur in bestimmten Bereichen des Profisports Anwendung, beispielsweise in Sprint- und Wurfdisziplinen sowie Kampfkünsten.

Dennoch scheinen die neuesten Studien darauf hinzudeuten, dass dynamisches Stretching in bestimmten Situationen oder bei der Verfolgung bestimmter Ziele zahlreiche Vorteile gegenüber statischem Stretching aufweist. Mit dynamischen Dehnübungen kann man ohne Kraft- oder Explosivitätseinbußen einen guten Bewegungsumfang in den beteiligten Gelenken erreichen, weshalb sie zu einer besseren Leistungsfähigkeit verhelfen, während die Muskelaktivität gleichzeitig zum Aufwärmen beiträgt.

Bis vor Kurzem war die Überzeugung, statisches Stretching als Teil des Aufwärmprogramms habe viele positive Effekte, wie eine Steigerung der Leistungsfähigkeit, eine Senkung des Verletzungsrisikos und sogar eine schnellere Erholung von Schmerzen nach der sportlichen Betätigung, weit verbreitet. Trainer, Betreuer und sogar Sportlehrer und -wissenschaftler nahmen diese Vorteile als gegeben hin, und ein Großteil der Sportler, unter ihnen auch solche, die in irgendeiner Form mit dem Laufen zu tun haben, führen auch heute noch während des Aufwärmprogramms für eine Trainingseinheit oder einen Wettkampf statische Dehnübungen durch.

Leider scheinen die neuesten wissenschaftlichen Daten jedoch zu zeigen, dass statisches Stretching vor dem Sport das Verletzungsrisiko nicht senkt, und, was noch schlimmer ist, dass es die Laufökonomie beträchtlich verringert, in besonderem Maße bei Läufern, die Explosivität benötigen, wie Sprinter, Staffel- oder Hürdenläufer.

Verschiedene Tests, bei denen die Höhe eines vertikalen Sprungs gemessen wurde, haben gezeigt, dass die Probanden, die vor dem Sprung statische Dehnübungen durchgeführt hatten, weniger hoch sprangen als diejenigen, die sich gar nicht gedehnt hatten, und deutlich weniger hoch als diejenigen, die sich dynamisch aufgewärmt hatten.

Das Aufwärmen ist für jeden Sportler unabdingbar, vor allem für die Athleten, deren Disziplinen maximale Schnelligkeit, Leistung oder Kraft erfordern. Das Aufwärmen verbessert die darauf folgende Leistungsfähigkeit erkennbar und es ist mehr als bewiesen, dass es das Verletzungsrisiko während des Sports verringert.

Wir können somit schließen, dass statisches Dehnen vor dem Sport nicht das angemessenste Stretching für einen Läufer ist und dass ein Aufwärmprogramm, das Dynamik und Bewegung

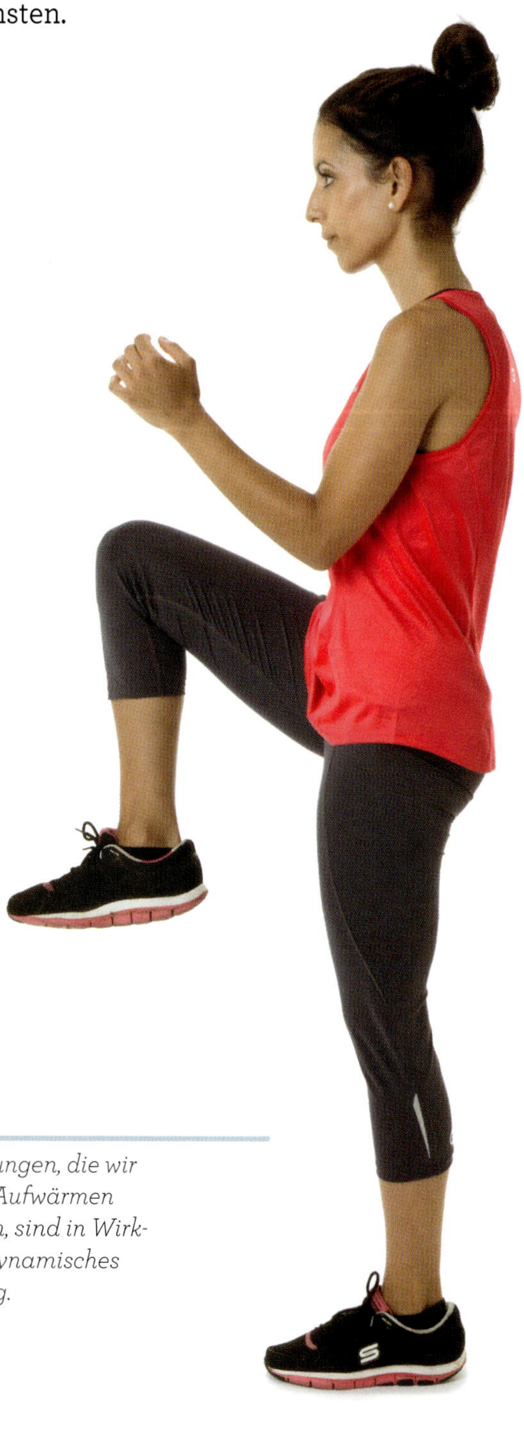

Viele Übungen, die wir mit dem Aufwärmen verbinden, sind in Wirklichkeit dynamisches Stretching.

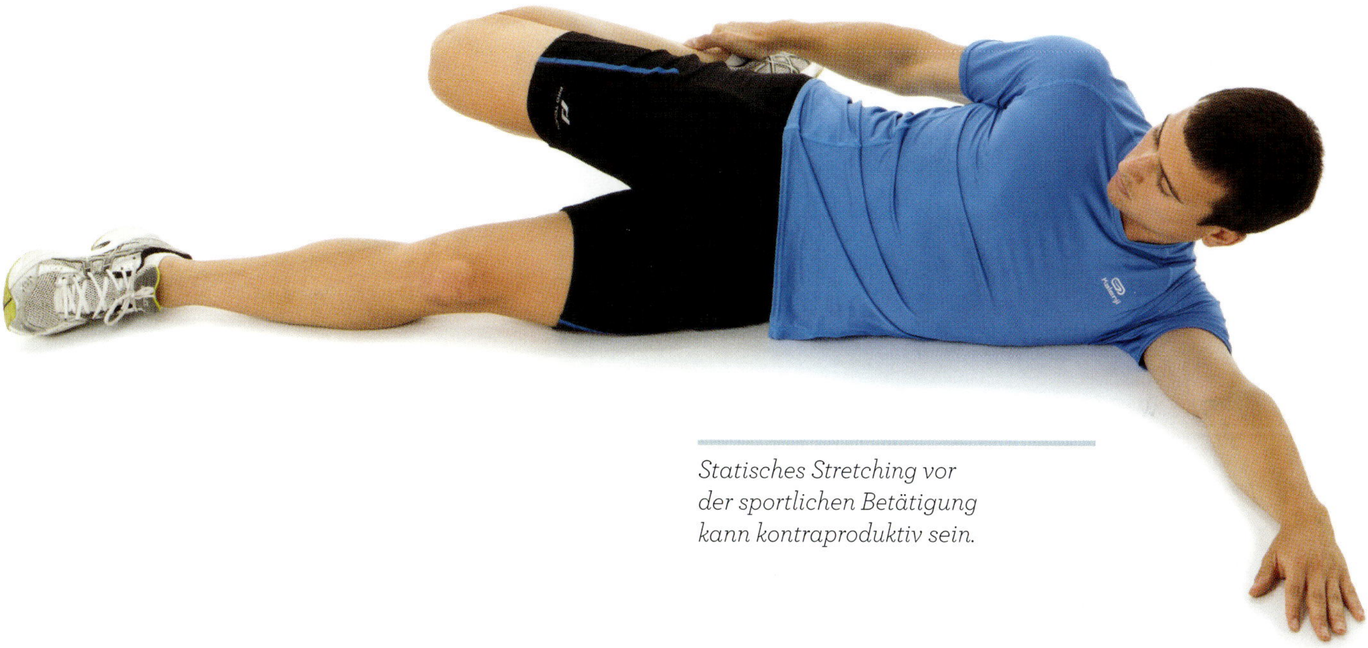

Statisches Stretching vor der sportlichen Betätigung kann kontraproduktiv sein.

beinhaltet, die Temperatur der Muskeln erhöht sowie deren Durchblutung und Sauerstoffversorgung verbessert – in jedem Fall eine angemessene Vorbereitung auf einen Wettkampf oder eine harte Trainingseinheit mit den bestmöglichen Aussichten auf eine gute Leistung und Gesundheit.

Wenn wir dynamisches Stretching ausführlich analysieren, sehen wir, dass es interessante Faktoren für Läufer enthält. Der wichtigste Faktor ist die Dynamik selbst, die zum Aufwärmen beiträgt. Wahrscheinlich haben wir alle schon einmal einen Läufer gesehen, der vor einem Wettkampf hohe *Skippings* macht. Nun gut: Diese Übung ist eigentlich nur eine dynamische Art, das Hüftgelenk mit einem großen Umfang zu bewegen und dadurch unter anderem die Streckmuskulatur des besagten Gelenks zu dehnen.

Die Vorteile, die dynamisches Stretching vor der sportlichen Betätigung mit sich bringt, sind nun geklärt. Jetzt müssen wir darauf eingehen, wie man es ausführen muss, um den größtmöglichen Nutzen daraus zu ziehen und Verletzungen, die aus einer inkorrekten Ausführung resultieren können, zu vermeiden:

■ Dynamisches Stretching ist als eine Reihe von miteinander verbundenen Dehnübungen zu verstehen, als ein Bewegungszyklus, der sich fortwährend wiederholt, bis die gewünschte Dauer erreicht ist.

■ Die Bewegung, mithilfe der man eine Muskelgruppe dehnt, muss einen bestimmten Grad an Schwung oder Schnelligkeit aufweisen, darf aber zu keinem Zeitpunkt ruckartig oder unkontrolliert sein, da dies ein Risiko für die Gelenke, Sehnen, Muskeln und Bänder bedeuten würde.

■ Zum Abschluss der Bewegung, mithilfe der man sich dehnt, sollte ein leichtes Federn erzeugt werden, der die für eine Verbesserung der Flexibilität erforderliche Bewegungsamplitude erreicht.

■ Die Dauer einer Wiederholung bezieht sich auf die Gesamtheit der Bewegungszyklen und nicht auf eine statische Haltung.

Zuletzt darf man nicht vergessen, dass das dynamische Stretching Teil eines kompletten Aufwärmprogramms sein sollte, das unter anderem auch einen leichten Lauf beinhalten sollte, in den man auch einige der ausgewählten Dehnübungen integrieren kann.

Die Mühle

AUSGANGSPOSITION
Stellen Sie sich hin und legen Sie eine Hand auf den gegenüberliegenden Brustmuskel. Der andere Arm zeigt mit gestrecktem Ellbogen nach vorn und unten. Der Rumpf ist senkrecht zum Boden, der Rücken ist gerade und die Füße stehen etwa schulterbreit auseinander.

AUSFÜHRUNG
Kreisen Sie den gestreckten Arm von vorn nach hinten oder umgekehrt. Reizen Sie dabei den maximalen Bewegungsumfang aus, den die Schulter Ihnen in jeder Phase erlaubt, und lassen Sie den Ellbogen gestreckt.

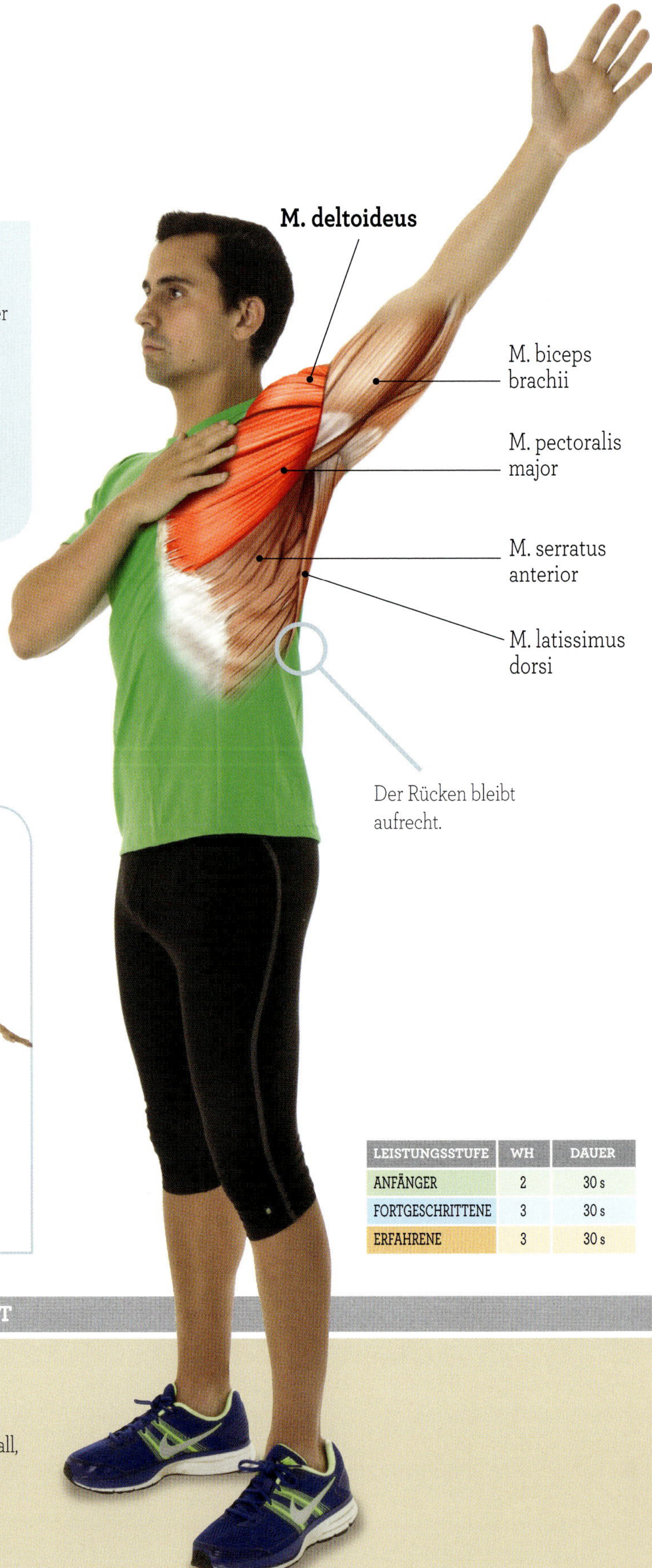

Bewegungsablauf

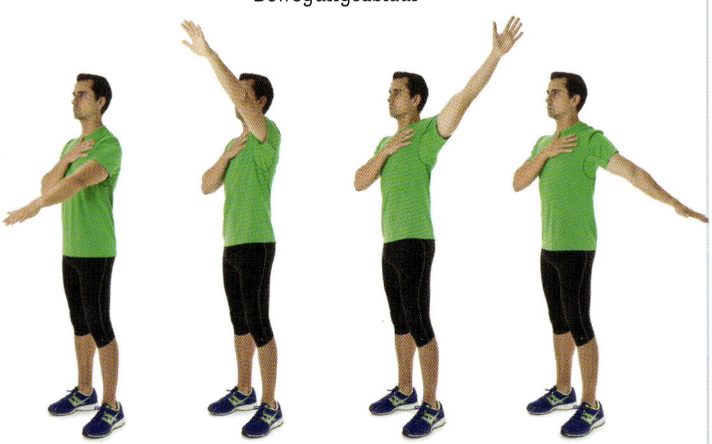

LEISTUNGSSTUFE	WH	DAUER
ANFÄNGER	2	30 s
FORTGESCHRITTENE	3	30 s
ERFAHRENE	3	30 s

VORSICHT

Führen Sie die Bewegung kontrolliert durch, um zu viel Schwung und ruckartige Bewegungen zu verhindern, die das Schultergelenk gefährden könnten.

BESONDERS GEEIGNET

Für jeden Sportler, ob Läufer oder nicht, und vor allen Dingen diejenigen, die Rückschlagsportarten, Handball, Pelota und andere Disziplinen ausüben, die die oberen Extremitäten und Schultern besonders beanspruchen.

Lateralflexionen

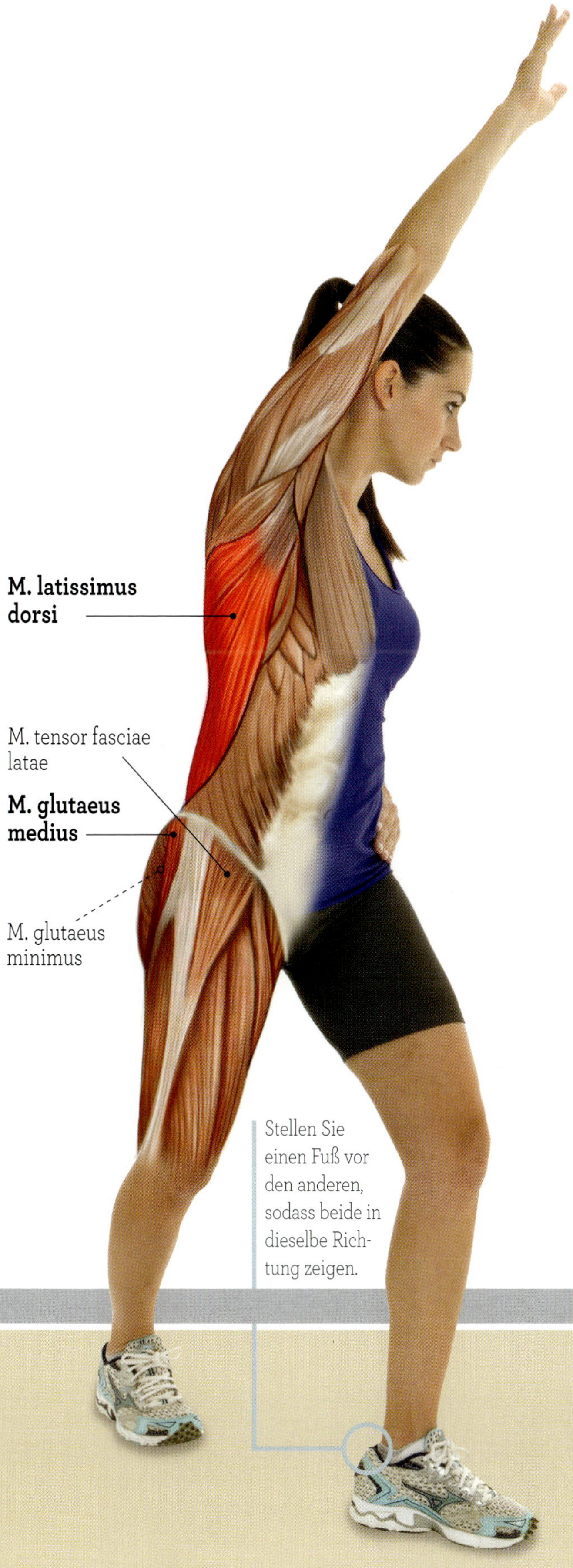

Stellen Sie einen Fuß vor den anderen, sodass beide in dieselbe Richtung zeigen.

AUSGANGSPOSITION

Stellen Sie einen Fuß leicht vor den anderen. Stützen Sie die Hand auf der Seite, auf der der Fuß vorn steht, in die Taille und strecken Sie den anderen Arm über den Kopf nach oben. Neigen Sie den Rumpf leicht zu der Seite, auf der das Bein vorn steht.

AUSFÜHRUNG

Senken Sie den nach oben gestreckten Arm, sodass der Rumpf wieder senkrecht zum Boden ist. Stellen Sie das hintere Bein nach vorn und heben Sie den Arm, der zuvor in die Taille gestützt war. Beide Arme tauschen somit im Vergleich zur vorherigen Phase die Position. Wechseln Sie mit jedem Schritt die Seite und wiederholen Sie den Zyklus.

Bewegungsablauf

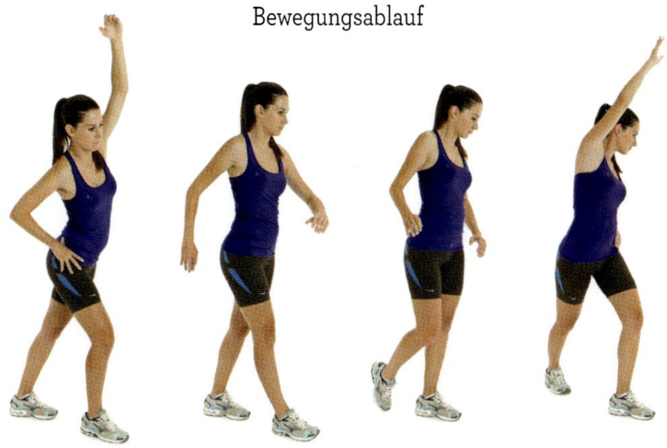

LEISTUNGSSTUFE	WH	DAUER
ANFÄNGER	3	30 s
FORTGESCHRITTENE	4	30 s
ERFAHRENE	5	30 s

VORSICHT

Führen Sie die Dehnübungen nacheinander aus, als handle es sich um eine Schrittfolge. Lehnen Sie sich bei einem Schritt zu einer Seite, beim nächsten Schritt zur anderen Seite. Der Rhythmus sollte konstant sein, damit das Stretching dynamisch bleibt.

BESONDERS GEEIGNET

Für jede Art von Sportler, unter anderem für Läufer und Geher.

Bogen über Kreuz

AUSGANGSPOSITION
Stellen Sie einen Fuß leicht vor den anderen und lassen Sie die Arme entspannt neben dem Rumpf hängen. Der Oberkörper ist aufrecht und senkrecht zum Boden.

AUSFÜHRUNG
Strecken Sie das Hüftgelenk des hinteren Beins so weit wie möglich und führen Sie gleichzeitig mit dem gegenüberliegenden Schultergelenk eine maximale Anteversion aus. Die Wirbelsäule ist gestreckt. Kehren Sie in die Ausgangsposition zurück und machen Sie einen Schritt nach vorn, sodass der Fuß, der zuvor hinten stand, nun vorn steht. Wiederholen Sie die Übung, aber strecken Sie diesmal jeweils das andere Hüft- und Schultergelenk.

LEISTUNGSSTUFE	WH	DAUER
ANFÄNGER	3	30 s
FORTGESCHRITTENE	4	30 s
ERFAHRENE	4	30 s

Bewegungsablauf

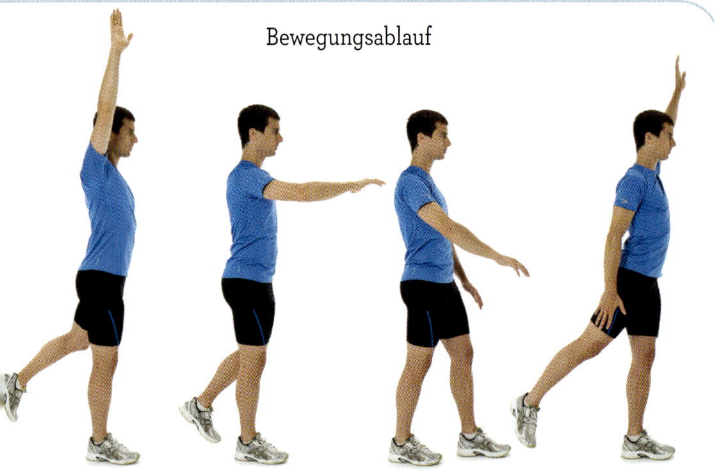

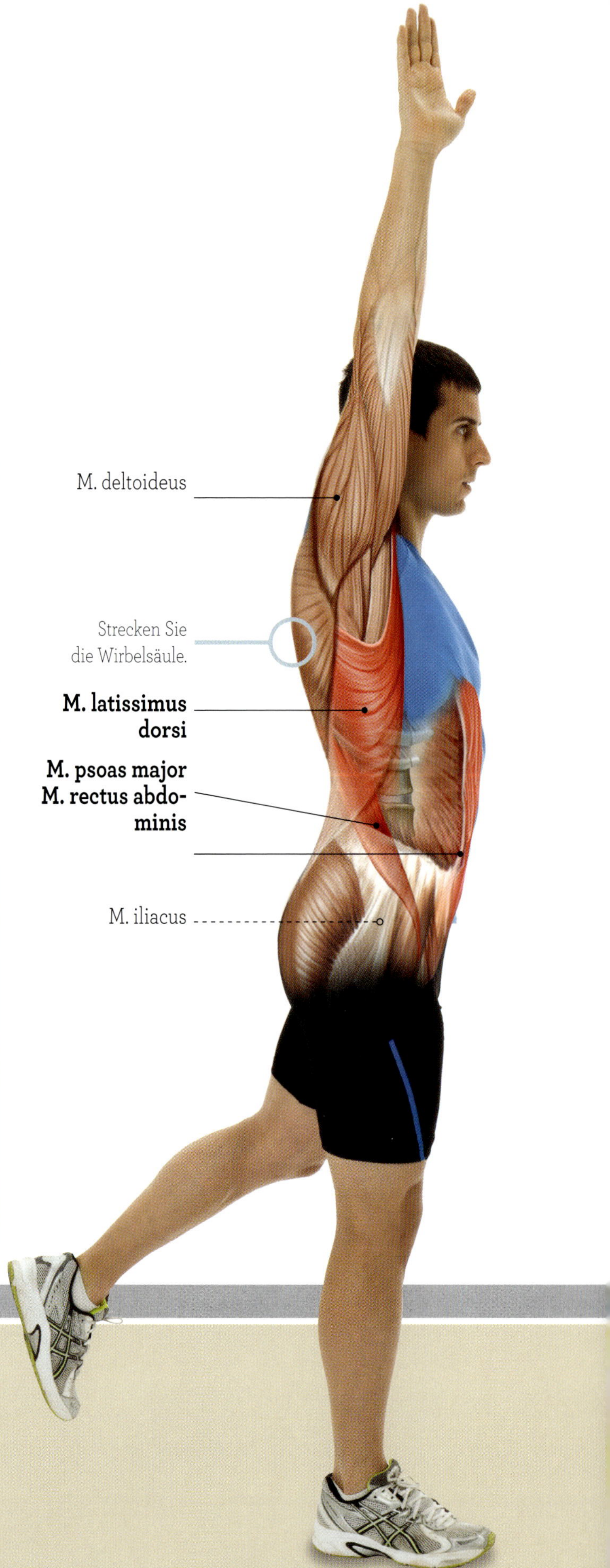

VORSICHT
Wiederholen Sie die Bewegungsfolge auf der einen und auf der anderen Seite. Halten Sie eine konstante Geschwindigkeit, die es Ihnen erlaubt, die Bewegung zu kontrollieren, die aber auch nicht so langsam ist, dass sie das dynamische Element der Dehnung minimiert.

BESONDERS GEEIGNET
Für jede Art von Sportler, ob Läufer oder nicht, und vor allem für Schwimmer, Radfahrer und Triathleten.

Schere

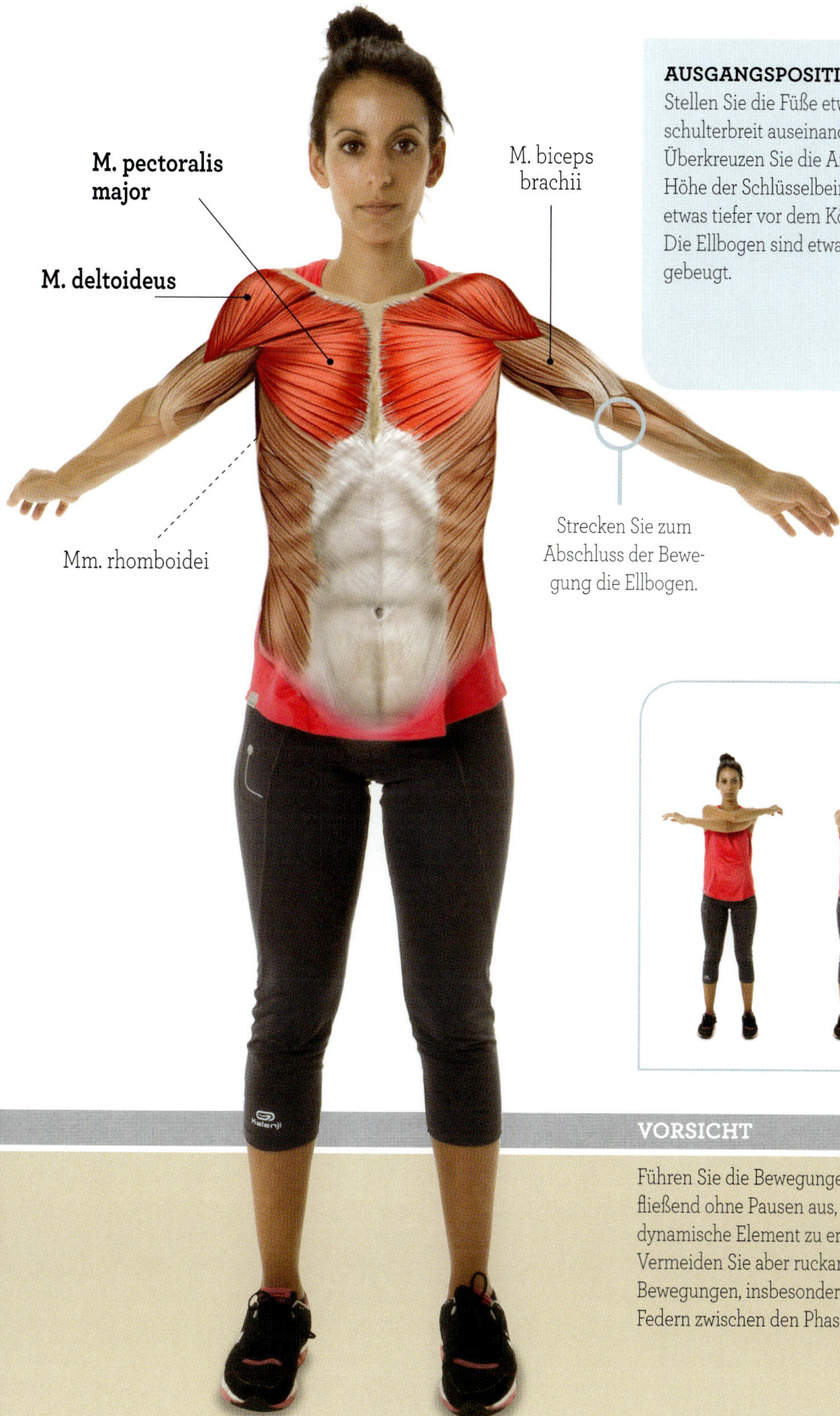

AUSGANGSPOSITION
Stellen Sie die Füße etwa schulterbreit auseinander. Überkreuzen Sie die Arme auf Höhe der Schlüsselbeine oder etwas tiefer vor dem Körper. Die Ellbogen sind etwa 110° gebeugt.

AUSFÜHRUNG
Führen Sie die Arme nach außen und hinten und strecken Sie die Ellbogen, sodass Sie eine Spannung in der Brust und im vorderen Teil der Schultern spüren, wenn sich die Arme am weitesten Punkt befinden. Kehren Sie in die Ausgangsposition zurück und wiederholen Sie den Zyklus.

LEISTUNGSSTUFE	WH	DAUER
ANFÄNGER	3	30 s
FORTGESCHRITTENE	4	30 s
ERFAHRENE	5	30 s

Bewegungsablauf

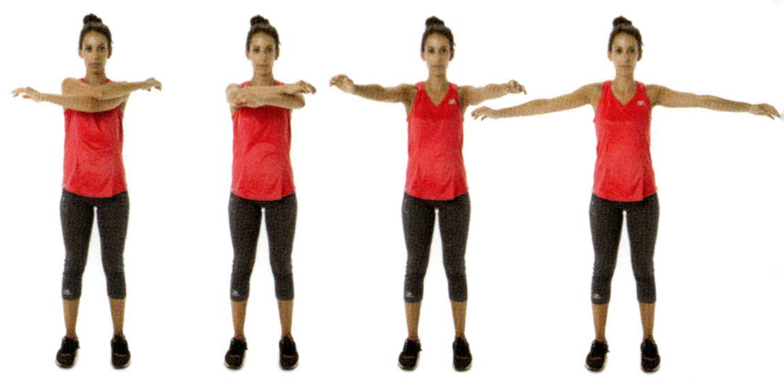

VORSICHT
Führen Sie die Bewegungen fließend ohne Pausen aus, um das dynamische Element zu erhalten. Vermeiden Sie aber ruckartige Bewegungen, insbesondere beim Federn zwischen den Phasen.

BESONDERS GEEIGNET
Für jede Art von Sportler, vor allem für Schwimmer und Tennisspieler, aber auch für Läufer, da der Oberkörper durch die Armbewegung am Laufen beteiligt ist.

Abwechselnde Armbewegung

AUSGANGSPOSITION
Stellen Sie die Füße etwa schulterbreit auseinander. Der Rücken ist gerade und die Knie sind gestreckt. Führen Sie beide Arme mit gestreckten Ellbogen und gestreckten Händen nach vorn.

AUSFÜHRUNG
Antevertieren Sie ein Schultergelenk und retrovertieren Sie gleichzeitig das andere, sodass beide gegensätzliche Bewegungen ausführen. Wenn beide Gelenke ihre maximale Bewegungsamplitude erreicht haben, führen Sie beide Arme in die entgegengesetzte Richtung zurück, sodass die obere Hand gesenkt und die untere angehoben wird.

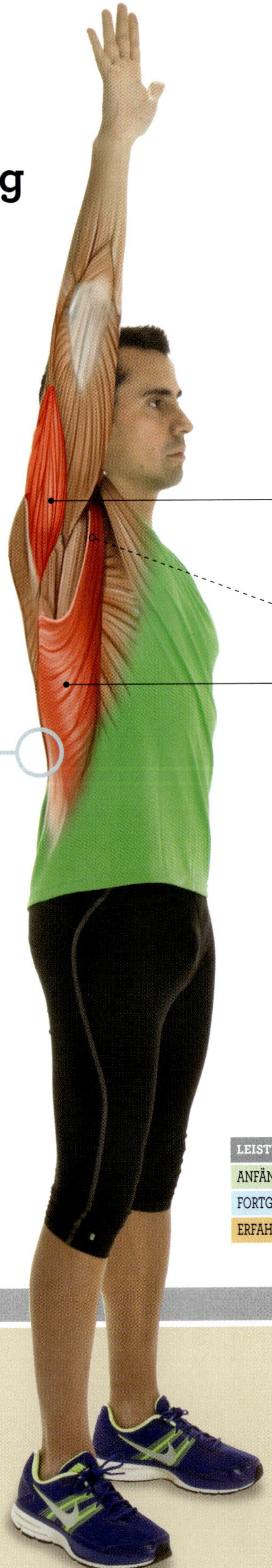

Bewegungsablauf

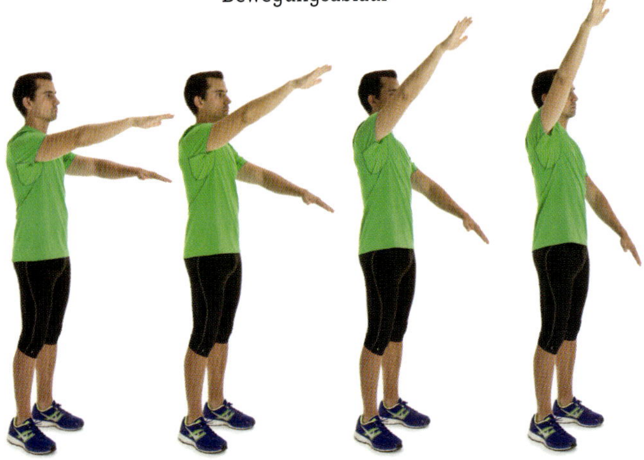

LEISTUNGSSTUFE	WH	DAUER
ANFÄNGER	2	25 s
FORTGESCHRITTENE	3	25 s
ERFAHRENE	4	25 s

VORSICHT

Wiederholen Sie die Bewegungsfolge ohne anzuhalten, sodass die Bewegung beinahe durchgängig und die Übung dynamisch ist. Achten Sie darauf, keine ruckartigen oder schwungvollen Bewegungen zu machen, die Ihre Schultern gefährden.

BESONDERS GEEIGNET

Für jede Art von Sportler, unter anderem für Läufer und Schwimmer, vor allem aber für diejenigen, deren Sportart die Schultern und oberen Extremitäten besonders beansprucht.

Lateralflexion

LEISTUNGSSTUFE	WH	DAUER
ANFÄNGER	3	25 s
FORTGESCHRITTENE	3	30 s
ERFAHRENE	3	35 s

AUSGANGSPOSITION
Stellen Sie die Füße etwas weiter als schulterbreit auseinander und strecken Sie die Knie. Führen Sie eine Hand durch Anteversion der Schulter nach oben, sodass die Finger zum Himmel zeigen und der Ellbogen beinahe vollständig gestreckt ist.

AUSFÜHRUNG
Neigen Sie den Rumpf zur Seite und verlagern Sie das Gewicht in Neigungsrichtung auf das gegenüberliegende Bein, um diese Bewegung auszugleichen. Der Unterarm der erhobenen Hand ist nun etwa parallel zum Boden. Entlang der oberen Körperseite sollten Sie eine Dehnung spüren. Wenn Sie die maximale Neigung erreicht haben, können Sie zwei- oder dreimal leicht federn.

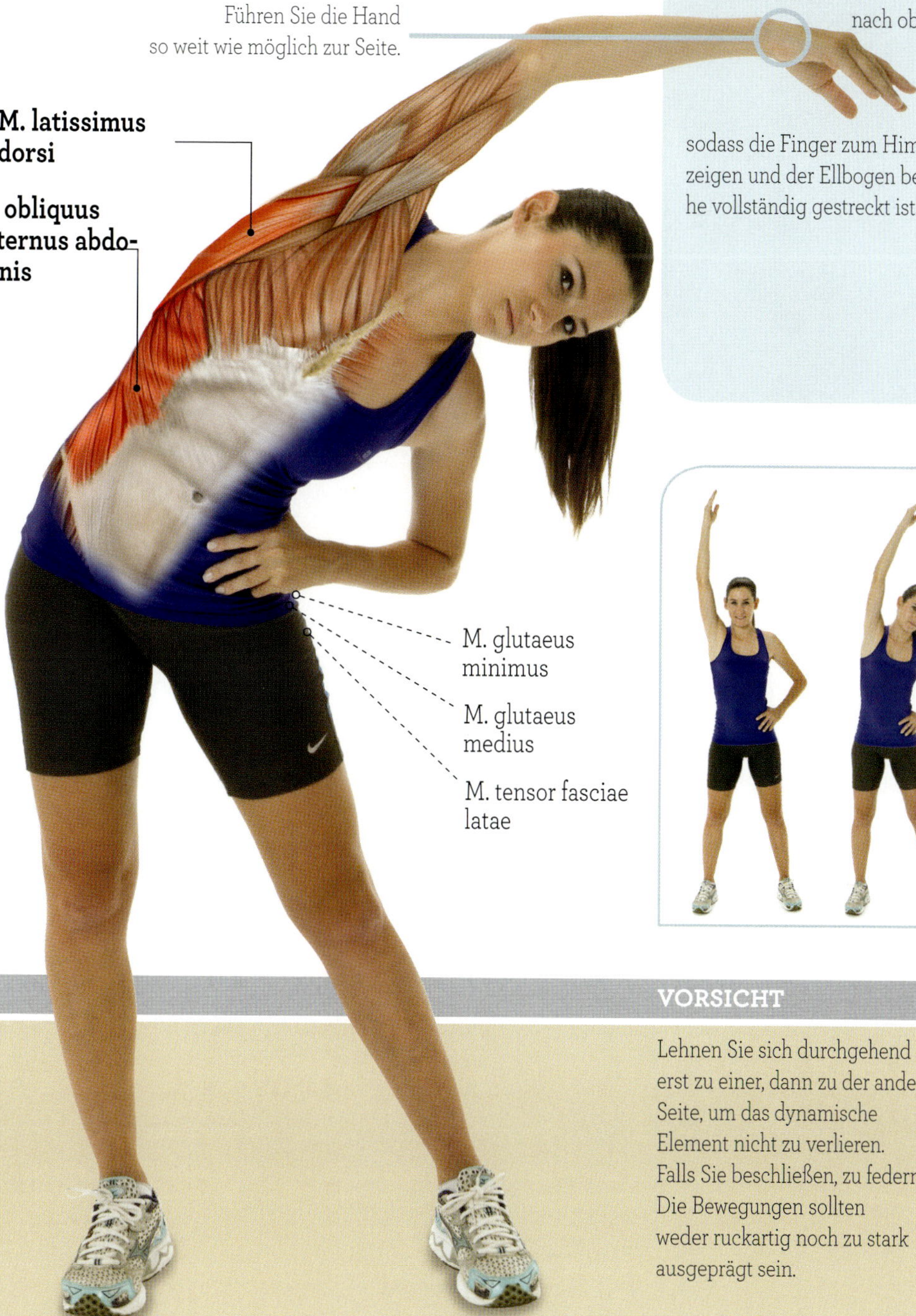

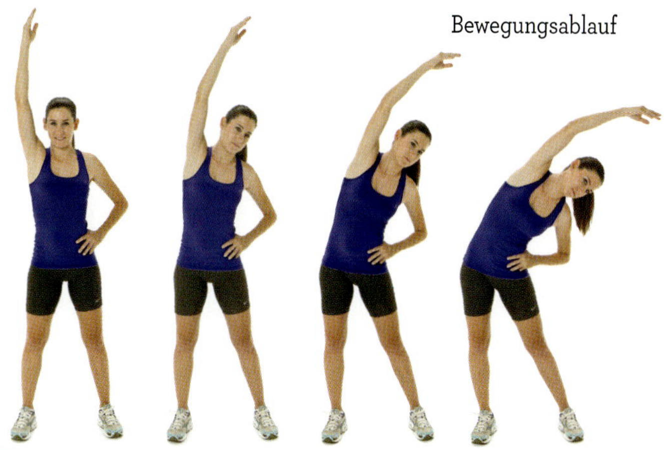
Bewegungsablauf

VORSICHT
Lehnen Sie sich durchgehend erst zu einer, dann zu der anderen Seite, um das dynamische Element nicht zu verlieren. Falls Sie beschließen, zu federn: Die Bewegungen sollten weder ruckartig noch zu stark ausgeprägt sein.

BESONDERS GEEIGNET
Für jede Art von Sportler, sowohl für Läufer als auch für Mannschaftssportler, und ganz besonders für Schwimmer.

Zirkumduktion der Hüfte

AUSGANGSPOSITION
Stellen Sie die Füße leicht auseinander, halten Sie den Rumpf aufrecht und stützen Sie die Hände in die Hüfte. In dieser Position sollten sowohl die Hüftgelenke als auch die Knie gestreckt sein.

AUSFÜHRUNG
Beugen Sie ein Hüftgelenk und das Knie auf derselben Seite, sodass Sie nur noch auf einem Bein stehen. Abduzieren Sie dieses Hüftgelenk und führen Sie das Bein nach unten, aber ohne dass es den Boden berührt. Wiederholen
Sie die kreisende Bewegung mehrmals, bevor Sie sie mit dem anderen Hüftgelenk und Knie durchführen.

LEISTUNGSSTUFE	WH	DAUER
ANFÄNGER	2	25 s
FORTGESCHRITTENE	3	25 s
ERFAHRENE	3	30 s

Bewegungsablauf

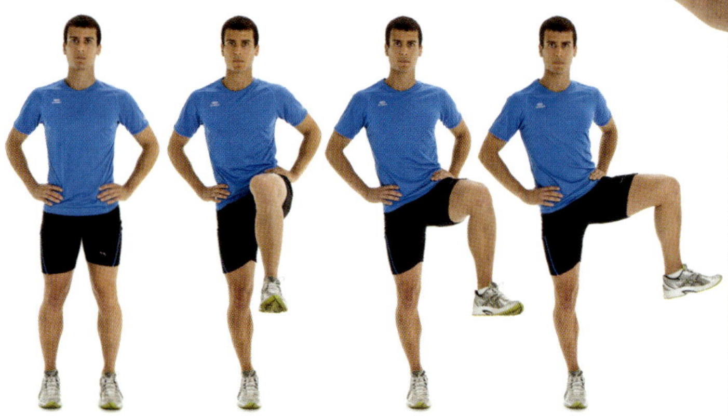

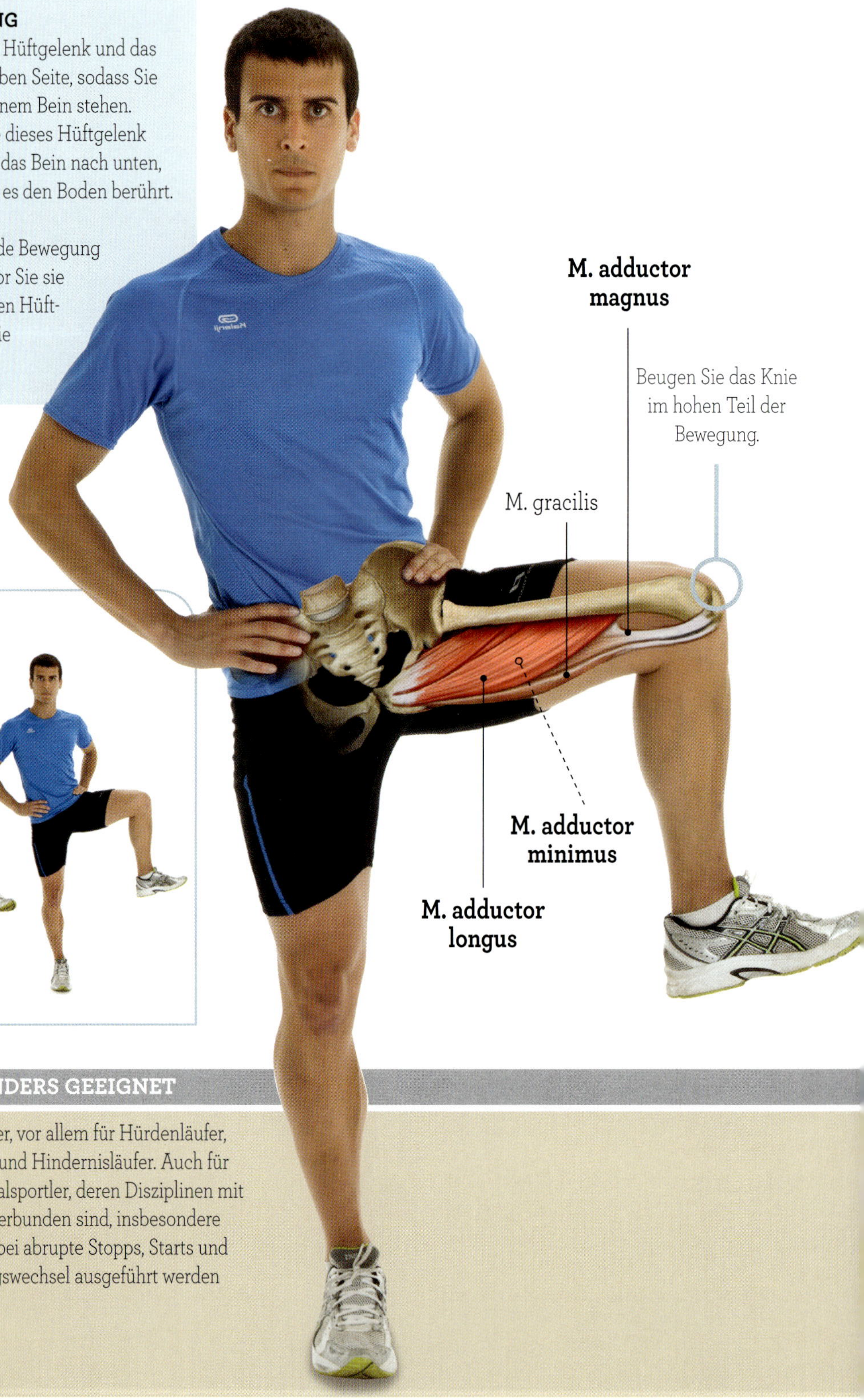

VORSICHT

Vermeiden Sie abrupte, ruckartige Bewegungen und versuchen Sie, während der Ausführung das Gleichgewicht zu halten.

BESONDERS GEEIGNET

Für Läufer, vor allem für Hürdenläufer, Sprinter und Hindernisläufer. Auch für Individualsportler, deren Disziplinen mit Laufen verbunden sind, insbesondere wenn dabei abrupte Stopps, Starts und Richtungswechsel ausgeführt werden müssen.

Schmetterling

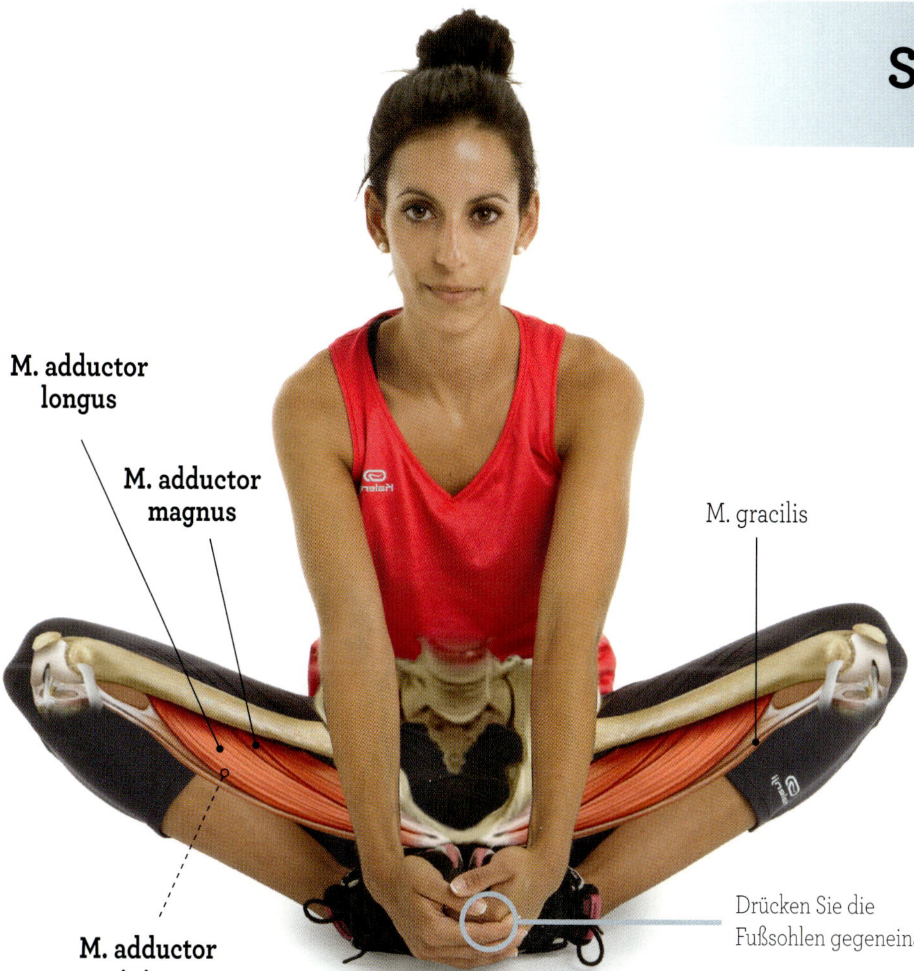

AUSGANGSPOSITION
Setzen Sie sich auf den Boden oder auf eine Matte. Beugen Sie Hüfte und Knie und führen Sie die Fußsohlen zusammen. Drücken Sie mit beiden Händen die Fußspitzen gegeneinander, damit sie zusammen bleiben.

AUSFÜHRUNG
Versuchen Sie, beide Knie gleichzeitig in Richtung Boden zu bewegen und kehren Sie anschließend wieder in die Ausgangsposition zurück. Wiederholen Sie diese Bewegung einige Male, als handelte es sich um den Flügelschlag eines Schmetterlings.

LEISTUNGSSTUFE	WH	DAUER
ANFÄNGER	2	25 s
FORTGESCHRITTENE	2	30 s
ERFAHRENE	3	30 s

Bewegungsablauf

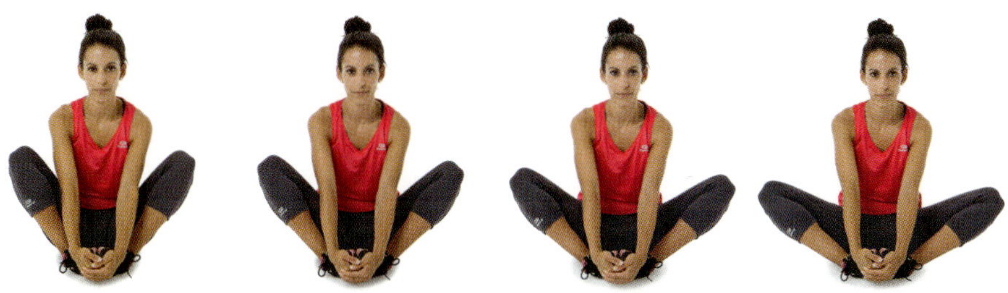

VORSICHT

Führen Sie die Bewegungsfolge durchgängig und ohne Pausen aus. Lösen Sie am tiefsten Punkt der Bewegung ein leichtes Federn aus.

BESONDERS GEEIGNET

Für Läufer, vor allen Dingen für Hürdenläufer, Hindernisläufer und Sprinter. Ebenfalls für Fußballspieler, Tennisspieler und andere Personen, die Sportarten betreiben, bei denen man laufen und abrupt die Richtung wechseln muss.

Ausfallschritte mit Drehung

AUSGANGSPOSITION
Sie starten im Stand und halten beide Arme auf einer Seite, um Schwung holen zu können, wenn Sie mit der Übung beginnen. Stellen Sie den gegenüberliegenden Fuß leicht nach vorn. Mit diesem Fuß machen Sie den ersten Ausfallschritt.

AUSFÜHRUNG
Machen Sie mit dem vorderen Fuß einen großen Ausfallschritt, sodass sich der Körperschwerpunkt nach vorn und stark nach unten verlagert. Bewegen Sie gleichzeitig beide Arme zu der der Ausgangsposition gegenüberliegenden Seite und drehen Sie dabei den Rumpf. Machen Sie nun mit dem hinteren Bein den Ausfallschritt und bewegen Sie Arme und Rumpf dabei zur anderen Seite. Machen Sie so lange eine Folge von Ausfallschritten, bis Sie die vorgesehene Zeitdauer erreicht haben.

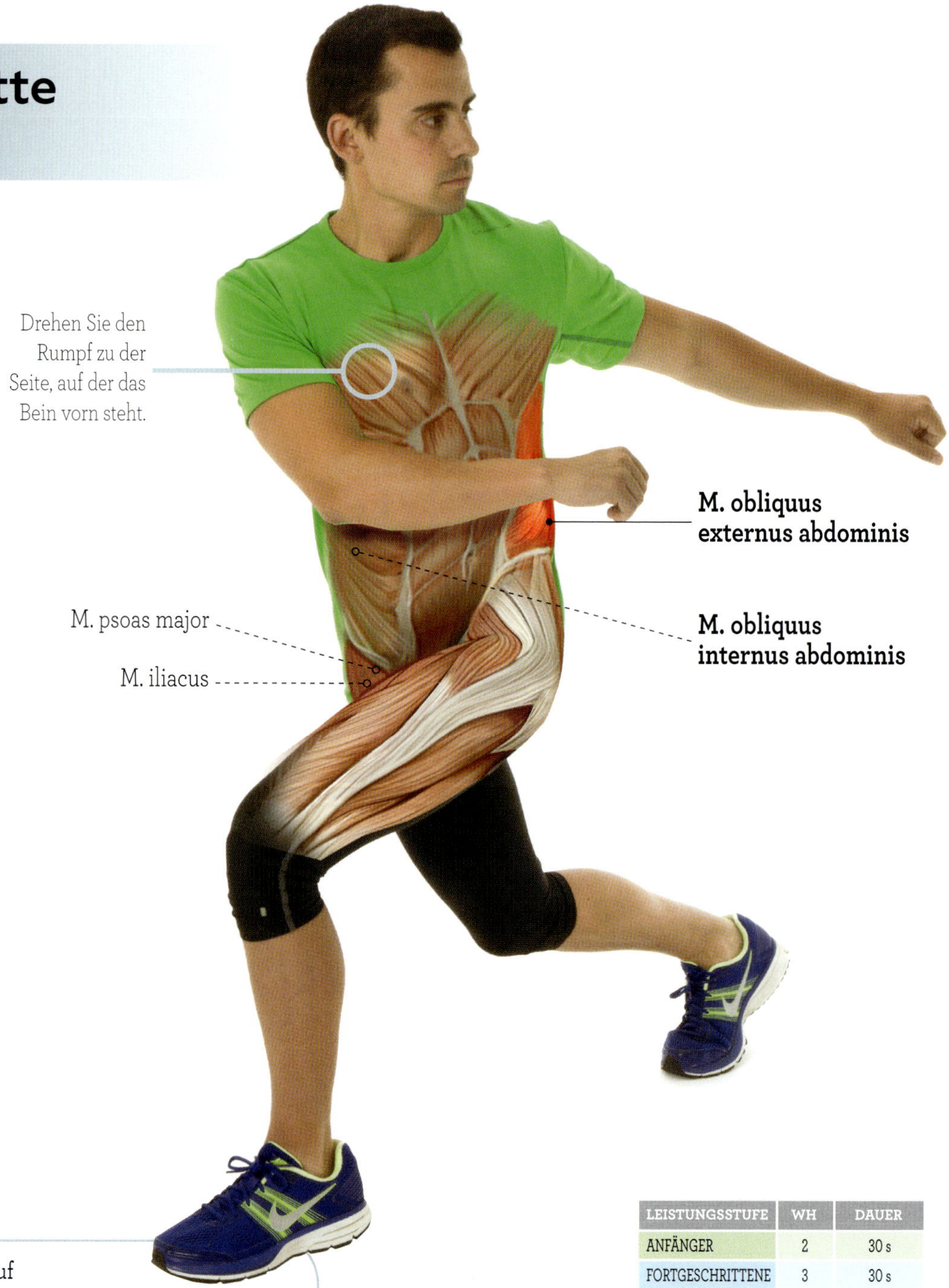

LEISTUNGSSTUFE	WH	DAUER
ANFÄNGER	2	30 s
FORTGESCHRITTENE	3	30 s
ERFAHRENE	3	35 s

Bewegungsablauf

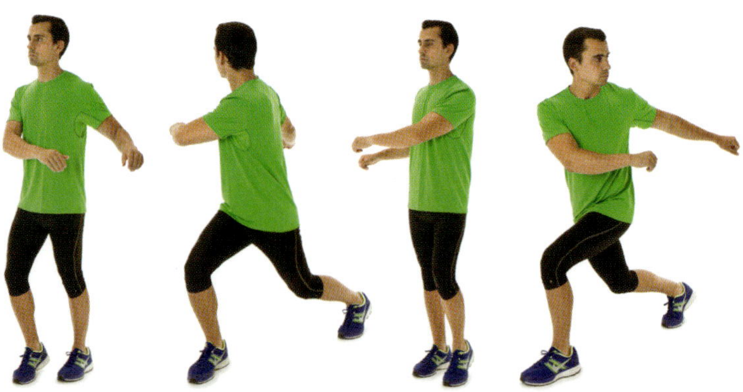

VORSICHT
Streben Sie bei den Bewegungen des Rumpfs einen gewissen Schwung an, aber vermeiden Sie abrupte Bewegungen, da Sie sich sonst verletzen oder aus dem Gleichgewicht geraten können.

BESONDERS GEEIGNET
Für Läufer, da die Bauchmuskulatur die Rumpfstabilisierung und in geringerem Maße die Atmung beeinflusst.

Rumpfdrehung

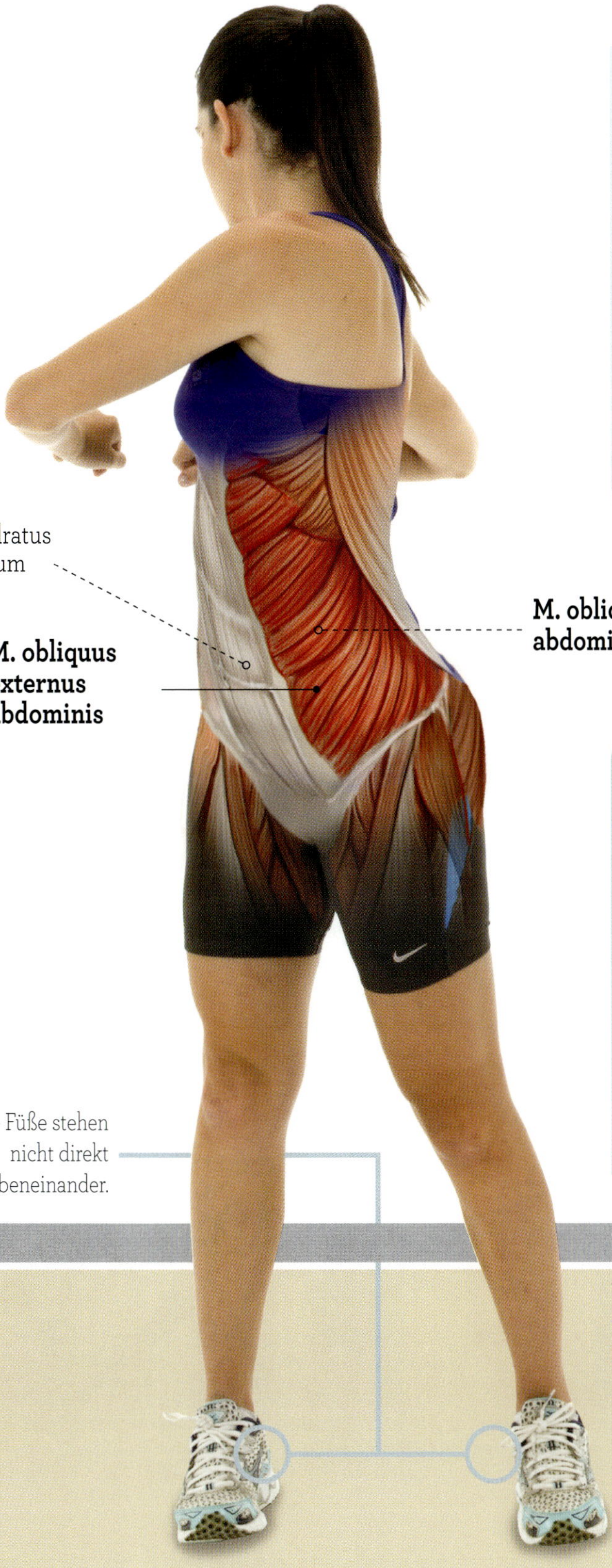

AUSGANGSPOSITION
Sie beginnen im Stand. Die Füße sind zu jedem Zeitpunkt mindestens schulterbreit auseinander. Halten Sie die Hände mit geschlossenen Fäusten einander gegenüber vor sich. Die Ellbogen sind etwa 100° gebeugt. Drehen Sie den Rumpf, ohne die Füße zu bewegen, als wollten Sie nach hinten blicken.

AUSFÜHRUNG
Drehen Sie den Rumpf in die entgegengesetzte Richtung und bringen Sie die Fäuste auf der der Ausgangsposition gegenüberliegenden Seite nach hinten. Kehren Sie anschließend in die Ausgangsposition zurück und wiederholen Sie die Bewegungsfolge ohne Pausen oder Unterbrechungen. Verbinden Sie die Bewegungen miteinander und federn Sie zwischen einer Bewegung und der ihr entgegengesetzten leicht.

LEISTUNGSSTUFE	WH	DAUER
ANFÄNGER	2	20 s
FORTGESCHRITTENE	2	25 s
ERFAHRENE	2	30 s

Bewegungsablauf

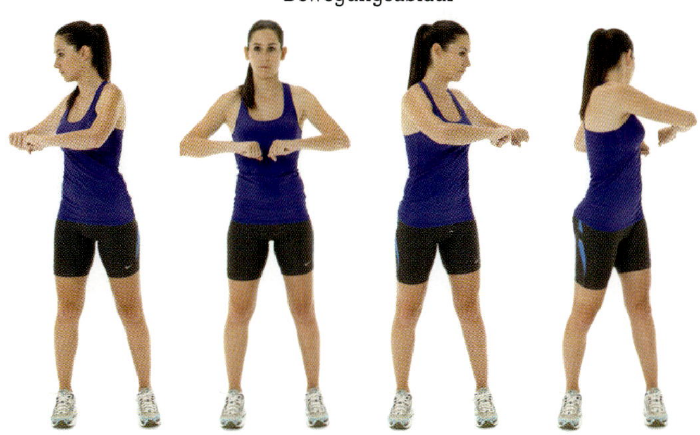

VORSICHT
Vermeiden Sie abruptes Federn und kontrollieren Sie die Bewegungen zu jedem Zeitpunkt.

BESONDERS GEEIGNET
Für Läufer, Schwimmer, Tennisspieler, Handballspieler, Kampfkünstler, und in geringerem Maße für Sportler jeder Art, da die Bauchmuskulatur für die Rumpfstabilisierung wichtig ist.

Beinpendeln

AUSGANGSPOSITION
Heben Sie ein Bein vom Boden, strecken Sie es leicht nach vorn und führen Sie es mittels einer Hüftadduktion vor dem Standbein vorbei. Dabei ist das Knie des Standbeins beinahe vollkommen gestreckt und die Arme können in die Hüfte gestützt werden, um die Ausführung der Übung zu erleichtern.

AUSFÜHRUNG
Durch Abduktion des Hüftgelenks des Beins, das bewegt wird, führen Sie den Fuß so weit wie möglich von der Körpermittellinie weg. Im Anschluss führen Sie die entgegengesetzte Aktion durch, sodass sich die Beine wieder überkreuzen. Wiederholen Sie die Pendelbewegung und verbinden Sie mehrere Bewegungszyklen miteinander.

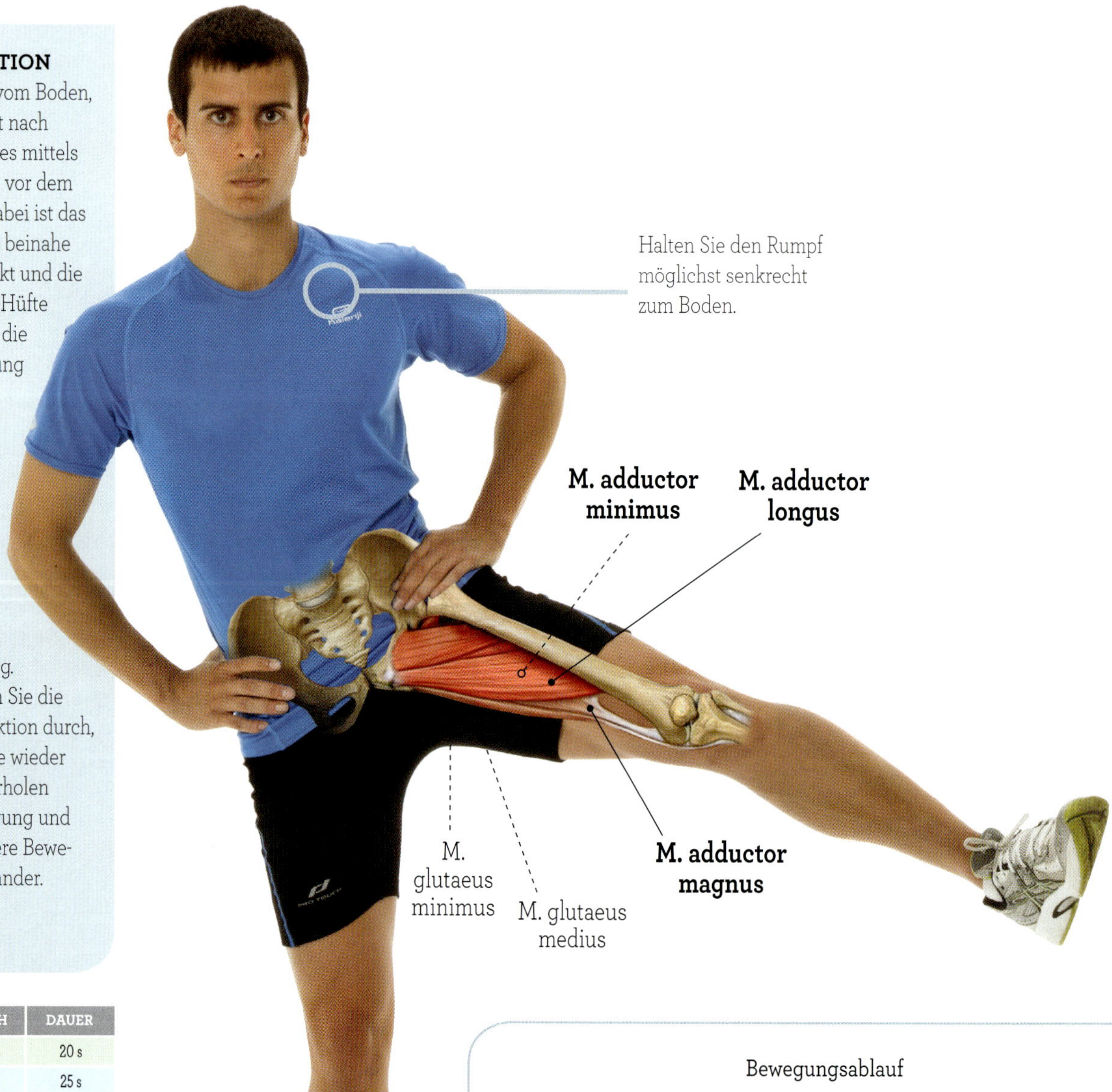

LEISTUNGSSTUFE	WH	DAUER
ANFÄNGER	2	20 s
FORTGESCHRITTENE	2	25 s
ERFAHRENE	2	30 s

VORSICHT
Halten Sie während der Ausführung der Übung nicht an und reizen Sie den maximalen Bewegungsumfang des Hüftgelenks aus, ohne unkontrollierte Bewegungen zu machen oder abrupt zu stoppen.

BESONDERS GEEIGNET
Für Hürden- und Hindernisläufer sowie Athleten, die Sportarten betreiben, bei denen sie häufig die Richtung wechseln, abrupt loslaufen oder stoppen müssen: Fußball, Futsal, Kampfsportarten, Tennis oder Basketball.

Bewegungsablauf

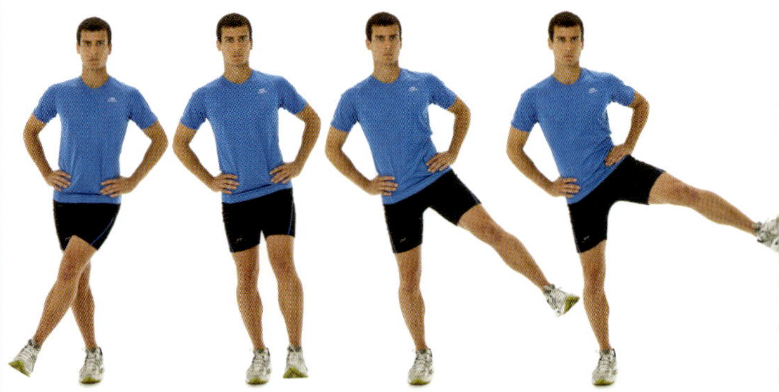

Slalom

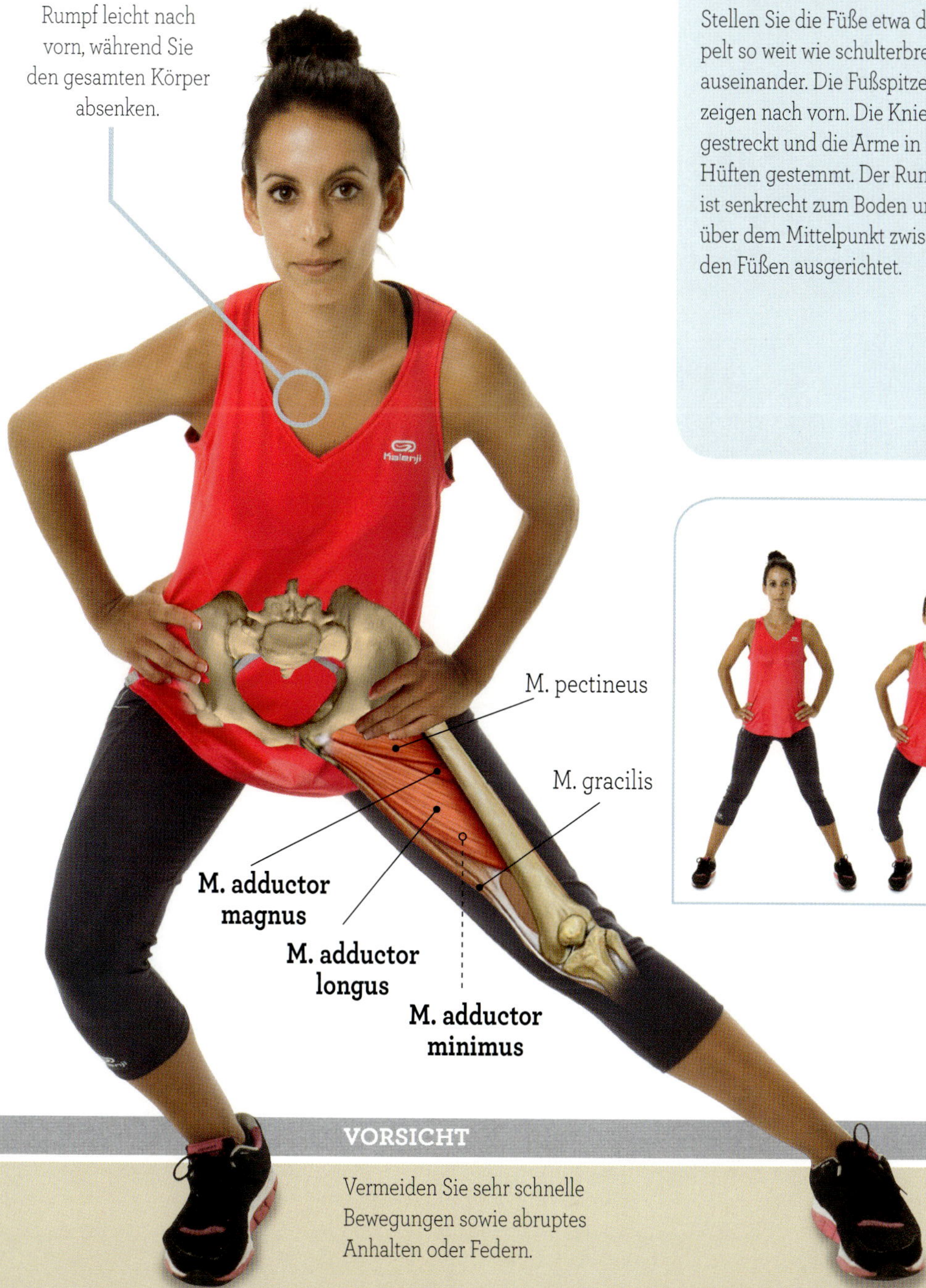
Neigen Sie den Rumpf leicht nach vorn, während Sie den gesamten Körper absenken.
M. pectineus
M. gracilis
M. adductor magnus
M. adductor longus
M. adductor minimus

AUSGANGSPOSITION

Stellen Sie die Füße etwa doppelt so weit wie schulterbreit auseinander. Die Fußspitzen zeigen nach vorn. Die Knie sind gestreckt und die Arme in die Hüften gestemmt. Der Rumpf ist senkrecht zum Boden und über dem Mittelpunkt zwischen den Füßen ausgerichtet.

AUSFÜHRUNG

Bewegen Sie den Rumpf zu einer Seite und beugen Sie gleichzeitig das Knie auf derselben Seite. Das Knie auf der anderen Seite bleibt gestreckt, bis Sie die Dehnposition erreicht haben. Führen Sie nun die entgegengesetzte Bewegung aus, indem Sie in die Ausgangsposition zurückkehren und schließlich die Endposition auf der gegenüberliegenden Seite erreichen. Wiederholen Sie den Zyklus mehrmals.

Bewegungsablauf

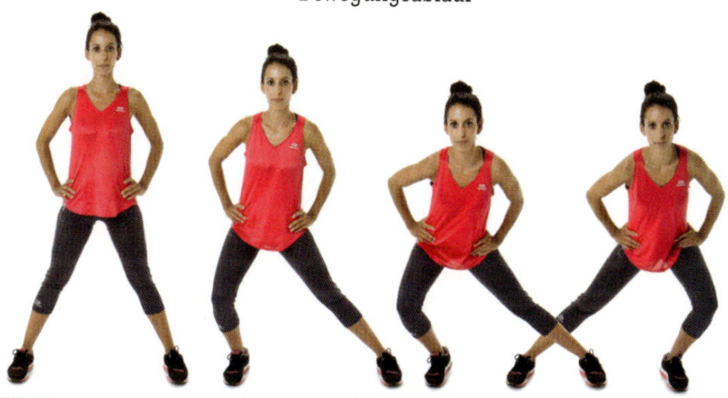

LEISTUNGSSTUFE	WH	DAUER
ANFÄNGER	2	20 s
FORTGESCHRITTENE	2	25 s
ERFAHRENE	2	30 s

VORSICHT

Vermeiden Sie sehr schnelle Bewegungen sowie abruptes Anhalten oder Federn.

BESONDERS GEEIGNET

Für Läufer, vor allem Hürden- oder Hindernisläufer, und Personen, die Sportarten ausüben, bei denen sie laufen, die Richtung wechseln, abrupt stoppen und loslaufen müssen.

Zirkumduktion des Sprunggelenks

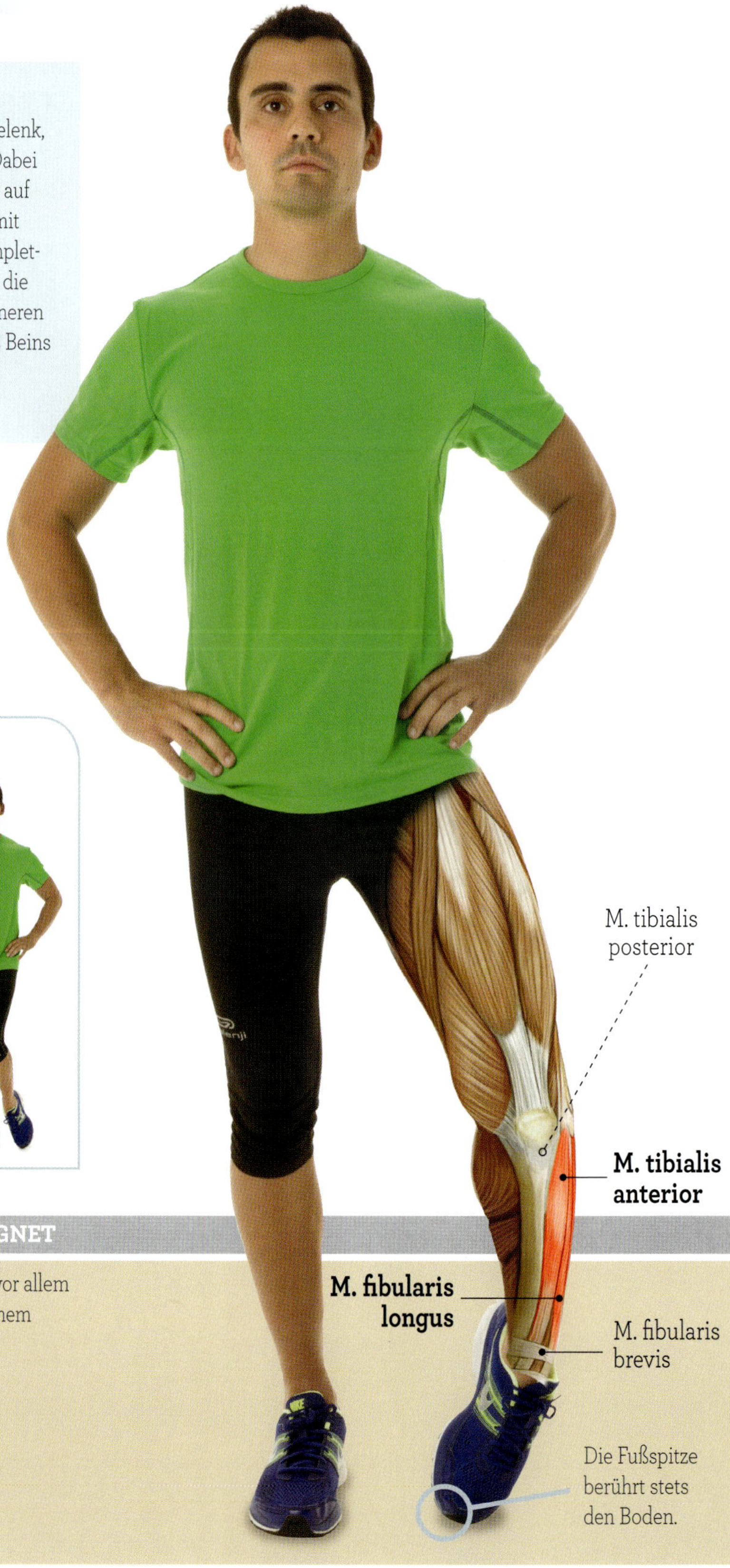

AUSGANGSPOSITION

Sie starten im zweibeinigen Stand. Der eine Fuß steht flach auf dem Boden, der andere auf der Fußspitze. Auf dem Fuß, der flach auf dem Boden steht, lastet der Großteil des Körpergewichts, während der andere so gut wie gar nicht belastet wird. Sie können die Arme entweder in die Hüfte stemmen oder sie entspannt seitlich am Körper hängen lassen.

AUSFÜHRUNG

Drehen Sie das Sprunggelenk, das nicht belastet wird. Dabei bleibt die Fußspitze stets auf dem Boden. Führen Sie mit jedem Bein mehrere komplette Drehungen durch, um die Muskeln im vorderen, inneren und äußeren Bereich des Beins zu dehnen.

LEISTUNGSSTUFE	WH	DAUER
ANFÄNGER	2	20 s
FORTGESCHRITTENE	3	20 s
ERFAHRENE	3	25 s

Bewegungsablauf

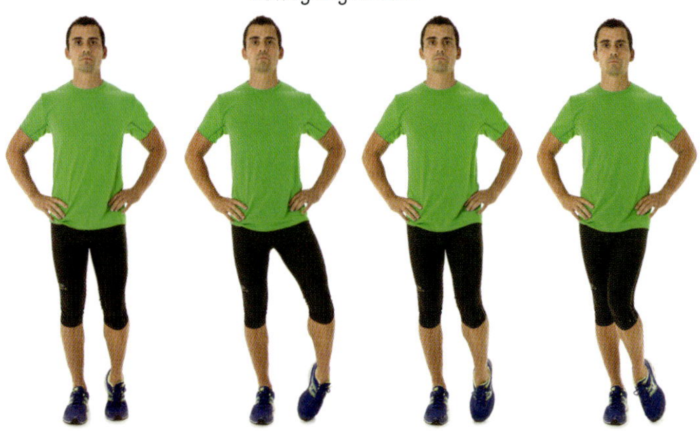

VORSICHT

Bevor Sie mit der Übung beginnen, stellen Sie sicher, dass Sie über einen stabilen Stand verfügen.

BESONDERS GEEIGNET

Für jede Art von Läufer, vor allem für solche, die auf unebenem Untergrund laufen.

Hüftflexion mit Unterstützung

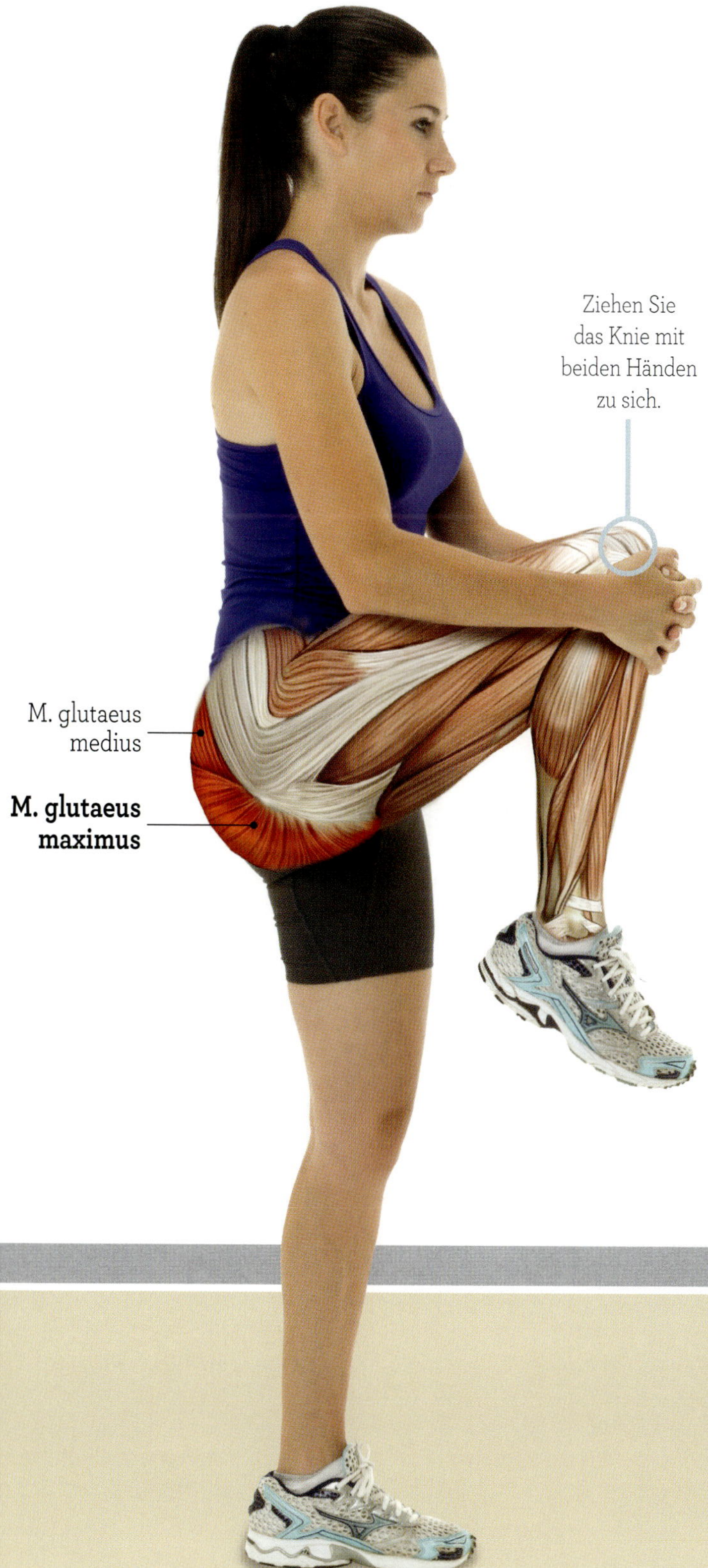

AUSGANGSPOSITION

Stellen Sie wie bei einem kurzen Schritt einen Fuß vor den anderen. Der Rücken bleibt aufrecht und die Hände befinden sich leicht vor der Körperachse, bereit zur Ausführung der Dehnung.

AUSFÜHRUNG

Heben Sie das hintere Knie durch Hüftflexion an. Stützen Sie das angehobene Knie mit beiden Händen und ziehen Sie es zum Rumpf, um eine stärkere Hüftbeugung zu erreichen. Lassen Sie das angehobene Knie nun wieder los und machen Sie mit dem Fuß auf derselben Seite einen Schritt nach vorn. Führen Sie anschließend dieselbe Bewegungsfolge mit dem anderen Bein durch und gehen Sie danach wieder einen Schritt nach vorn.

LEISTUNGSSTUFE	WH	DAUER
ANFÄNGER	3	20 s
FORTGESCHRITTENE	3	25 s
ERFAHRENE	3	25 s

Bewegungsablauf

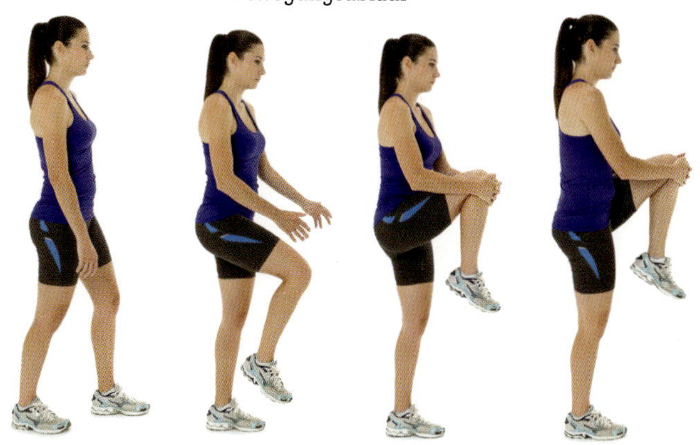

VORSICHT

Diese Dehnübung birgt keine besonderen Risiken in sich. Man muss aber in den verschiedenen Phasen der Übung das Gleichgewicht halten können, vor allem, wenn man nur auf einem Bein steht.

BESONDERS GEEIGNET

Für jede Art von Läufer, vor allen Dingen für Sprinter, Hürden- und Hindernisläufer sowie Teilnehmer an Trail- und Skyruns.

Treppensteigen

AUSGANGSPOSITION
Stellen Sie sich auf ein Steppbrett, eine Stufe, einen Bordstein oder einen anderen Gegenstand, der sich leicht über Bodenhöhe befindet. Stellen Sie nur den vorderen Teil der Fußsohlen darauf und lehnen Sie den Körper leicht nach vorn, um das Gleichgewicht zu halten.

AUSFÜHRUNG
Senken Sie eine Ferse durch Dorsalflexion des Sprunggelenks, während Sie die andere heben. Wiederholen Sie anschließend diese Aktion und kehren Sie dabei die Rollen der Füße um, als stiegen Sie eine Treppe hoch. Führen Sie diesen Bewegungszyklus durchgehend und ohne zu stoppen fort.

LEISTUNGSSTUFE	WH	DAUER
ANFÄNGER	3	25 s
FORTGESCHRITTENE	3	30 s
ERFAHRENE	3	35 s

Bewegungsablauf

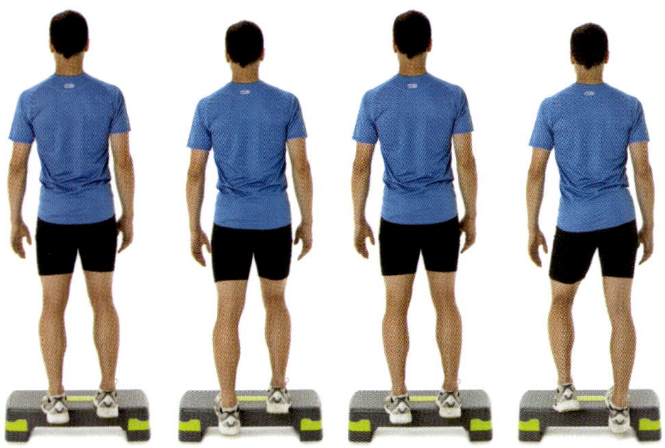

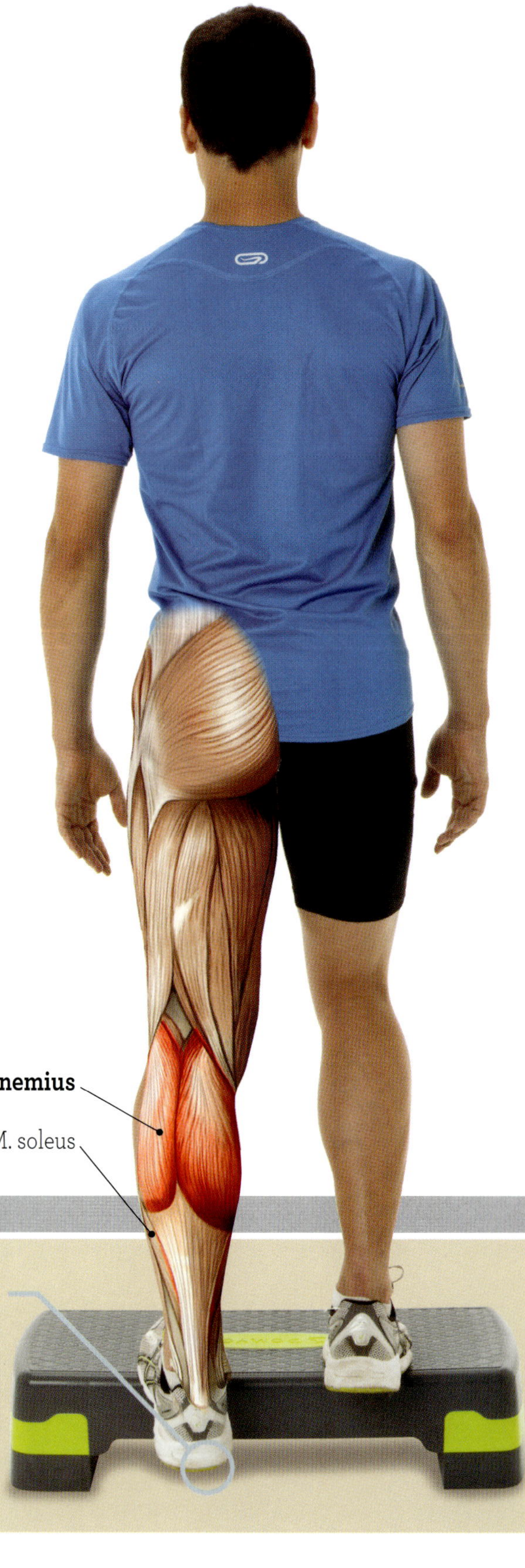

VORSICHT
Stellen Sie sich auf ein unbewegliches oder sehr schweres Objekt, das unter keinen Umständen aufgrund Ihrer Übung umkippen oder sich drehen kann. Lehnen Sie sich leicht nach vorn.

BESONDERS GEEIGNET
Für jede Art von Läufer, besonders für solche, die an Langstreckenwettbewerben teilnehmen oder lange Trainingseinheiten durchführen, wie Marathonläufer oder Triathleten.

Militärschritt

AUSGANGSPOSITION
Stellen Sie einen Fuß vor den anderen, als hätten Sie bei einem Schritt innegehalten. Die Arme werden auf die gleiche Weise gehalten, sodass die Hand auf derselben Seite vorn ist, auf der der Fuß hinten steht.

AUSFÜHRUNG
Bringen Sie den hinteren Fuß durch Hüftflexion nach vorn und stoßen Sie dieses Bein bis zur Grenze seines Bewegungsumfangs nach oben. Senken Sie das Bein anschließend, machen Sie im Vergleich zur Ausgangsposition einen Schritt nach vorn und führen Sie die Übung mit dem anderen Bein aus. Wiederholen Sie den Bewegungszyklus mehrmals.

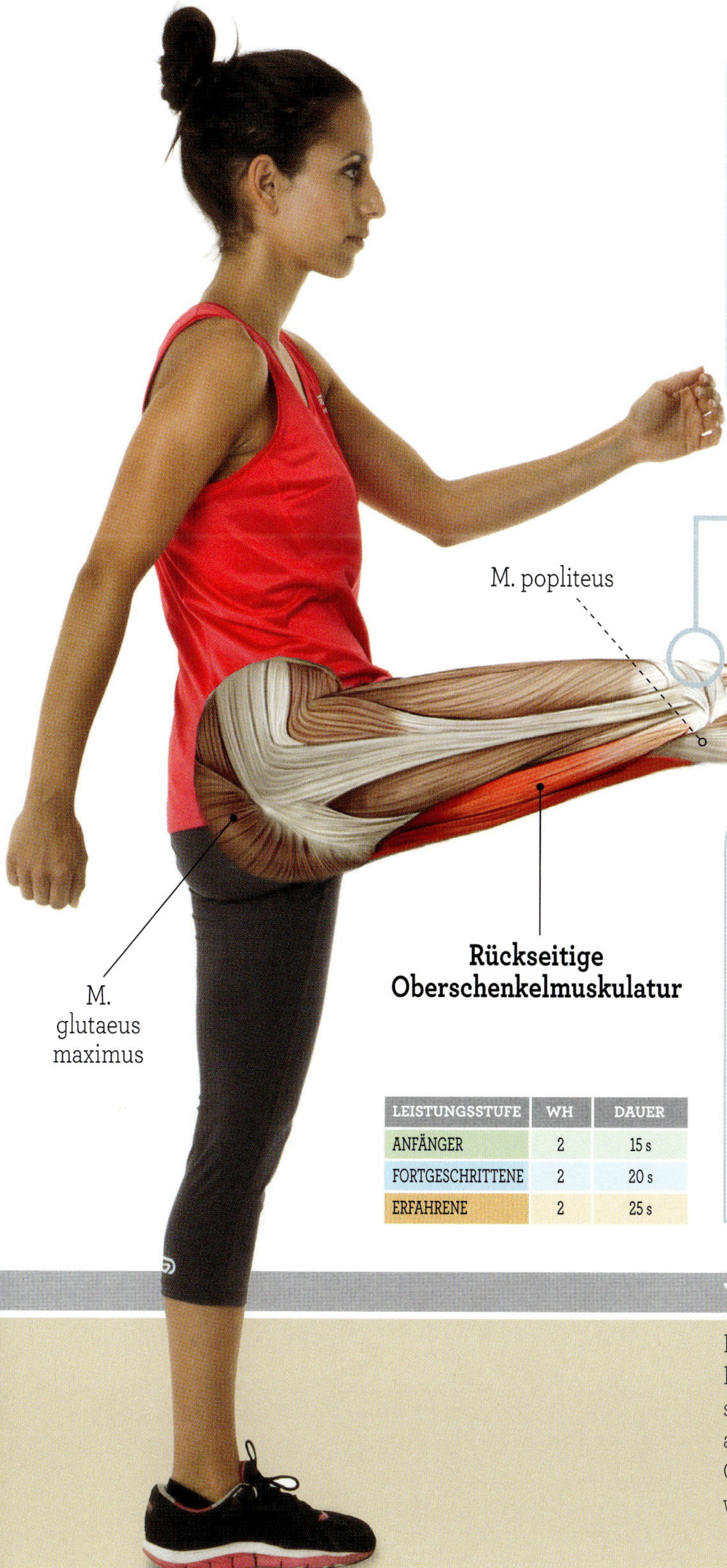
Das Knie bleibt auch auf dem höchsten Punkt der Bewegung gestreckt.
M. popliteus
Rückseitige Oberschenkelmuskulatur
M. glutaeus maximus

Bewegungsablauf

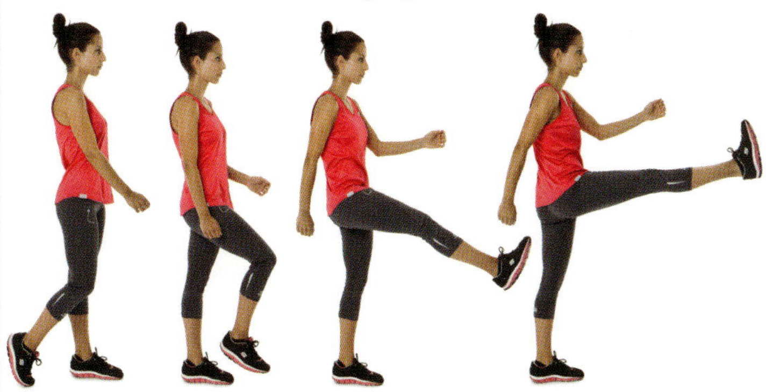

LEISTUNGSSTUFE	WH	DAUER
ANFÄNGER	2	15 s
FORTGESCHRITTENE	2	20 s
ERFAHRENE	2	25 s

VORSICHT
Bewegen Sie das zu dehnende Bein nicht zu schnell oder zu schwungvoll und federn Sie nicht abrupt, da dadurch die rückseitige Oberschenkelmuskulatur verletzt werden kann.

BESONDERS GEEIGNET
Für jede Art von Läufer, vor allem für Sprinter, Hürdenläufer und solche, die ausgeprägte Höhenunterschiede überwinden müssen, wie Teilnehmer an Skyruns oder Trailruns.

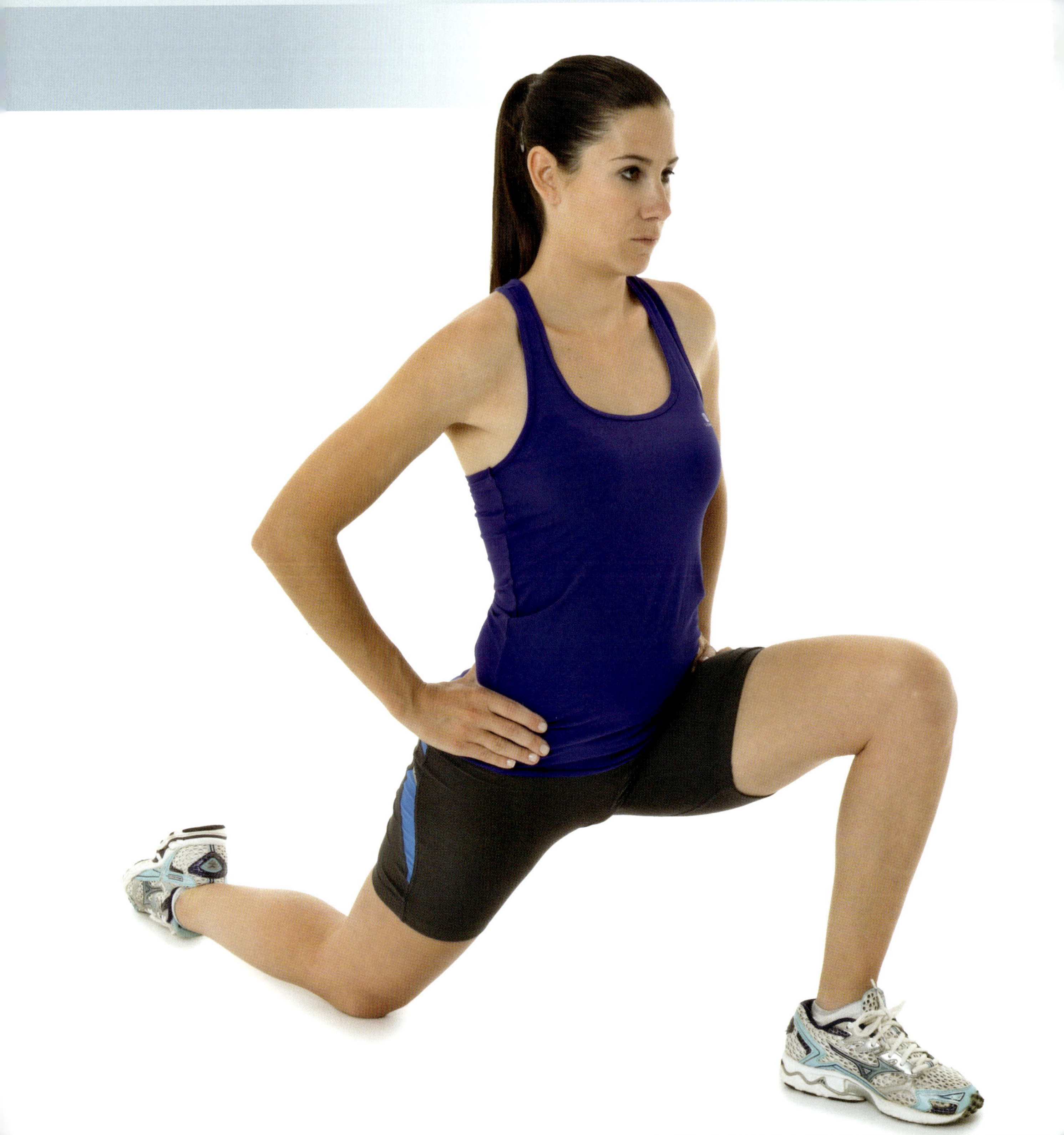

STATISCHES STRETCHING NACH DEM *LAUFEN*

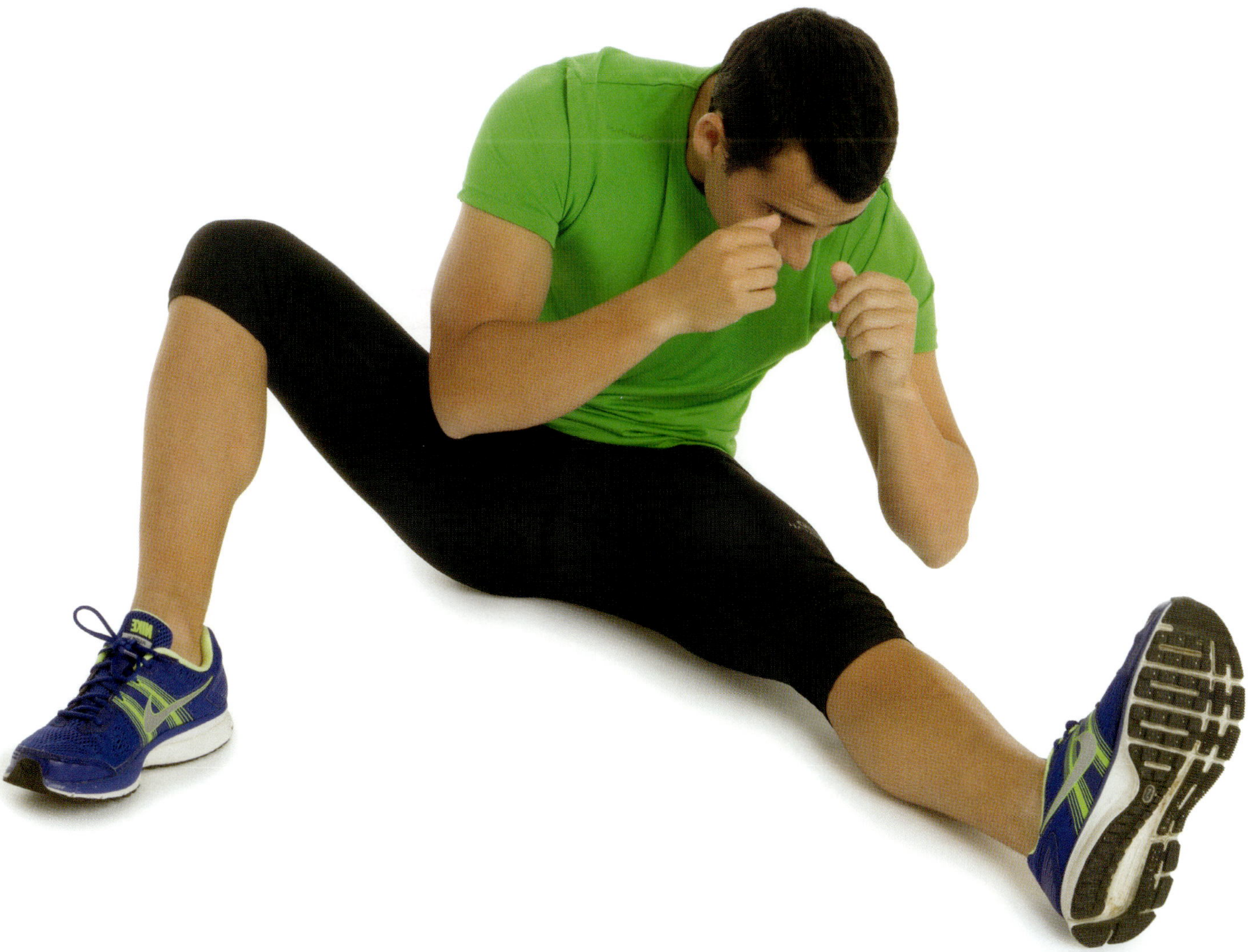

Grundlagen des statischen Stretchings

Statische Dehnübungen sind zweifellos am beliebtesten und werden traditionell mit Sport in Verbindung gebracht. Auch wenn sie, wie wir zuvor gesehen haben, außer bei bestimmten Disziplinen wie der rhythmischen Sportgymnastik zum Aufwärmen für eine Trainingseinheit oder einen Wettkampf nicht die geeignetsten sind, können sie sehr nützlich sein, wenn man sie zu anderen Zeitpunkten ausführt.

Es hat sich herausgestellt, dass statische Dehnübungen am effektivsten sind, wenn man einen möglichst großen Bewegungsumfang erreichen möchte. Vor allem passives Stretching und Stretching durch propriozeptive neuromuskuläre Fazilitation (PNF) eignen sich hierfür. Außerdem können sie sich zu bestimmten Zeitpunkten, die mit dem Wettkampf verbunden sind, als vorteilhaft erweisen. Wenn ein Sportler beispielsweise in einer Pause bei einem Wettkampf spürt, dass bestimmte Muskeln überlastet oder besonders ermüdet sind, kann er diesen Bereich leicht dehnen und massieren. Dadurch hat er bessere Chancen, die folgende Zeit oder das Spiel durchzustehen, wie es sich häufig in den Pausen bei Tennismatches beobachten lässt.

Wenn man nach dem Sport statisch dehnt, vor allem bei den Sportarten, bei denen während des Trainings oder Wettkampfs ein sehr hoher Muskeltonus auftritt, wie bei 4 x 400-m-Staffeln, Kraftsport oder Hypertrophietraining, kann dies die Erneuerung des Blutes in den Muskeln begünstigen. Dadurch werden mehr Sauerstoff und Nährstoffe zum Muskel transportiert, was zweifellos zumindest teilweise die Regeneration der beteiligten Muskeln fördert.

Außerdem kann man mithilfe von separaten Stretchingeinheiten, die nicht mit der sonstigen sportlichen Betätigung verbunden sind, gut die Flexibilität erhöhen und sogar die Entspannung fördern. Bei diesen Einheiten muss man immer bedenken, dass jedes Stretching ein – wenn auch noch so kurzes – Aufwärmen des betroffenen Bereichs erfordert, da die Muskeln bereit sein müssen, bald Spannungen ausgesetzt zu werden, wie sie statisches Stretching mit sich bringt. Für uns als Läufer kann extreme Flexibilität jedoch kontraproduktiv sein, da sie zu Gelenkinstabilität führen kann. Bei einer Sportart, für die die Stabilität der Gelenke von grundlegender Bedeutung ist, um die wiederholten

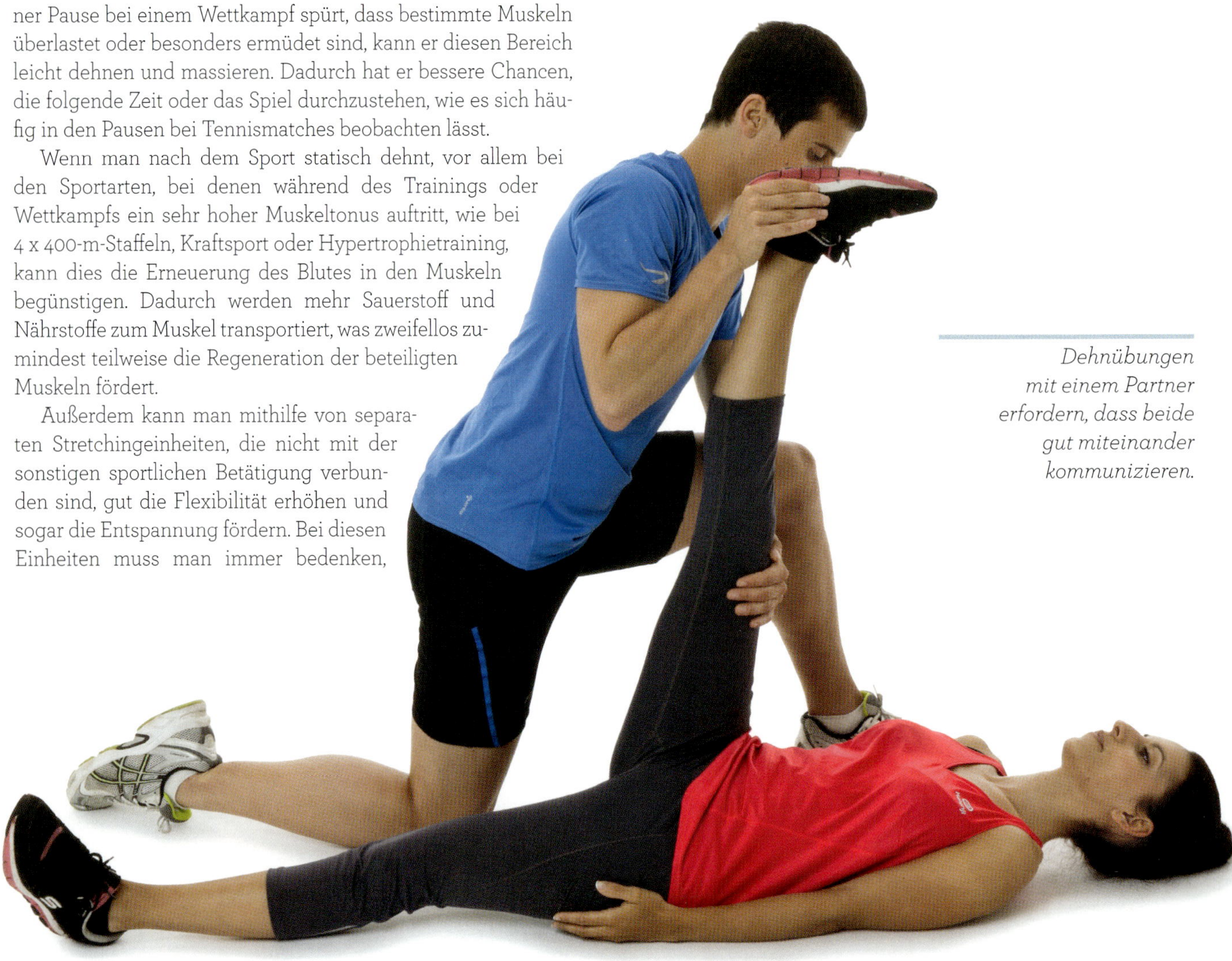

Dehnübungen mit einem Partner erfordern, dass beide gut miteinander kommunizieren.

Stöße beim Laufen aufzufangen, vor allem auf unebenem Untergrund, wäre Instabilität sehr unpassend.

Manchmal treibt man in einer Gruppe, mit einem Freund, dem Partner oder sogar einem Trainer Sport. Dadurch kann Stretching mit Unterstützung stattfinden, das heißt, der Partner hilft während der Übung, damit man etwas stärker dehnen kann, als man es bei diesen Übungen schafft, wenn man sie allein durchführt.

Im Grunde ist Stretching mit Unterstützung positiv, aber man muss sicherstellen, dass der Partner weiß, wie man unterstützt, und dass ständig kommuniziert wird. Kommunizieren beide gut miteinander und ist die Geschwindigkeit der Ausführung angemessen, verringert dies das Verletzungsrisiko deutlich. Ruckartiges Zerren und Scherze sollte man selbstverständlich auf später verschieben und niemals machen, während man einem Partner beim Dehnen hilft, da die Folgen katastrophal sein könnten.

Beim statischen Stretching sind die folgenden Punkte zu beachten:

■ Statische Dehnübungen mit einer Dauer von 15-30 Sekunden haben sich zur Erhöhung der Flexibilität als besonders effektiv erwiesen, auch wenn einige Autoren Zeitspannen von bis zu 60 Sekunden empfehlen, vor allem, wenn es sich um sehr kräftige Muskelgruppen handelt.

■ Eine Dehnübung kann innerhalb einer Einheit mehrmals durchgeführt werden, solange man zwischen den Wiederholungen angemessene Ruhepausen einhält.

■ Eine Verbesserung der Flexibilität erzielt man – wie jede Verbesserung bei einer körperlichen Aktivität – mit der Zeit. Wenn man mit der Intensität des Stretchings übertreibt, führt dies daher nicht zu einem schnelleren Fortschritt, sondern mit sehr großer Wahrscheinlichkeit zu Verletzungen.

■ Prioritäten zu setzen, ist unabdingbar, da nicht alle Muskeln im Körper gleich steif oder flexibel sind. Fokussiert man diejenigen, die von Natur aus schon flexibler sind, und vergisst die steiferen, verringert man dadurch die Laufökonomie und die sportliche Leistungsfähigkeit.

Zuletzt sollte man bedenken, dass nur aufgewärmte Muskelgruppen gedehnt werden dürfen und dass die Summe aus Aufwärmen und Stretching immer zu besseren Resultaten führt als die Dehnübungen, die man separat durchführt, seien sie dynamisch oder statisch.

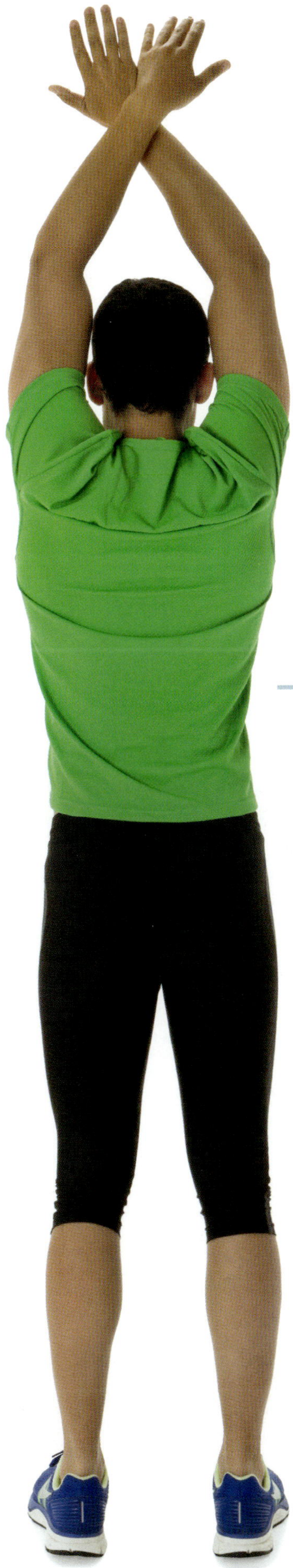

Wenn wir allein trainieren, kann aktives Stretching die Dehnung vieler Muskelgruppen erleichtern.

STRETCHING DES RUMPFS

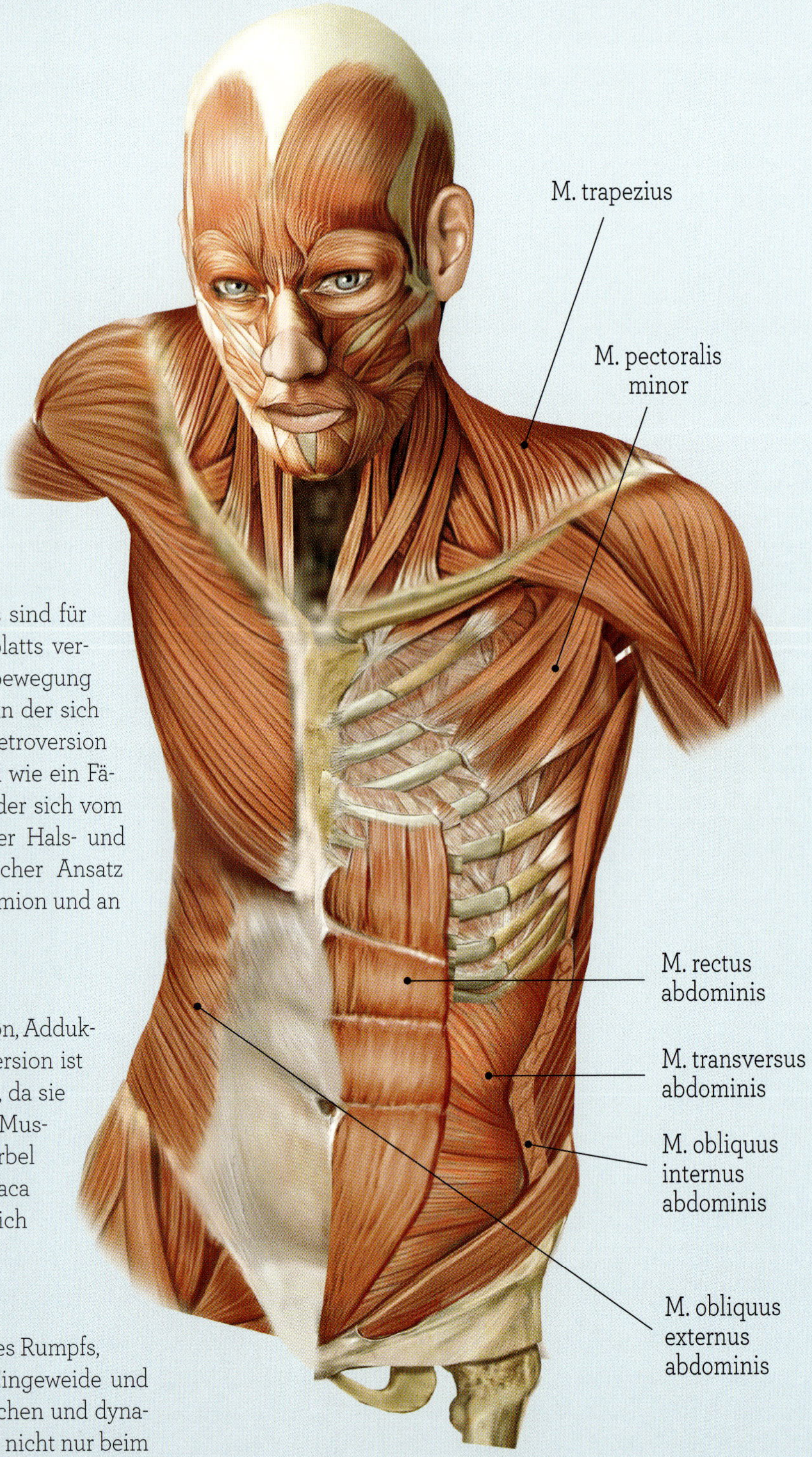

M. TRAPEZIUS
Die oberen und mittleren Teile des M. trapezius sind für das Anheben bzw. die Adduktion des Schulterblatts verantwortlich. Daher spielen sie auch bei der Armbewegung beim Laufen eine Rolle, vor allem in der Phase, in der sich der Arm im Vergleich zum Körper durch die Retroversion der Schulter nach hinten bewegt. Da der Muskel wie ein Fächer geformt ist, hat er einen breiten Ursprung, der sich vom Okzipitalknochen bis zu den Dornfortsätzen der Hals- und Brustwirbel erstreckt. Sein weniger umfangreicher Ansatz befindet sich am Schulterblatt, genauer am Akromion und an der Spina scapulae.

M. LATISSIMUS DORSI
Dieser kräftige Muskel ermöglicht die Retroversion, Adduktion und Innenrotation der Schulter. Die Retroversion ist ein direkter Teil der Armbewegung beim Laufen, da sie den Arm nach hinten führt. Der Ursprung dieses Muskels befindet sich an den Dornfortsätzen der Wirbel Th6 bis L5, an den Kreuzbeinen und der Crista iliaca posterior des Darmbeins. Sein Ansatz befindet sich im proximalen Drittel des Oberarmknochens.

M. RECTUS ABDOMINIS
Seine offensichtlichste Funktion ist die Flexion des Rumpfs, aber er dient auch als Stütze und Schutz der Eingeweide und trägt zum forcierten Ausatmen sowie zum statischen und dynamischen Haltungsgleichgewicht bei. Daher ist er nicht nur beim Laufen von großer Bedeutung, sondern auch bei jeder anderen körperlichen oder sportlichen Aktivität. Sein Ursprung befindet sich am Schambein, sein Ansatz an der fünften, sechsten und siebten Rippe und am Brustbein.

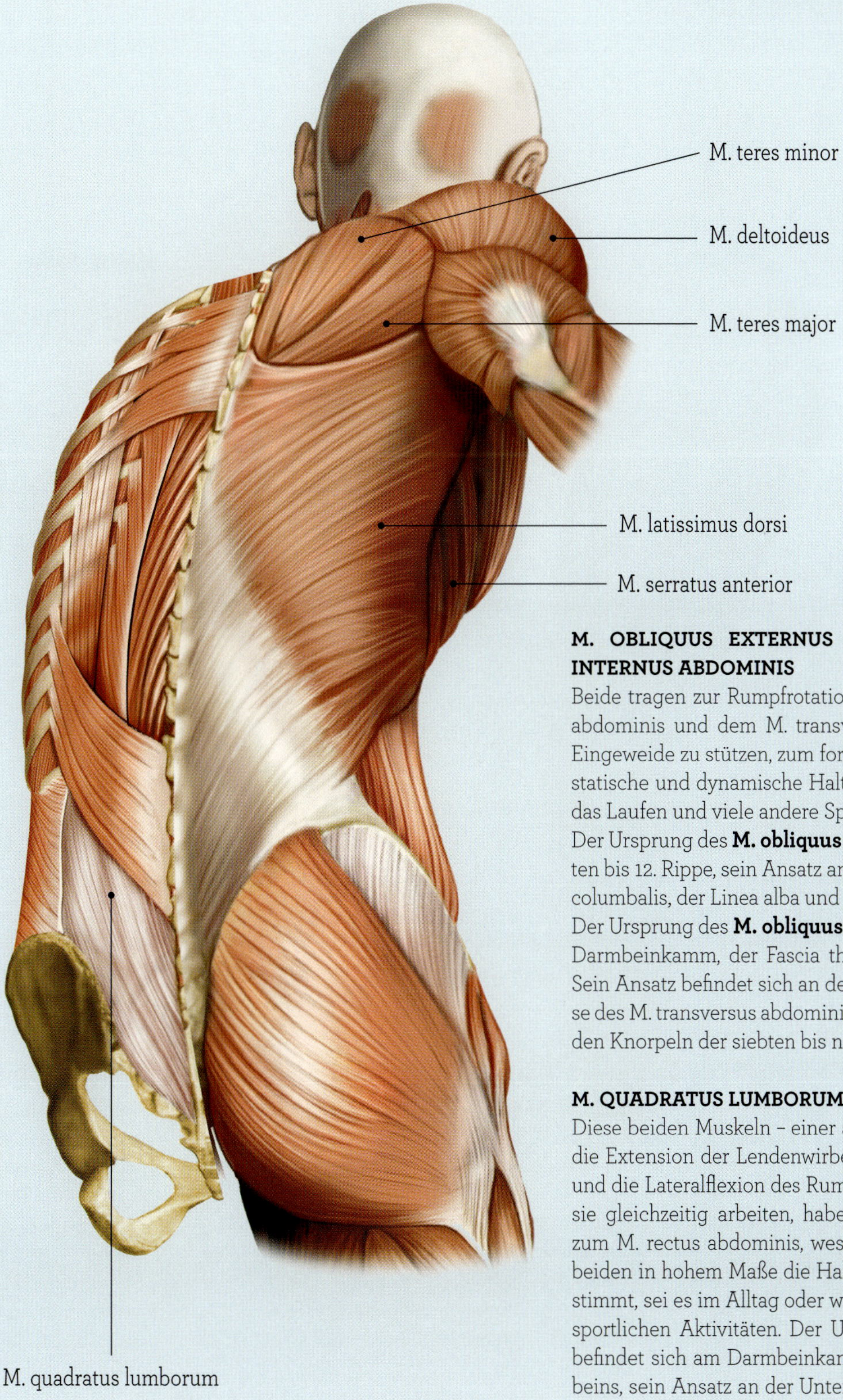

M. OBLIQUUS EXTERNUS ABDOMINIS UND M. OBLIQUUS INTERNUS ABDOMINIS

Beide tragen zur Rumpfrotation bei und arbeiten mit dem M. rectus abdominis und dem M. transversus abdominis zusammen, um die Eingeweide zu stützen, zum forcierten Ausatmen beizutragen und die statische und dynamische Haltung zu korrigieren. Daher sind sie für das Laufen und viele andere Sportarten sehr wichtig.

Der Ursprung des **M. obliquus externus abdominis** liegt an der fünften bis 12. Rippe, sein Ansatz am Darmbeinkamm, an der Fascia thoracolumbalis, der Linea alba und dem Schambein.

Der Ursprung des **M. obliquus internus abdominis** befindet sich am Darmbeinkamm, der Fascia thoracolumbalis und dem Leistenband. Sein Ansatz befindet sich an der neunten bis 12. Rippe, der Aponeurose des M. transversus abdominis, dem Leistenband, der Linea alba und den Knorpeln der siebten bis neunten Rippe.

M. QUADRATUS LUMBORUM

Diese beiden Muskeln – einer auf jeder Seite des Körpers – bewirken die Extension der Lendenwirbelsäule, wenn sie gleichzeitig arbeiten, und die Lateralflexion des Rumpfs, wenn sie einseitig arbeiten. Wenn sie gleichzeitig arbeiten, haben sie die entgegengesetzte Funktion zum M. rectus abdominis, weshalb das Gleichgewicht zwischen den beiden in hohem Maße die Haltungskorrektur eines Individuums bestimmt, sei es im Alltag oder während des Lauftrainings oder anderer sportlichen Aktivitäten. Der Ursprung des M. quadratus lumborum befindet sich am Darmbeinkamm und an der Innenkante des Darmbeins, sein Ansatz an der Unterkante der 12. Rippe und an den Querfortsätzen der Wirbel L1 bis L4.

Ziehen mit überkreuzten Armen

AUSGANGSPOSITION
Sie starten im Stand und neigen den Rumpf nach vorn, ohne dass er einen 90°-Winkel mit den Oberschenkeln bildet. Stellen Sie die Füße etwa schulterbreit auseinander und lassen Sie die Arme hängen.

AUSFÜHRUNG
Überkreuzen Sie die Arme und stützen Sie sich kurz über den Knien außen auf den Oberschenkeln ab. Jede Hand stützt sich also auf dem gegenüberliegenden Bein ab. Ziehen Sie anschließend den Rumpf nach oben, als würden Sie versuchen, sich aufzurichten. Die Hände bleiben aber weiter auf die Oberschenkel gestützt und verändern ihre Position nicht. Sie werden im oberen Rücken auf Höhe der Schulterblätter eine Spannung spüren.

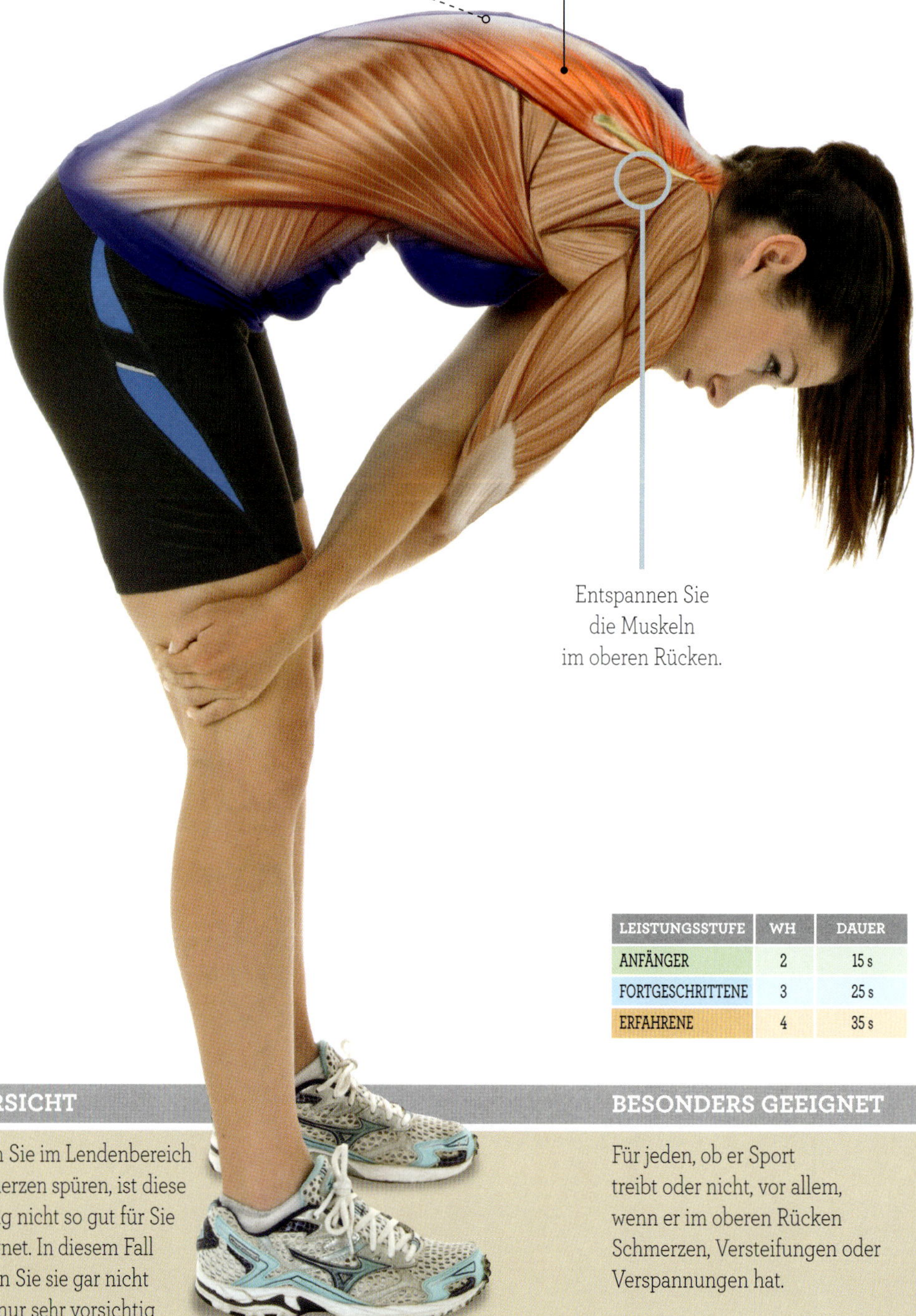
Mm. rhomboidei
M. trapezius
Entspannen Sie die Muskeln im oberen Rücken.

Ausgangs-
position

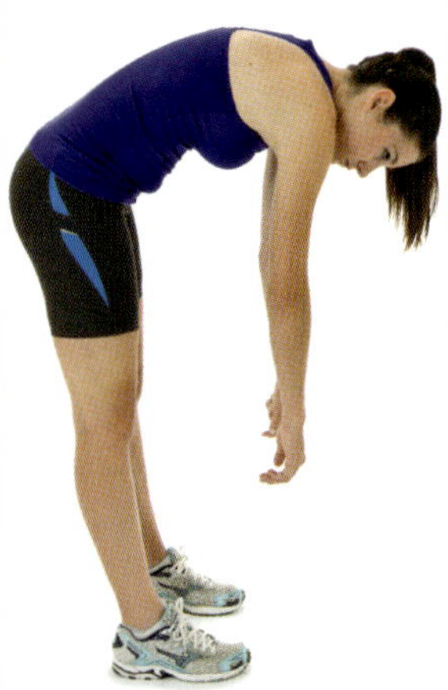

LEISTUNGSSTUFE	WH	DAUER
ANFÄNGER	2	15 s
FORTGESCHRITTENE	3	25 s
ERFAHRENE	4	35 s

VORSICHT

Wenn Sie im Lendenbereich Schmerzen spüren, ist diese Übung nicht so gut für Sie geeignet. In diesem Fall sollten Sie sie gar nicht oder nur sehr vorsichtig ausführen und auf jedes Zeichen von Schmerz oder Unbehagen hören.

BESONDERS GEEIGNET

Für jeden, ob er Sport treibt oder nicht, vor allem, wenn er im oberen Rücken Schmerzen, Versteifungen oder Verspannungen hat.

Anteversion mit überkreuzten Händen

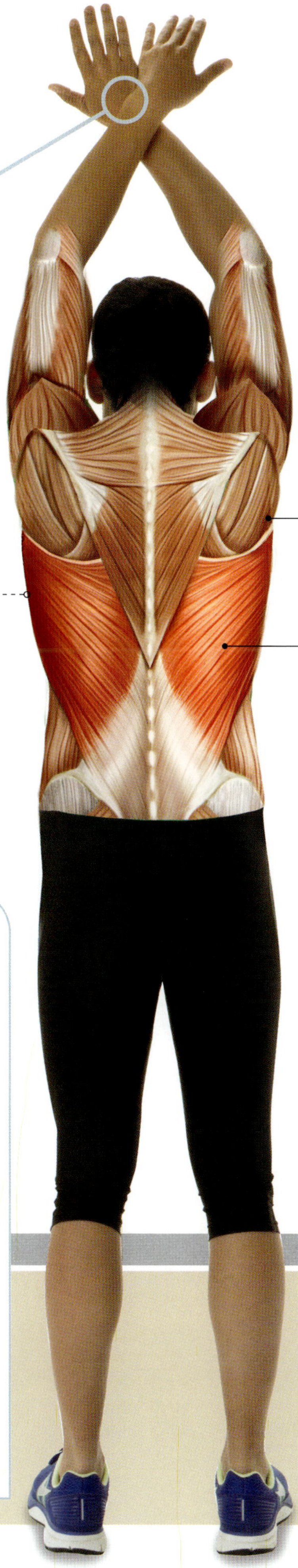

Ausgangsposition

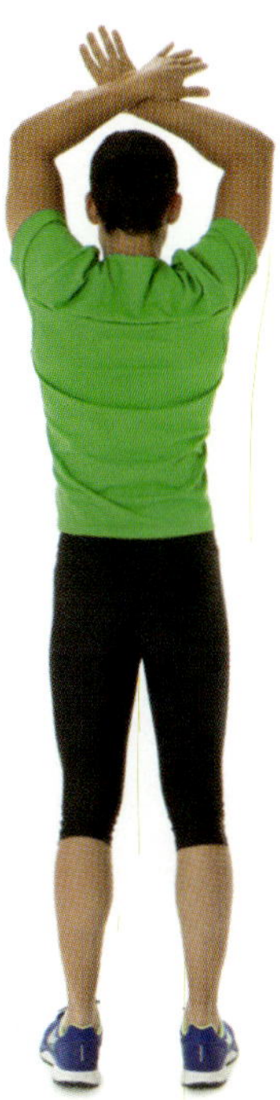

AUSGANGSPOSITION

Halten Sie den Rücken ganz aufrecht, heben Sie die Arme und kreuzen Sie die Hände direkt über dem Kopf. In dieser Position sollten die Ellbogen gebeugt und die Arme entspannt sein sowie die Füße weit genug auseinanderstehen, um während der Ausführung der Übung einen stabilen Stand zu gewährleisten.

AUSFÜHRUNG

Strecken Sie die Ellbogen, sodass sich die Hände nach oben bewegen. Dabei bleiben sie überkreuzt und berühren sich. Wenn Sie die Ellbogen möglichst stark gestreckt haben, während die Hände überkreuzt und senkrecht zur Wirbelsäule sind, ist die Übung abgeschlossen. Fehlt jedoch nur eines dieser drei Elemente, ist sie nicht effektiv.

LEISTUNGSSTUFE	WH	DAUER
ANFÄNGER	3	20 s
FORTGESCHRITTENE	3	30 s
ERFAHRENE	4	35 s

VORSICHT

Auch wenn diese Übung keine Risiken in sich birgt, verlangt sie eine maximale Anteversion der Schultergelenke. Bei Personen, deren Schultergelenke schon einmal verletzt waren oder instabil sind, kann dies Beschwerden auslösen.

BESONDERS GEEIGNET

Für Läufer, denn auch, wenn der M. latissimus dorsi normalerweise keine Probleme wie Verkürzung oder übermäßige Verspannung bereitet, ist er an der Armbewegung beim Laufen beteiligt. Auch sehr geeignet für Triathleten, da dieser Muskel beim Schwimmen sehr stark beansprucht wird.

Erhobener Arm

AUSGANGSPOSITION
Sie stehen aufrecht und die Füße sind etwas mehr als schulterbreit auseinander. Heben Sie eine Hand, wobei der Ellbogen komplett gestreckt bleibt und die Fingerspitzen zur Decke zeigen. Für eine bequemere Haltung können Sie die andere Hand in die Taille stützen.

AUSFÜHRUNG
Neigen Sie den erhobenen Arm zur gegenüberliegenden Seite. Dabei ist der Rumpf leicht zu derselben Seite gebeugt. Wichtig ist, dass der Arm zur Seite geneigt ist, und nicht, wie weit die Hand bewegt wird. Führen Sie nach ein paar Sekunden die Dehnübung zur anderen Seite aus.

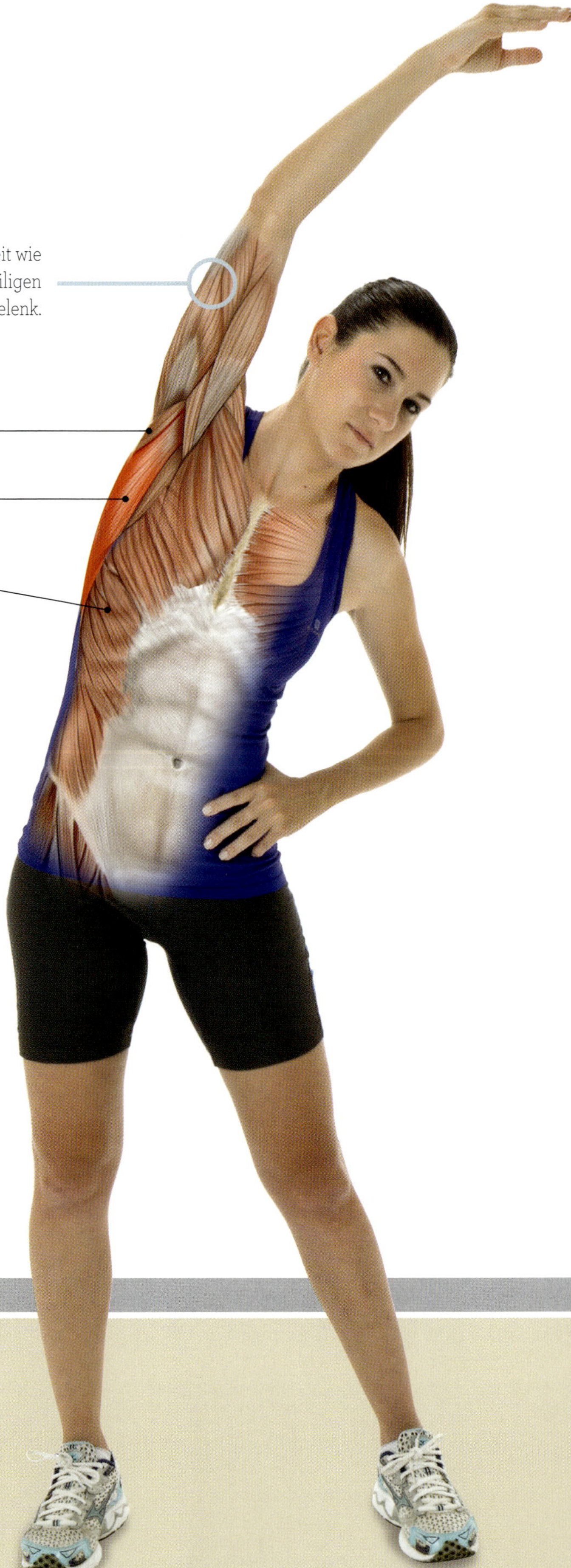

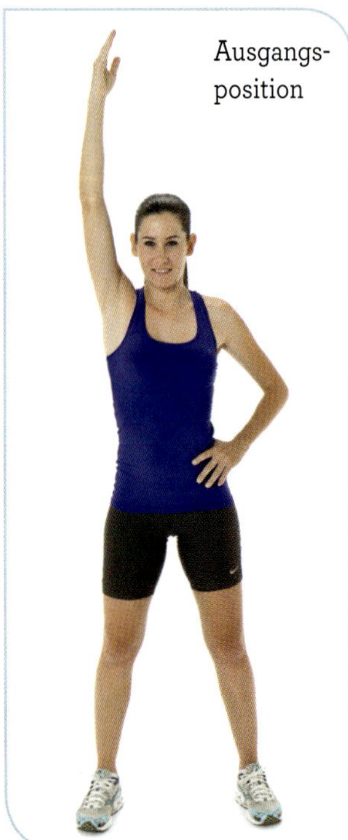

LEISTUNGSSTUFE	WH	DAUER
ANFÄNGER	3	20 s
FORTGESCHRITTENE	3	30 s
ERFAHRENE	4	35 s

VORSICHT

Stellen Sie die Füße weit genug auseinander, um stabil zu stehen, wenn Sie den Arm zur Seite neigen und den Rumpf zur Seite beugen.

BESONDERS GEEIGNET

Für jede Art von Läufer, vor allem für diejenigen, die Laufen und Schwimmen miteinander verbinden, wie Triathleten.

Lateralflexion des Rumpfs

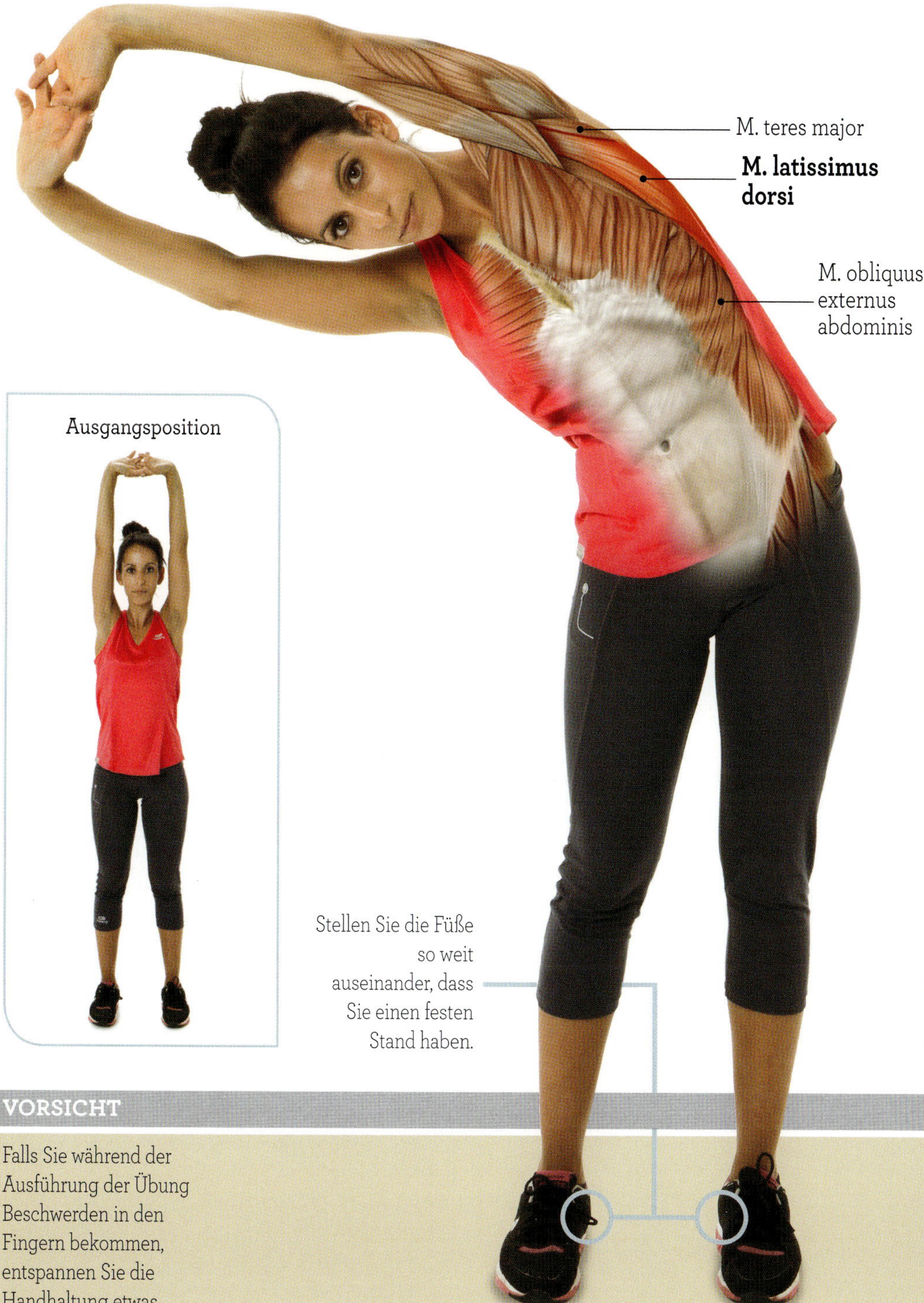
M. teres major
M. latissimus dorsi
M. obliquus externus abdominis
Stellen Sie die Füße so weit auseinander, dass Sie einen festen Stand haben.

Ausgangsposition

AUSGANGSPOSITION
Verschränken Sie die Finger ineinander, sodass die Handflächen nach außen und die Handrücken zu Ihnen zeigen. Heben Sie die Arme mit gestreckten Ellbogen und ineinander verschränkten Fingern. Somit sind die Handflächen nach oben gerichtet.

AUSFÜHRUNG
Beugen Sie den Rumpf zur Seite und halten Sie dabei Arme und Hände weiterhin in der zuvor beschriebenen Position. Sie werden eine Dehnung im seitlichen Bereich des Rückens spüren. Da diese Übung immer nur eine Seite dehnt, müssen Sie sie für jede Seite einmal ausführen.

LEISTUNGSSTUFE	WH	DAUER
ANFÄNGER	3	20 s
FORTGESCHRITTENE	3	30 s
ERFAHRENE	4	35 s

VORSICHT
Falls Sie während der Ausführung der Übung Beschwerden in den Fingern bekommen, entspannen Sie die Handhaltung etwas.

BESONDERS GEEIGNET
Für Läufer im Allgemeinen, da der M. latissimus dorsi an der Armbewegung beim Laufen beteiligt ist. Vor allem auch für Athleten, die Laufen und Schwimmen miteinander verbinden, wie Triathleten, oder solche, die andere Sportarten ausüben, die den Oberkörper beanspruchen.

Seitliches Gleiten

AUSGANGSPOSITION
Auf Hände und Knie gestützt starten Sie im Vierfüßlerstand. Die Knie stehen senkrecht zur Hüfte und die Hände befinden sich ein paar Zentimeter vor den Schultern. Die Ellbogen sind gestreckt und der Rücken ist gerade.

AUSFÜHRUNG
Lassen Sie eine Hand nach vorn gleiten, ohne sie als Stütze zu verlieren. Dadurch neigt sich Ihr Körper zur Seite und die Seite des Körpers, die gedehnt wird, nähert sich dem Boden. Die maximale Anteversion der Schulter erzeugt eine ausreichende Spannung im M. latissimus dorsi, um die Dehnung zu ermöglichen.

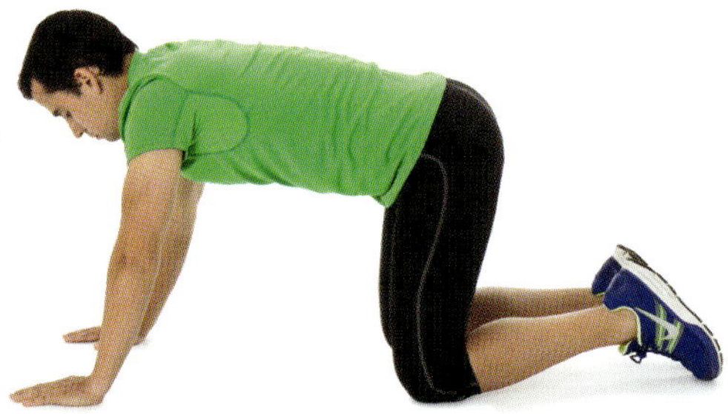

LEISTUNGSSTUFE	WH	DAUER
ANFÄNGER	2	20 s
FORTGESCHRITTENE	2	30 s
ERFAHRENE	3	35 s

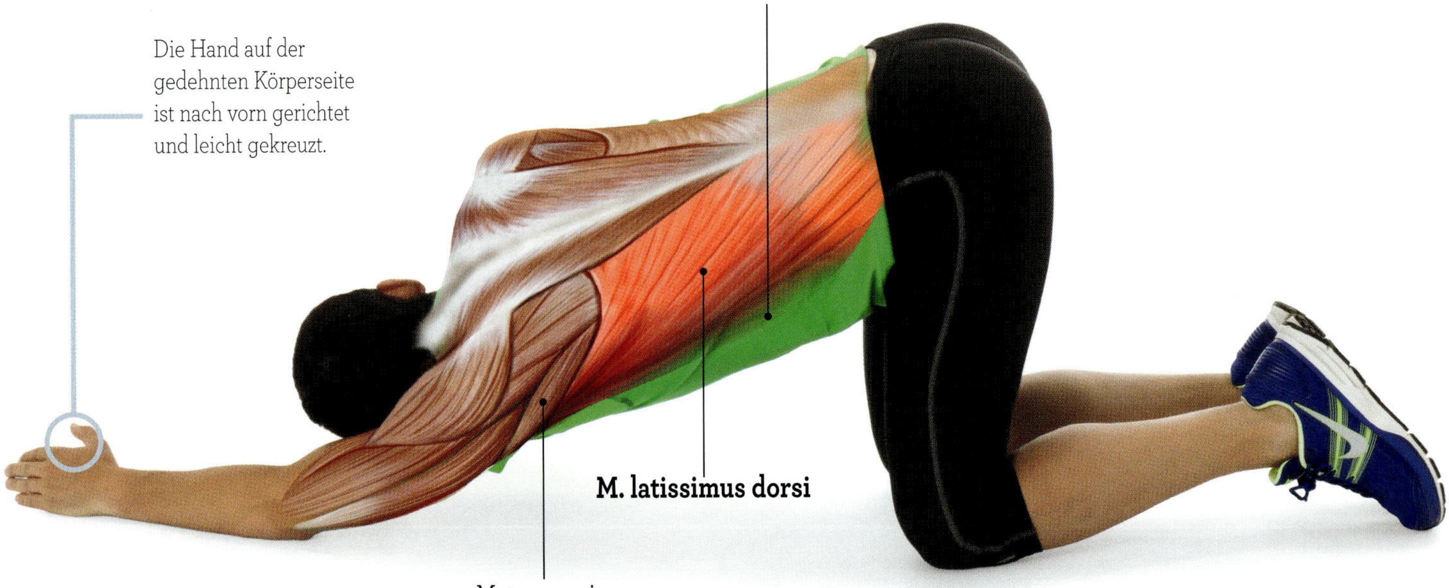

VORSICHT
Führen Sie die Bewegung langsam, aber konstant aus. Der Großteil des Gewichts lastet dabei auf dem Arm, der fest auf dem Boden steht.

BESONDERS GEEIGNET
Für Personen, die im mittleren und unteren Rücken Verspannungen spüren, und für Läufer, da der M. latissimus dorsi an der Armbewegung beim Laufen beteiligt ist. Außerdem für Triathleten, da diese Muskeln beim Schwimmen beansprucht werden.

Einseitiges Ziehen mit Stütze

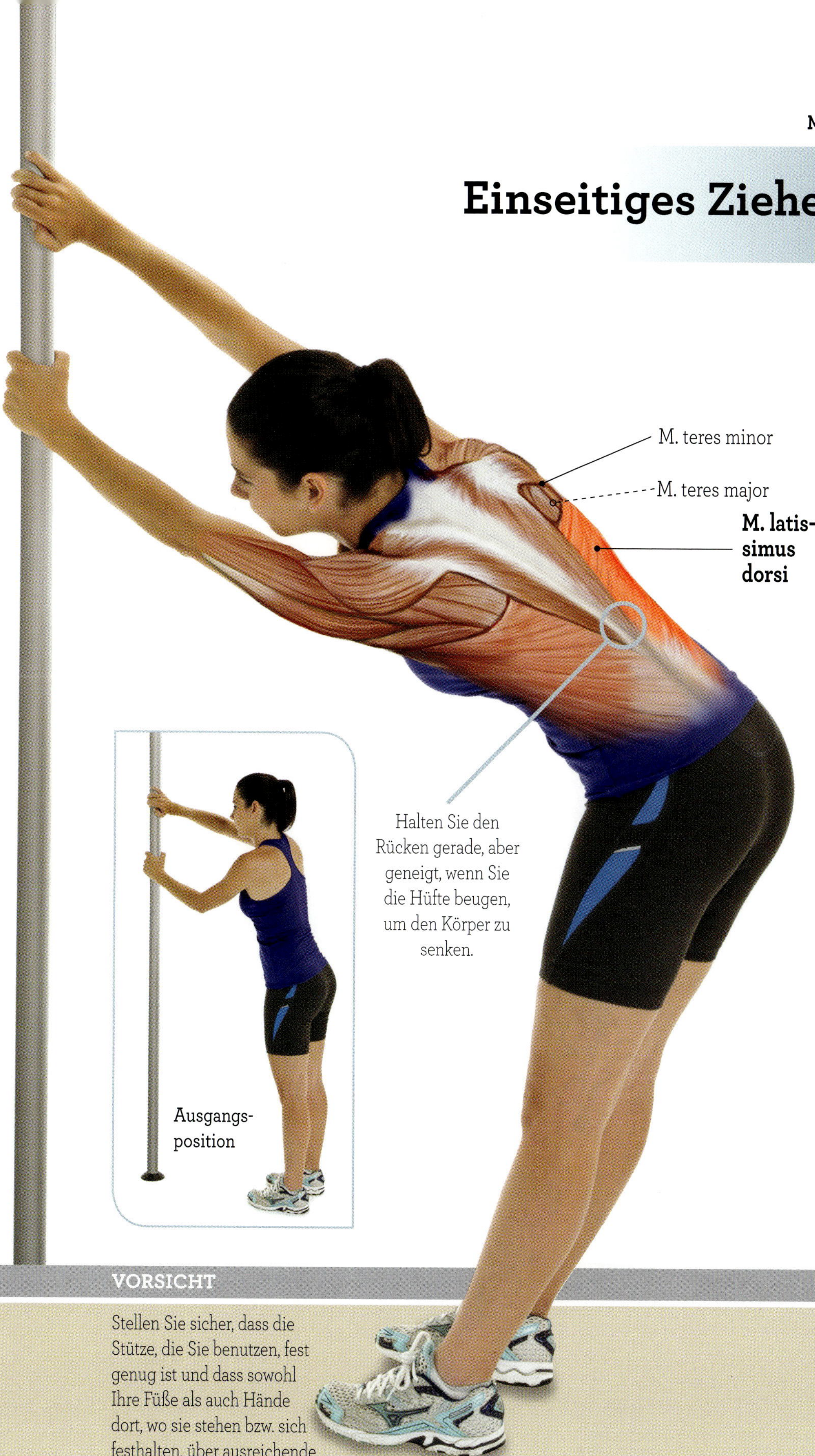
M. teres minor
M. teres major
M. latissimus dorsi
Halten Sie den Rücken gerade, aber geneigt, wenn Sie die Hüfte beugen, um den Körper zu senken.
Ausgangsposition

AUSGANGSPOSITION

Stellen Sie sich vor eine befestigte vertikale Stütze, an der Sie ziehen können. Halten Sie sich daran mit beiden Händen fest. Die eine Hand befindet sich über der anderen und die Handflächen zeigen beide in dieselbe Richtung. Die Füße stehen mindestens 20 cm weit auseinander und bilden symmetrische Stützflächen.

AUSFÜHRUNG

Senken Sie den Körper durch Hüftflexion und lassen Sie Rücken und Beine dabei gerade. Nun drückt der untere Arm gegen die Stütze, während der obere Arm an ihr zieht.

LEISTUNGSSTUFE	WH	DAUER
ANFÄNGER	2	20 s
FORTGESCHRITTENE	3	35 s
ERFAHRENE	4	30 s

VORSICHT

Stellen Sie sicher, dass die Stütze, die Sie benutzen, fest genug ist und dass sowohl Ihre Füße als auch Hände dort, wo sie stehen bzw. sich festhalten, über ausreichende Haftung verfügen.

BESONDERS GEEIGNET

Für Läufer, vor allem solche, die das Laufen mit anderen Disziplinen kombinieren, wie Triathleten, sowie Personen, die im mittleren und unteren Rücken Verspannungen spüren.

Kobra

AUSGANGSPOSITION

Legen Sie sich auf den Bauch und stützen sie die Hände neben den Schultern auf, als wollten Sie Liegestütze machen. Brust, Bauch und Oberschenkel müssen Bodenkontakt haben. Die Unterschenkel und Sprunggelenke sind entspannt und die Ellbogen stark gebeugt.

AUSFÜHRUNG

Strecken Sie die Ellbogen. Dadurch heben Sie Brust und Bauch vom Boden. Die Hüfte bleibt jedoch auf dem Boden oder sehr nah daran, um eine Streckung der Wirbelsäule und Dehnung der Bauchmuskulatur zu erzeugen.

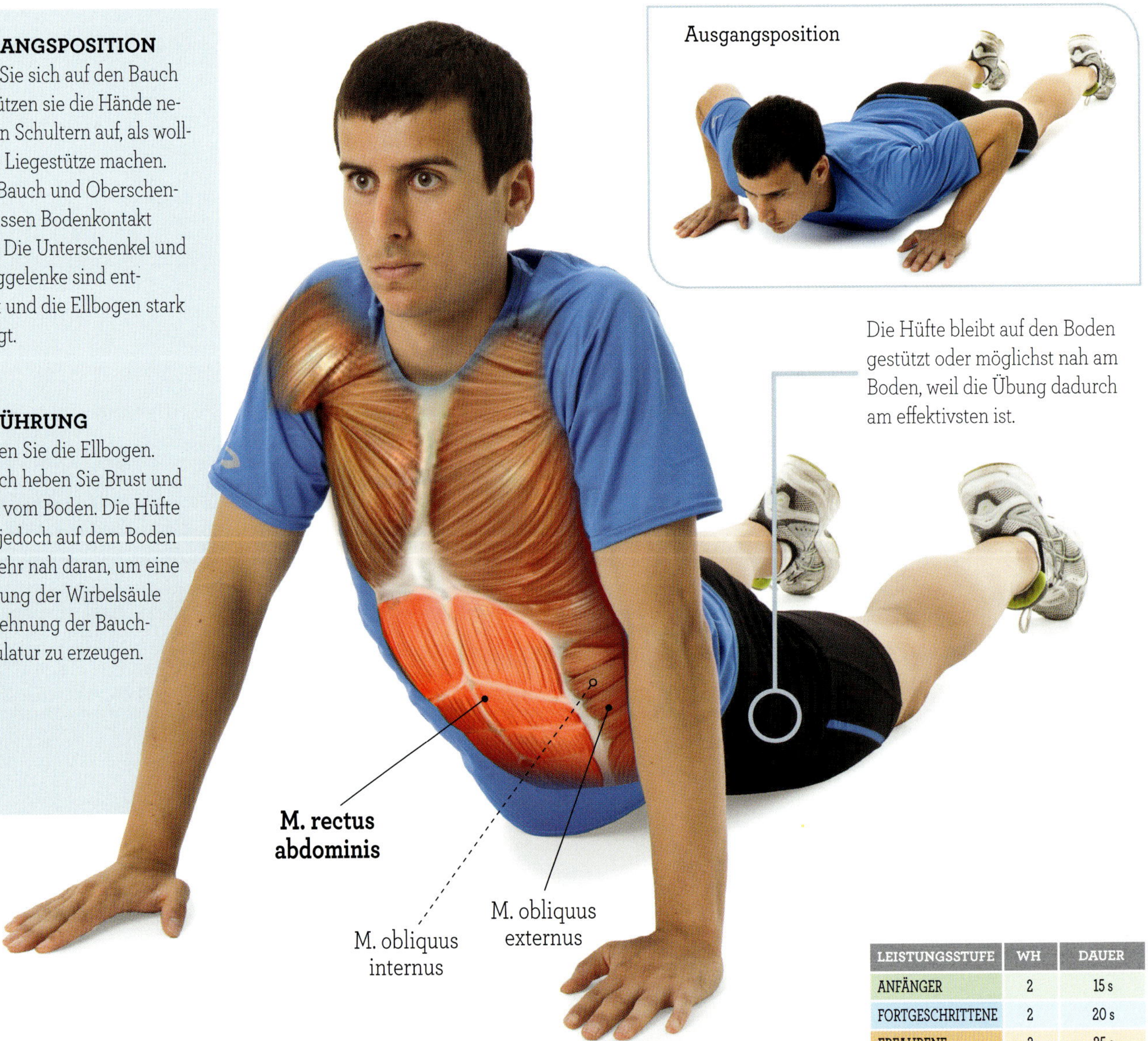

LEISTUNGSSTUFE	WH	DAUER
ANFÄNGER	2	15 s
FORTGESCHRITTENE	2	20 s
ERFAHRENE	3	25 s

VORSICHT

Wenn Sie Probleme oder Schmerzen im Bereich der Lendenwirbelsäule haben, führen Sie die Übung nicht durch oder reduzieren Sie die Intensität und Dauer.

BESONDERS GEEIGNET

Für alle Läufer, da die Bauchmuskulatur zur Rumpfstabilität beiträgt, und vor allem für Mittel- und Langstreckenläufer, da diese Muskeln auch die Atmung unterstützen, ein Element, das bei ihren Disziplinen besonders wichtig ist.

Rumpfrotation mit Stütze

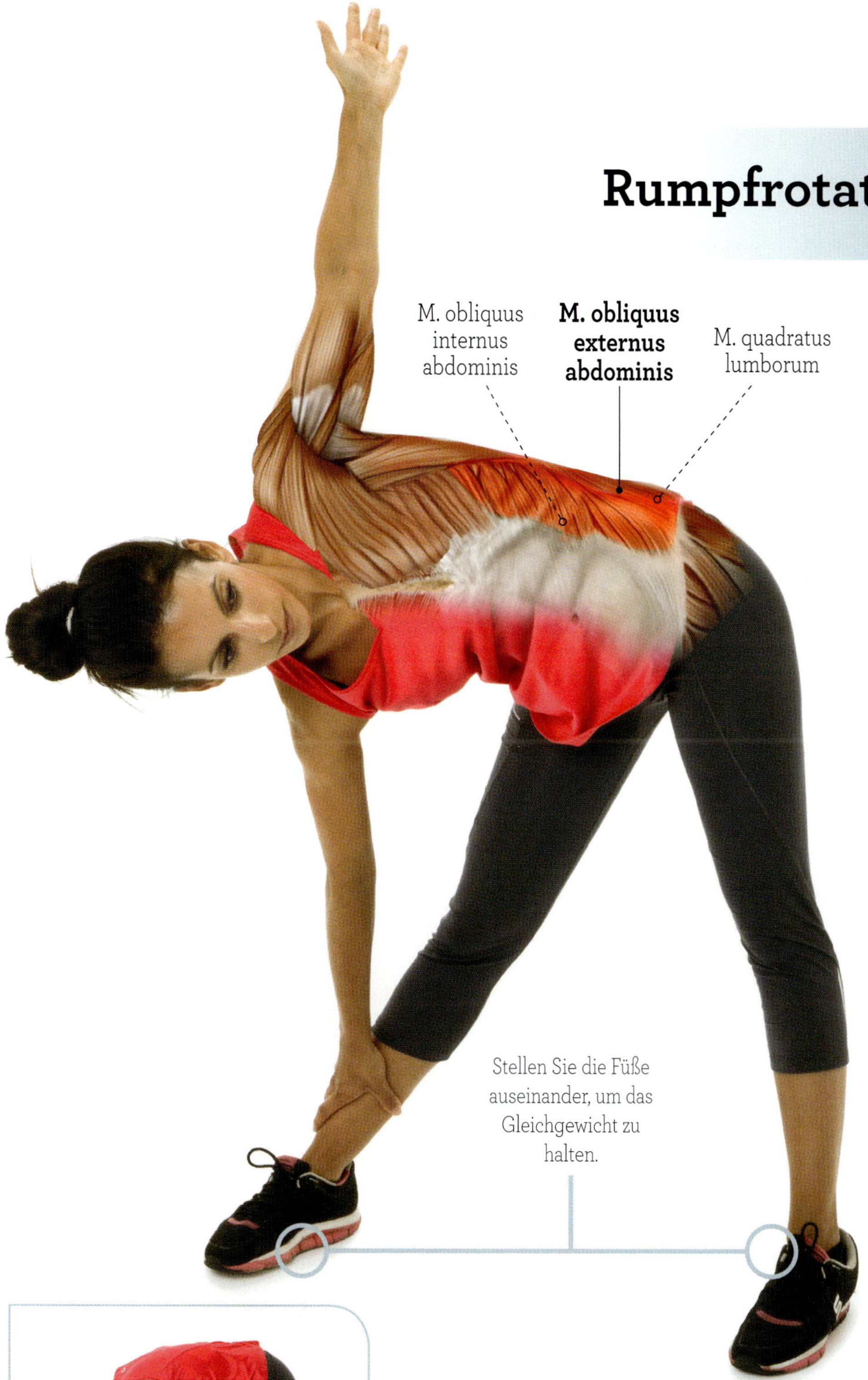

AUSGANGSPOSITION

Stellen Sie die Füße doppelt so weit wie schulterbreit auseinander und strecken Sie die Knie. Neigen Sie den Rumpf durch Hüftflexion nach vorn und führen Sie beide Hände zu einem Ihrer Fußgelenke. Stützen Sie sich mit den Handflächen direkt über dem Gelenk ab.

AUSFÜHRUNG

Heben Sie die Hand, die dem Fußgelenk gegenüberliegt, auf dem Sie sich abstützen, und führen Sie sie nach oben und hinten, ohne die andere Hand dabei zu bewegen, als wollten Sie etwas erreichen, das sich hinter Ihnen befindet. Durch die dabei entstehende Rumpftorsion wird der M. obliquus externus auf einer Seite und gleichzeitig auch der M. obliquus internus auf der anderen Seite gedehnt.

LEISTUNGSSTUFE	WH	DAUER
ANFÄNGER	2	20 s
FORTGESCHRITTENE	2	25 s
ERFAHRENE	3	30 s

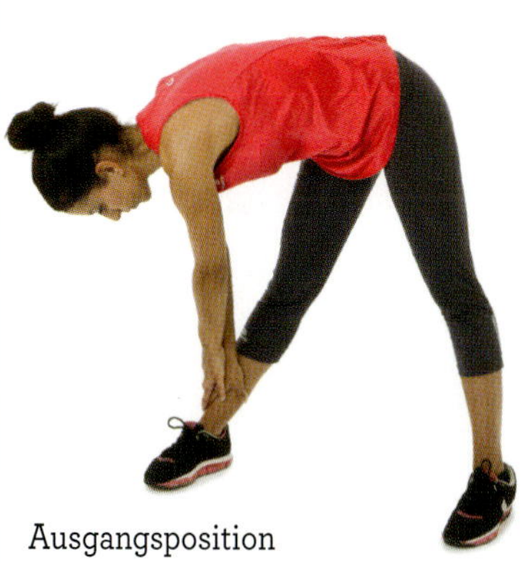
Ausgangsposition

VORSICHT

Stellen Sie an das Stretching der Bauchmuskulatur keine besonders hohen Ansprüche, da das Gleichgewicht des Rumpfs, das Stützen der Eingeweide und das forcierte Ausatmen in hohem Maße von der Festigkeit der Bauchmuskulatur abhängen.

BESONDERS GEEIGNET

Für Läufer aller Distanzen, da ein guter Zustand der Bauchmuskulatur für Rumpfstabilität sorgt und dazu beiträgt, eine korrekte Atmung beizubehalten.

Rumpfrotation mit Stab

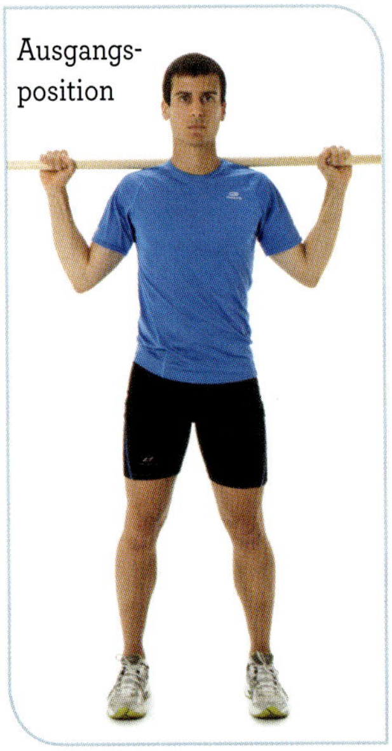

AUSGANGSPOSITION

Stellen Sie die Füße schulterbreit oder etwas weiter auseinander. Nehmen Sie einen Stab oder Ähnliches, halten Sie ihn an den Enden mit beiden Händen fest, führen Sie ihn hinter den Nacken und legen ihn auf den Schultern ab. Der Flexionsgrad der Ellbogen ist unbedeutend. Sie können die Übung sogar ohne Stab durchführen, wenn Sie keinen haben.

AUSFÜHRUNG

Drehen Sie den Rumpf, sodass ein Ende des Stabs nach vorn und eines nach hinten zeigt. Halten Sie diese Position ein paar Sekunden und drehen Sie sich anschließend in die entgegengesetzte Richtung. Bei dieser Übung wird der M. obliquus externus abdominis einer Seite und gleichzeitig der M. obliquus internus abdominis auf der anderen Seite gedehnt. Sie können die Übung auch dynamisch ausführen, indem Sie sich durchgehend in die eine und dann in die andere Richtung drehen.

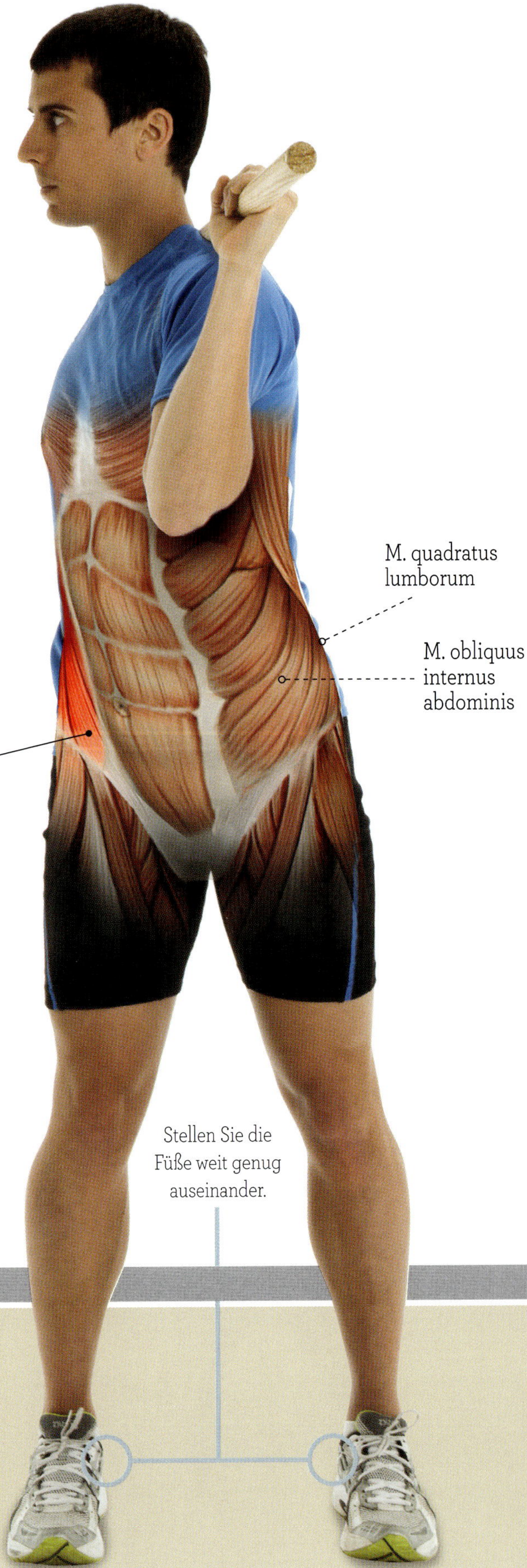

LEISTUNGSSTUFE	WH	DAUER
ANFÄNGER	2	20 s
FORTGESCHRITTENE	2	25 s
ERFAHRENE	3	30 s

VORSICHT

Wenn Sie diese Übung dynamisch ausführen, vermeiden Sie abrupte Richtungswechsel. Verhindern Sie aber nicht das leichte Federn, das dabei entsteht.

BESONDERS GEEIGNET

Für jede Art von Läufer, unabhängig von den Wettkämpfen oder Distanzen, die er absolviert, da die Bauchmuskulatur zur Rumpfstabilität und Atmung beiträgt.

Rumpfrotation auf dem Boden

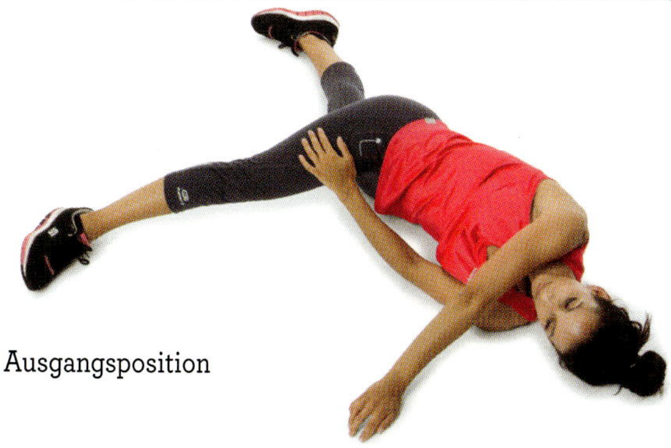

Ausgangsposition

AUSGANGSPOSITION

Legen Sie sich seitlich auf den Boden. Strecken Sie das obere Bein nach vorn und das untere nach hinten. Beide Füße bleiben dabei auf dem Boden, sind aber voneinander getrennt. Die untere Hand können Sie auf dem Bein oder neben dem Bein auf dem Boden ablegen. Der obere Arm ist nach vorn gestreckt.

AUSFÜHRUNG

Drehen Sie den Rumpf, sodass die Hand, die nach vorn gestreckt war, nun über Sie hinweg nach hinten bewegt wird, wenn möglich, bis Sie mit dem Rücken den Boden berühren. Bewegen Sie sich nun nicht mehr und halten Sie die Position einige Sekunden lang. Dadurch dehnen Sie den M. obliquus abdominis auf einer Seite und gleichzeitig den M. obliquus internus abdominis auf der anderen Seite.

Das nach vorn gestreckte Bein darf zu keinem Zeitpunkt den Bodenkontakt verlieren.

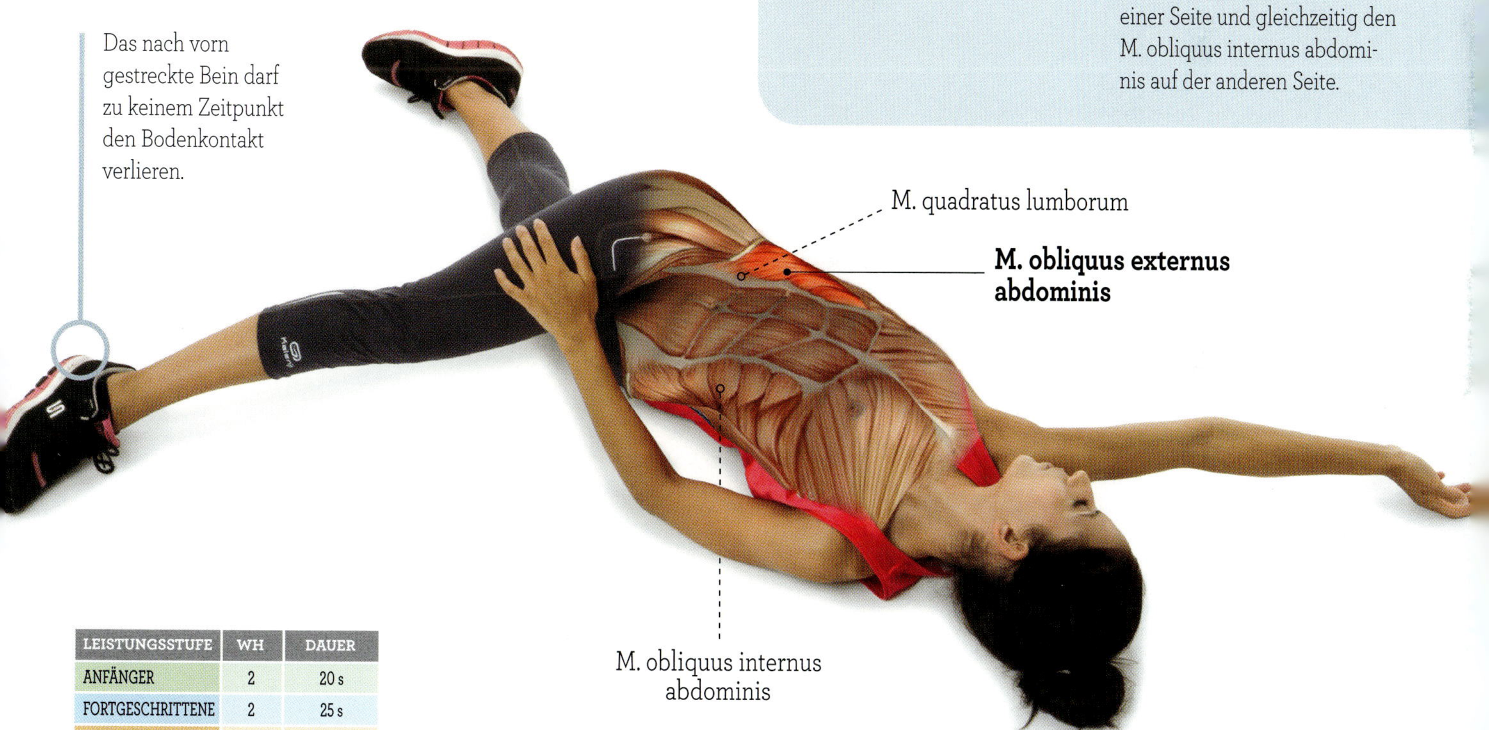

LEISTUNGSSTUFE	WH	DAUER
ANFÄNGER	2	20 s
FORTGESCHRITTENE	2	25 s
ERFAHRENE	3	30 s

VORSICHT

Führen Sie die Übung langsam aus, vor allem, wenn Sie im Bereich des Rückens Schmerzen haben oder Ihre Wirbelsäule verletzt ist. Vermeiden Sie es möglichst, sich auf sehr harte Oberflächen zu legen.

BESONDERS GEEIGNET

Für Läufer aller Disziplinen, da die Bauchmuskulatur für Atmung und Rumpfstabilität wichtig ist, und vor allem für Triathleten.

Kreuz im Liegen

AUSGANGSPOSITION
Legen Sie sich auf den Rücken und strecken Sie die Arme zur Seite, sodass Ihr Körper ein Kreuz bildet. Beide Handflächen haben Bodenkontakt und fungieren als Stützen. Beugen Sie anschließend Hüfte und Knie 90°. Dabei bleiben die Beine zusammen, als säßen Sie auf einem Stuhl.

AUSFÜHRUNG
Drehen Sie den Rumpf, sodass Sie die Beine zu einer Seite führen können. Die Flexionsgrade der Hüfte und Knie ändern sich dabei nicht. Versuchen Sie, die Außenseite des unteren Oberschenkels in Kontakt mit dem Boden zu bringen, ohne dass sich der obere Rücken vom Boden hebt.

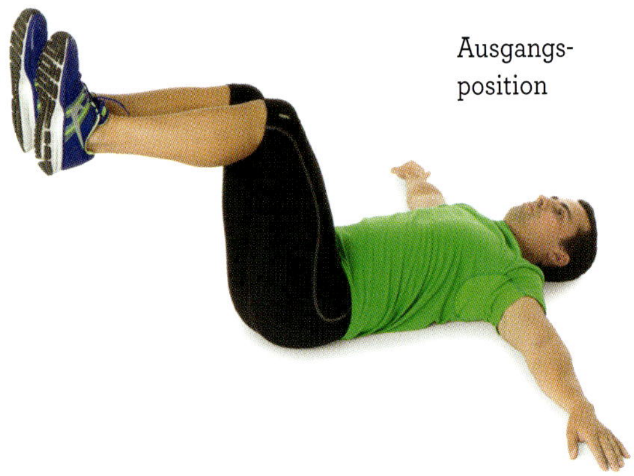

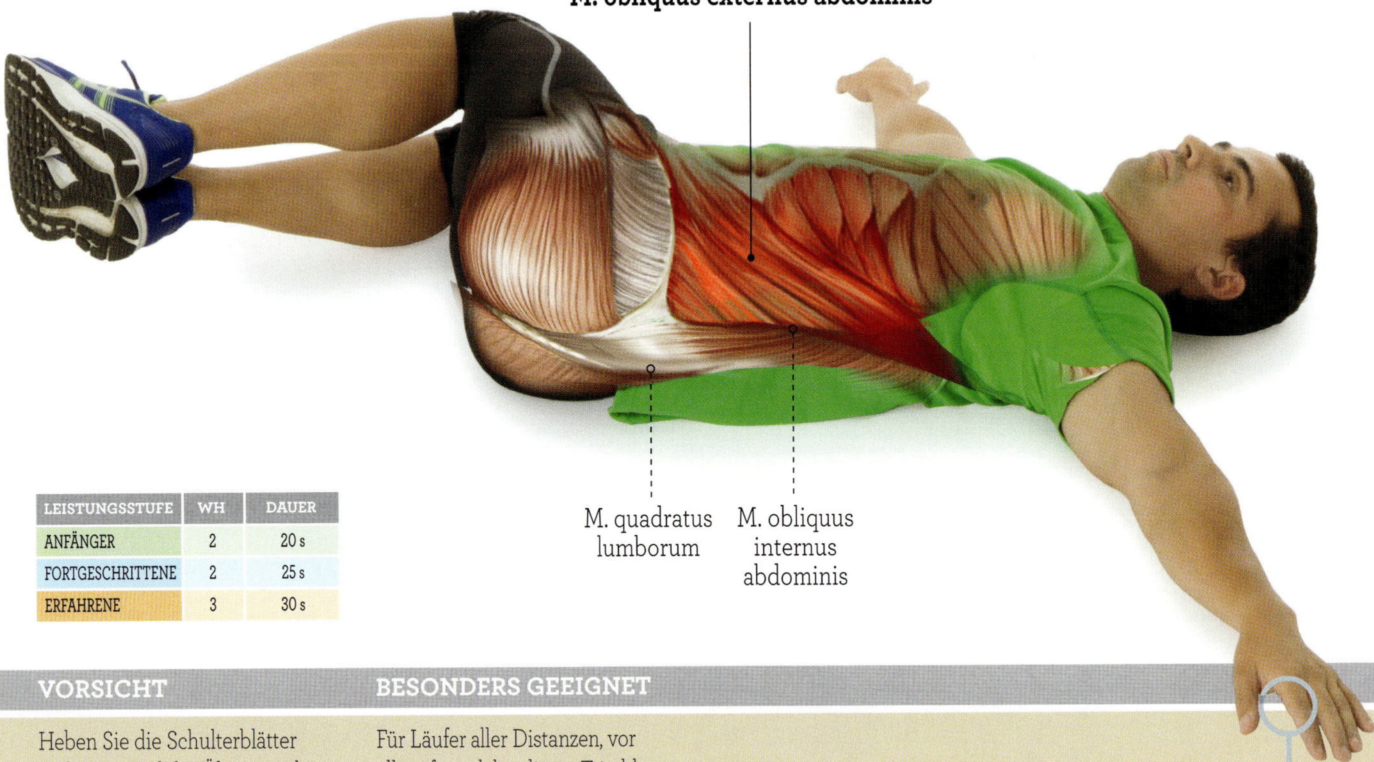

LEISTUNGSSTUFE	WH	DAUER
ANFÄNGER	2	20 s
FORTGESCHRITTENE	2	25 s
ERFAHRENE	3	30 s

VORSICHT
Heben Sie die Schulterblätter im letzten Teil der Übung nicht vom Boden, um die Übung richtig auszuführen und deren Wirksamkeit nicht zu verringern.

BESONDERS GEEIGNET
Für Läufer aller Distanzen, vor allem für solche, die an Triathlons teilnehmen.

Kreuz im Stehen

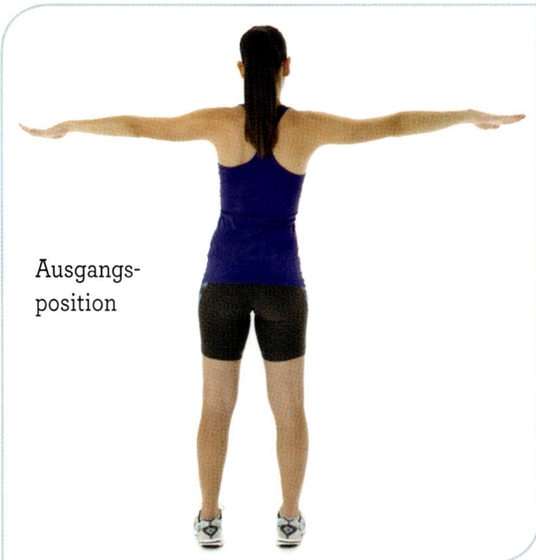

AUSGANGSPOSITION

Stellen Sie die Füße etwa schulterbreit auseinander. Strecken Sie die Arme zur Seite, sodass sie und der Rumpf einen 90°-Winkel bilden und Ihr Körper an ein Kreuz erinnert. Die Ellbogen sind vollkommen gestreckt. Der Rücken ist gerade und senkrecht zum Boden.

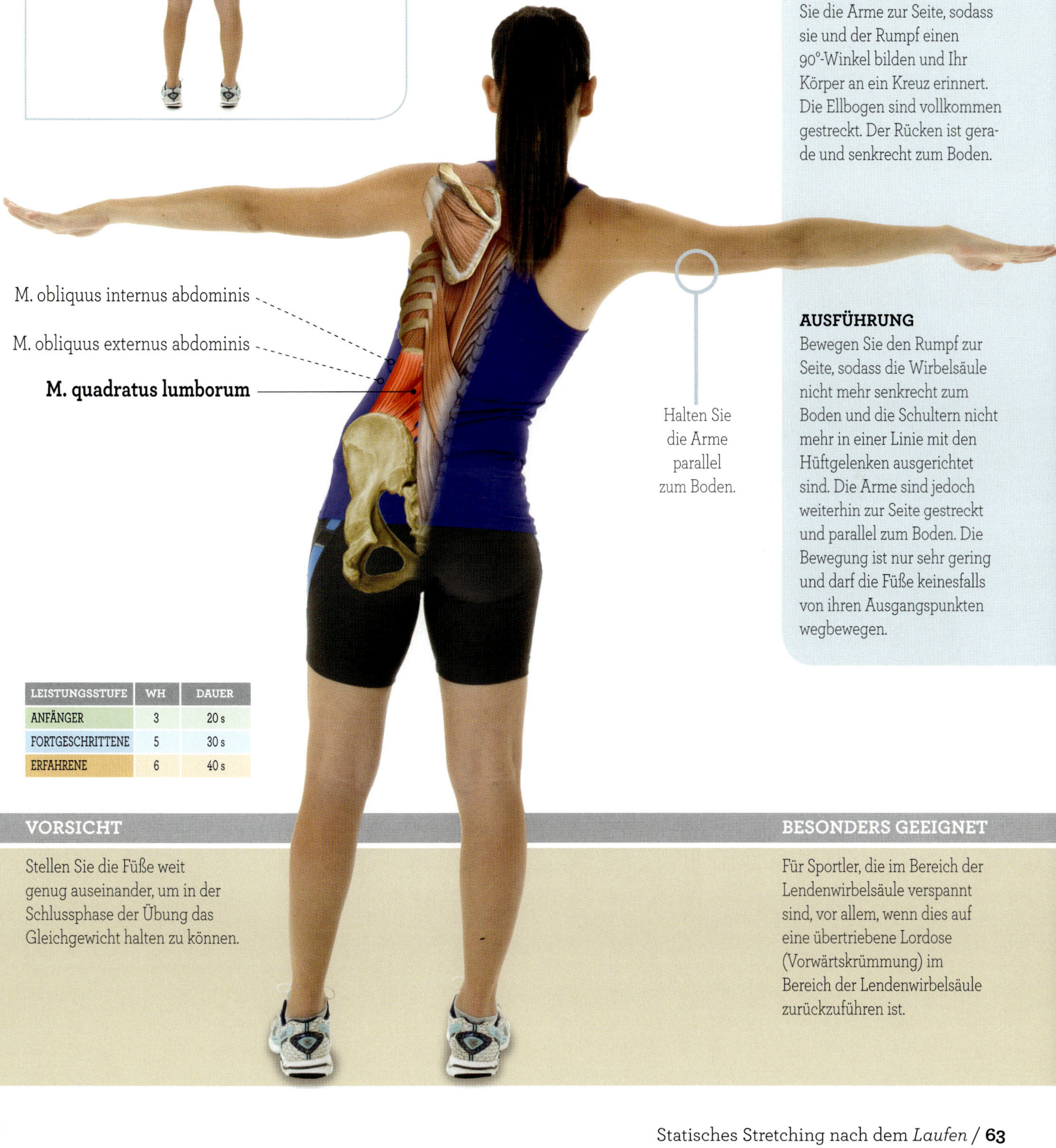

AUSFÜHRUNG

Bewegen Sie den Rumpf zur Seite, sodass die Wirbelsäule nicht mehr senkrecht zum Boden und die Schultern nicht mehr in einer Linie mit den Hüftgelenken ausgerichtet sind. Die Arme sind jedoch weiterhin zur Seite gestreckt und parallel zum Boden. Die Bewegung ist nur sehr gering und darf die Füße keinesfalls von ihren Ausgangspunkten wegbewegen.

LEISTUNGSSTUFE	WH	DAUER
ANFÄNGER	3	20 s
FORTGESCHRITTENE	5	30 s
ERFAHRENE	6	40 s

VORSICHT

Stellen Sie die Füße weit genug auseinander, um in der Schlussphase der Übung das Gleichgewicht halten zu können.

BESONDERS GEEIGNET

Für Sportler, die im Bereich der Lendenwirbelsäule verspannt sind, vor allem, wenn dies auf eine übertriebene Lordose (Vorwärtskrümmung) im Bereich der Lendenwirbelsäule zurückzuführen ist.

STRETCHING DER OBEREN EXTREMITÄTEN, DER SCHULTERN UND DER BRUST

M. DELTOIDEUS
Er hat drei Teile mit unterschiedlichen Funktionen.
Pars clavicularis oder vorderer Teil: Seine Hauptfunktion besteht in der Anteversion der Schulter, einer Aktion, die erzeugt wird, wenn eine der oberen Extremitäten durch die Armbewegung beim Laufen nach vorn geführt wird. Dies verbessert den Vortrieb und das dynamische Gleichgewicht des Läufers. Der Ursprung des vorderen Teils liegt im distalen Drittel des Schlüsselbeins, der Ansatz an der Tuberositas deltoidea humeri am Oberarmknochen.
Pars acromialis oder mittlerer Teil: Seine Hauptfunktion besteht in der Abduktion der Schulter, weshalb er am wenigsten an der Armbewegung beim Laufen beteiligt ist, auch wenn er den Arm leicht vom Oberkörper weghält. Sein Ursprung befindet sich im oberen Teil des Akromions am Schulterblatt und sein Ansatz an der Tuberositas deltoidea humeri.
Pars spinalis oder hinterer Teil: Er ist zum Teil für die Retroversion der Schulter zuständig, was es ihm erlaubt, während der Armbewegung beim Laufen die obere Extremität in Bezug auf den Körper nach hinten zu ziehen. Dieser Teil ist ebenfalls an der Abduktion der Schulter beteiligt. Sein Ursprung ist die Spina scapulae am Schulterblatt, sein Ansatz die Tuberositas deltoidea humeri.

M. PECTORALIS MAJOR
Seine Aufgaben sind die Anteversion, die Adduktion und die Innenrotation der Schulter, weshalb er zusammen mit dem M. deltoideus an der Armbewegung beim Laufen beteiligt ist. Er bringt den Arm im Vergleich zur Mittellinie des Körpers nach vorn und trägt somit zum Vortrieb und zur Stabilität des Läufers bei. Sein Ursprung befindet sich auf der vorderen Fläche des Schlüsselbeins, dem Körper des Brustbeins, den vorderen Knorpeln der ersten bis sechsten Rippe und der Aponeurose des M. obliquus. Sein Ansatz befindet sich im Sulcus intertubercularis am Oberarmknochen.

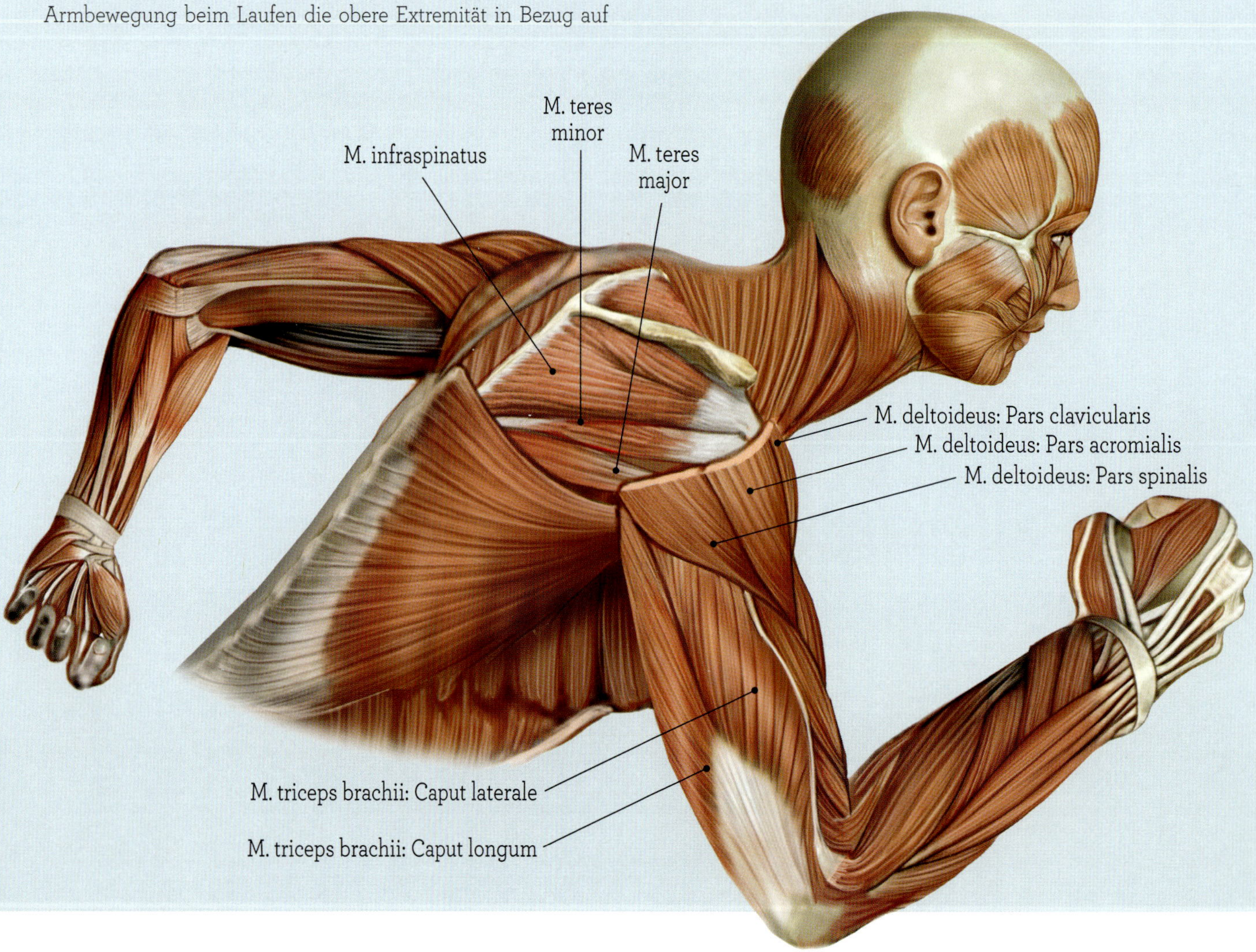

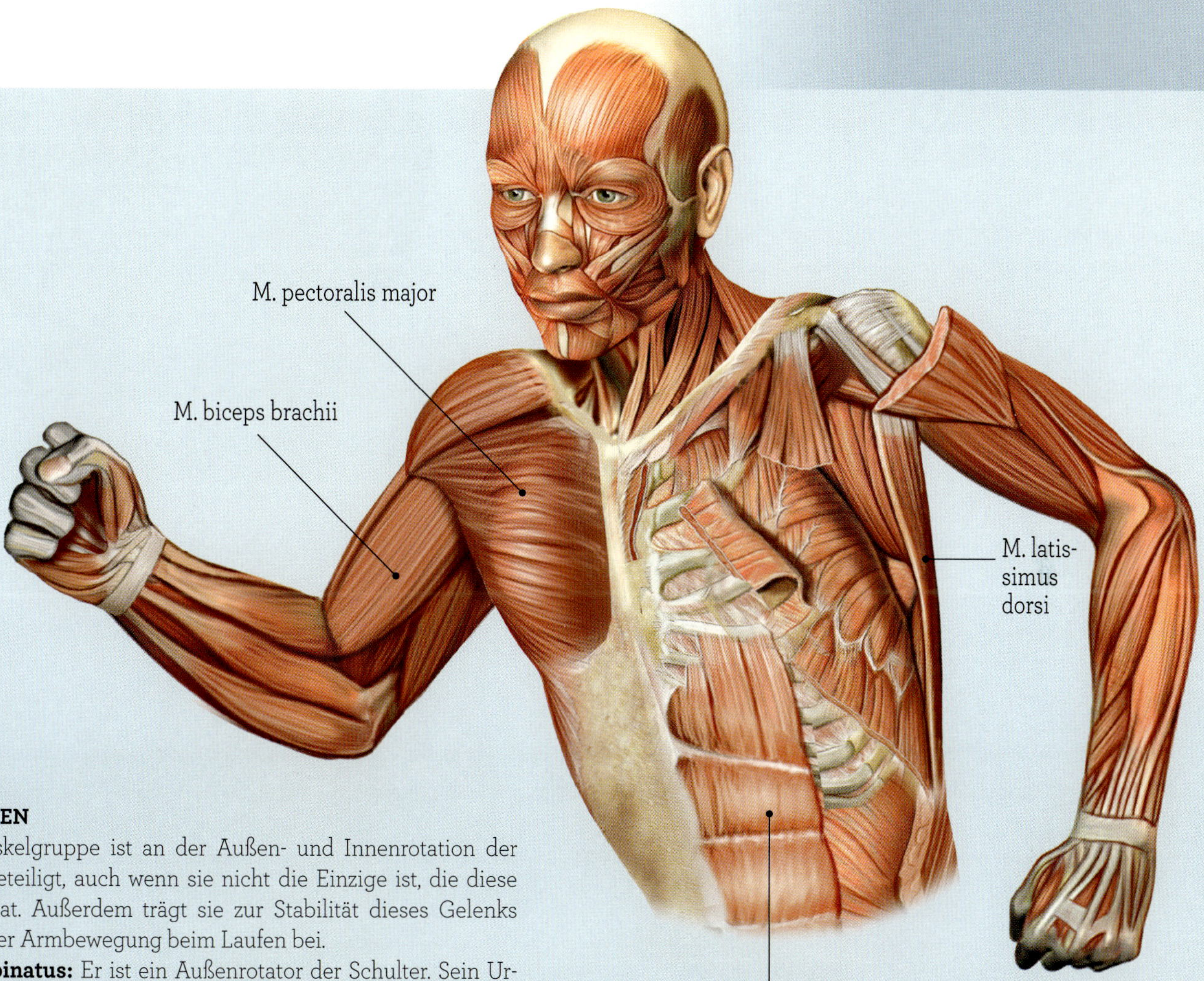

ROTATOREN

Diese Muskelgruppe ist an der Außen- und Innenrotation der Schulter beteiligt, auch wenn sie nicht die Einzige ist, die diese Aufgabe hat. Außerdem trägt sie zur Stabilität dieses Gelenks während der Armbewegung beim Laufen bei.

M. infraspinatus: Er ist ein Außenrotator der Schulter. Sein Ursprung befindet sich in der Fossa infraspinata am Schulterblatt, sein Ansatz am Tuberculum majus des Oberarmknochens.

M. teres minor: Er ist ebenfalls ein Außenrotator der Schulter. Sein Ursprung liegt am äußeren Rand des Schulterblatts, sein Ansatz am Tuberculum majus.

M. subscapularis: Er ist ein Innenrotator der Schulter. Sein Ursprung befindet sich in der Fossa subscapularis am Schulterblatt, sein Ansatz im Tuberculum minus des Oberarmknochens.

M. teres major: Er ist auch ein Innenrotator der Schulter. Sein Ursprung liegt am unteren Rand des Schulterblatts, sein Ansatz im Sulcus intertubercularis des Oberarmknochens.

M. BICEPS BRACHII

Er besteht aus zwei Strängen und seine Hauptaufgaben sind die Flexion des Ellbogens und die Supination des Unterarms. Daher trägt er zur statischen Beugung des Ellbogens von etwa 90° bei Ausdauerläufern und zu dessen ständig abwechselnder Flexion-Extension bei Sprintern bei, was dem Läufer Vortrieb und Stabilität verleiht. Der Ursprung des ersten Strangs befindet sich am Processus coracoideus des Schulterblatts, der Ansatz an der Tuberositas radii an der Speiche. Der Ursprung des zweiten Strangs befindet sich am Tuberculum supraglenoidale am Schulterblatt, sein Ansatz an der Aponeurosis musculi bicipitis, einem Sehnenstreifen.

M. TRICEPS BRACHII

Er besteht aus drei Strängen oder Köpfen, deren Hauptfunktionen die Extension des Ellbogens und die Retroversion der Schulter sind. Daher ist der Muskel vor allem an der Phase beteiligt, in der ein Sprinter den Arm nach hinten bewegt, wodurch dessen dynamisches Gleichgewicht und Vortrieb unterstützt wird.

Caput longum: Der Ursprung des langen Kopfs befindet sich am Tuberculum infraglenoidale des Schulterblatts. Seinen Ansatz hat er mit den übrigen beiden Köpfen gemeinsam: das Olecranon, ein Knochenvorsprung der Elle.

Caput laterale: Der laterale Kopf hat seinen Ursprung im oberen Drittel des Oberarmknochens.

Caput mediale: Der Ursprung des medialen Kopfs sind die unteren beiden Drittel des Oberarmknochens.

Beidseitige Retroversion

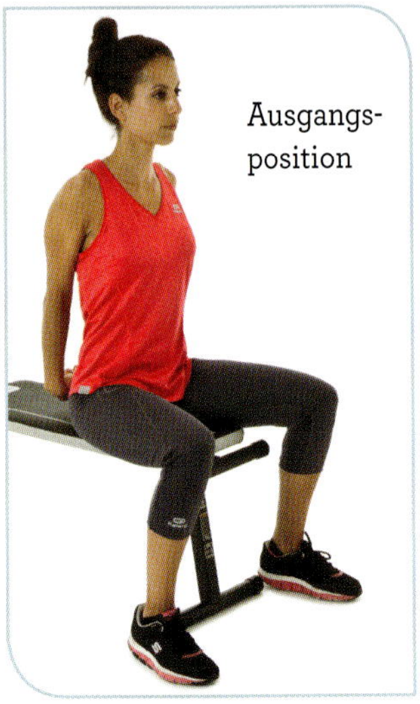

AUSGANGSPOSITION

Diese Übung kann im Sitzen oder Stehen ausgeführt werden. In beiden Fällen muss der Rücken senkrecht zum Boden und der Blick nach vorn gerichtet sein. Verschränken Sie die Finger beider Hände hinter der Hüfte, sodass die Handflächen nach innen gerichtet sind.

AUSFÜHRUNG

Retrovertieren Sie die Schultern so weit wie mit verschränkten Fingern möglich. Der Rücken bleibt dabei senkrecht zum Boden und der Blick ist weiterhin nach vorn gerichtet. Diese Dehnübung ist aktiv, weshalb sich ihre Effektivität im Laufe der Sekunden verringert.

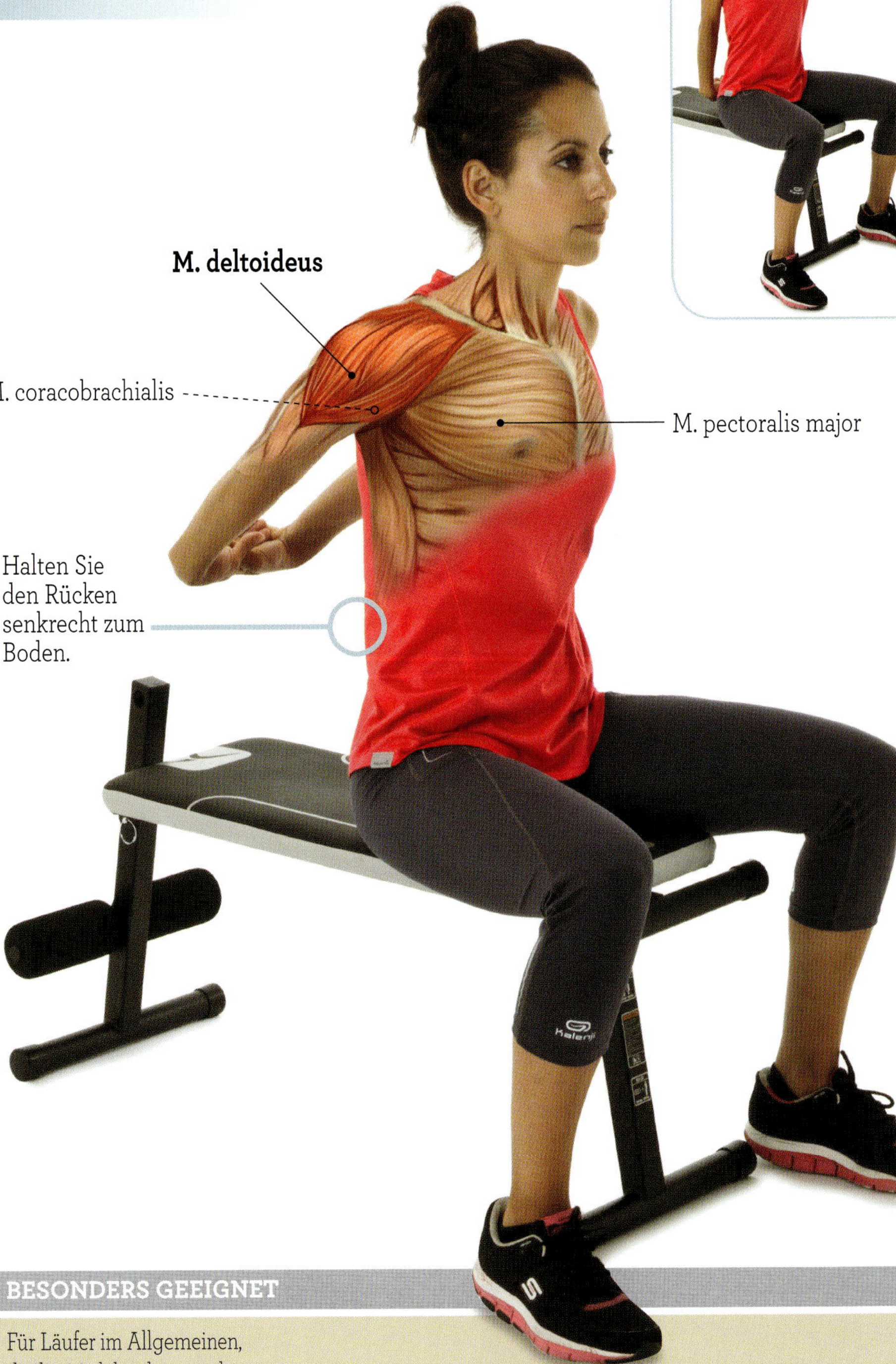

LEISTUNGSSTUFE	WH	DAUER
ANFÄNGER	2	10 s
FORTGESCHRITTENE	3	15 s
ERFAHRENE	3	15 s

VORSICHT

Achten Sie besonders auf die Endposition, da es bei dieser Art von Dehnübungen häufig vorkommt, dass man die Spannung und Dehnung verringert, wenn die aktiven Muskeln ermüden.

BESONDERS GEEIGNET

Für Läufer im Allgemeinen, da der M. deltoideus an der Armbewegung beim Laufen beteiligt ist, und vor allem für Sprinter, da sie diese Armbewegung abrupter und energischer ausführen.

Vogel

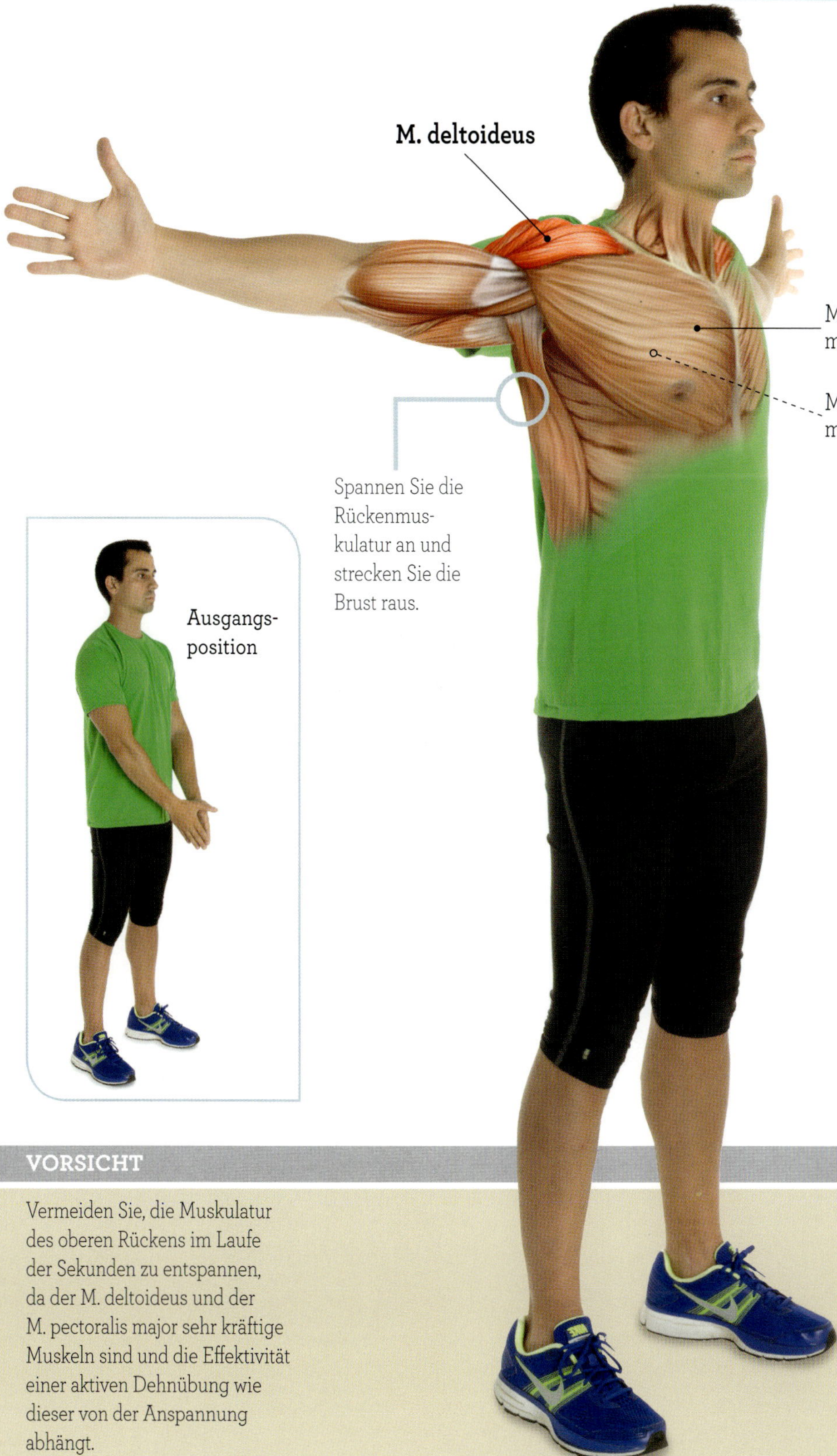

AUSGANGSPOSITION

Sie starten im Stand. Die Füße stehen schulterbreit auseinander und der Rumpf ist senkrecht zum Boden. Die Arme sind entspannt und die Hände befinden sich vor dem Körper. Die Handflächen berühren sich oder sind sehr nah beieinander.

AUSFÜHRUNG

Öffnen Sie die Arme, spannen Sie die Muskulatur des oberen Rückens an und strecken Sie die Brust raus. Ihre Haltung ähnelt der eines gleitenden Raubvogels. Dabei bleiben Sie jedoch senkrecht zum Boden. Die Muskeln im oberen Rücken sind maximal angespannt, um eine ausreichende Dehnung des vorderen M. deltoideus und des M. pectoralis major zu erzeugen.

LEISTUNGSSTUFE	WH	DAUER
ANFÄNGER	2	10 s
FORTGESCHRITTENE	2	15 s
ERFAHRENE	3	15 s

VORSICHT

Vermeiden Sie, die Muskulatur des oberen Rückens im Laufe der Sekunden zu entspannen, da der M. deltoideus und der M. pectoralis major sehr kräftige Muskeln sind und die Effektivität einer aktiven Dehnübung wie dieser von der Anspannung abhängt.

BESONDERS GEEIGNET

Für Läufer, da der M. deltoideus an der Armbewegung beim Laufen beteiligt ist, und vor allem für Sprinter, da all ihre Bewegungen abrupter sind und mehr Kraft und Explosivität erfordern.

Retroversion mit Stütze

AUSGANGSPOSITION

Stellen Sie sich in Schrittstellung mit dem Rücken zu einer Stütze, wie einem hohen Hocker, einem Stuhl oder einer Bank. Legen Sie beide Hände zusammen darauf und beugen Sie die Knie leicht. Der Rücken bleibt dabei senkrecht zum Boden und der Blick ist nach vorn gerichtet.

AUSFÜHRUNG

Senken Sie den Rumpf durch Flexion der Knie, sodass sich die Retroversion der Schultern verstärkt und sie im vorderen Bereich der Schultern eine Dehnung spüren. Neigen Sie den Rumpf nicht übermäßig nach vorn, da sich die Effektivität der Übung dadurch verringert.

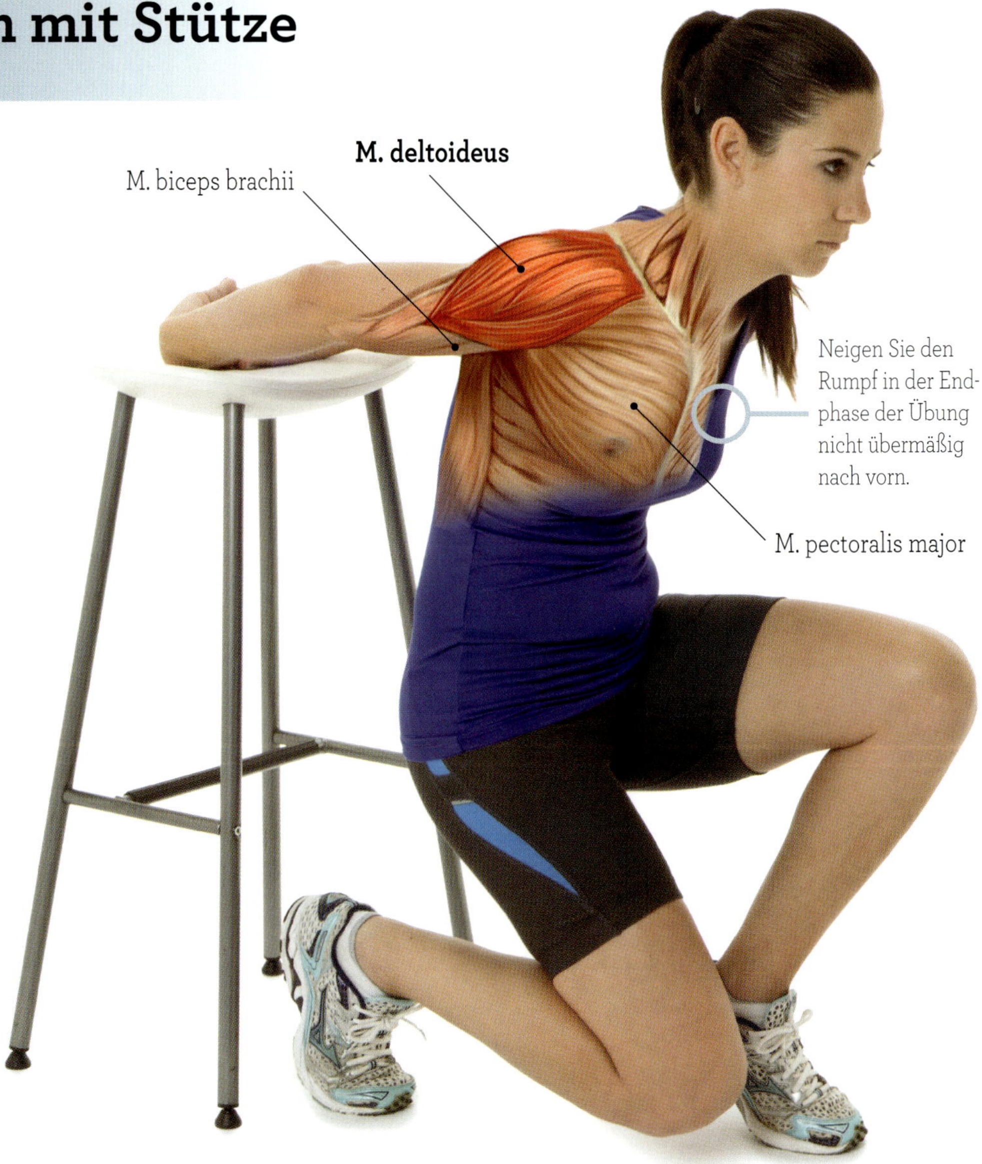

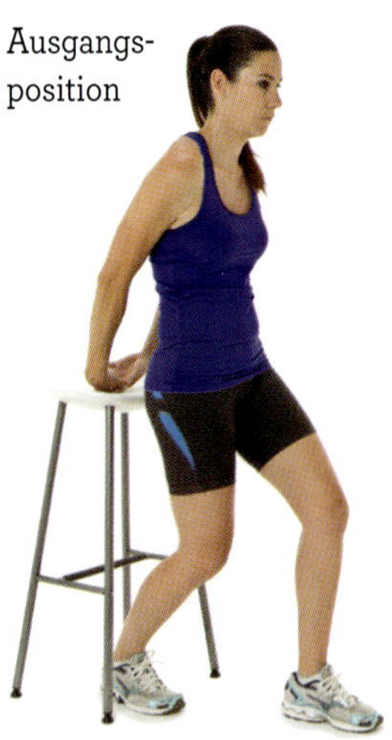

LEISTUNGSSTUFE	WH	DAUER
ANFÄNGER	2	20 s
FORTGESCHRITTENE	3	25 s
ERFAHRENE	3	30 s

VORSICHT

Brechen Sie das Absenken des Körpers ab, wenn Sie Beschwerden in den Schultern spüren. Bedenken Sie aber, dass ein Spannungsgefühl vorhanden sein muss.

BESONDERS GEEIGNET

Für jede Art von Läufer, da der M. deltoideus an der Armbewegung beim Laufen beteiligt ist, und vor allem für Sprinter und Triathleten, da dieser Muskel bei ihren Disziplinen besonders beansprucht wird.

Nach-hinten-Ziehen mit Unterstützung

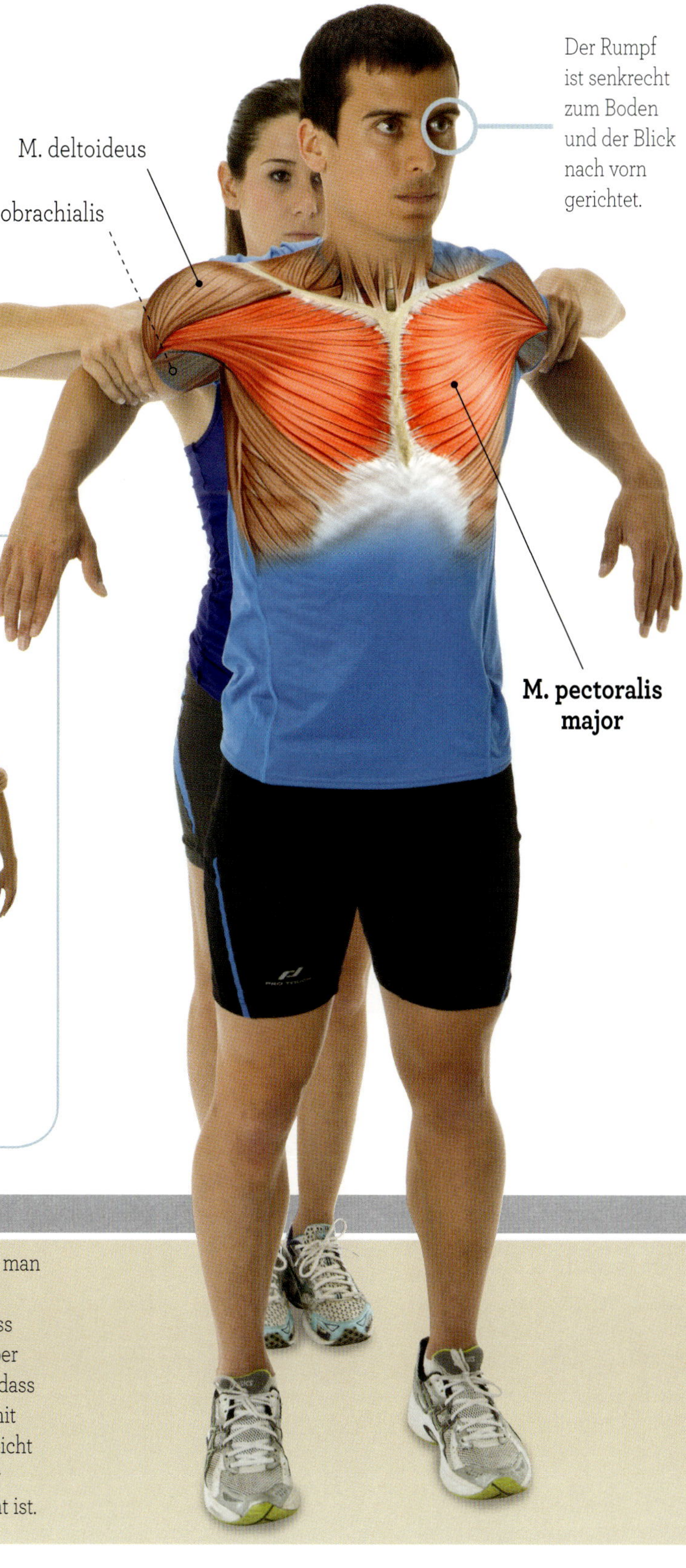

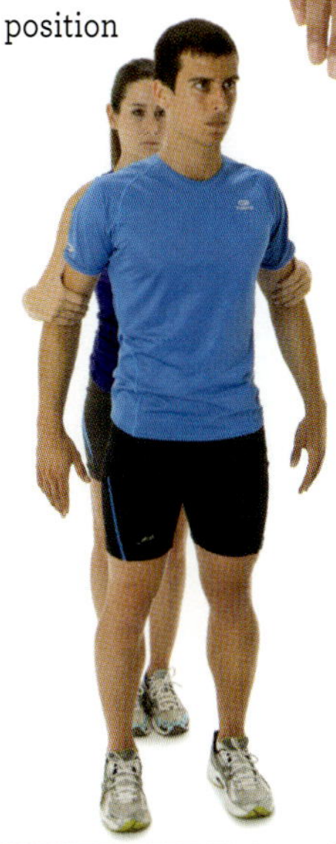

AUSGANGSPOSITION
Der Partner, der Sie bei dieser Übung unterstützt, stellt sich etwa eine Schrittlänge hinter Sie. Er umfasst Ihre Arme auf Höhe der Ellbogen. Sie beide stehen und Ihre Blicke sind nach vorn gerichtet. Ihre Füße stehen etwa schulterbreit auseinander.

AUSFÜHRUNG
Ihr Partner zieht Ihre Arme nach hinten und oben, wodurch eine Retroversion der Schultern erzeugt wird, die wiederum eine Spannung in der Brust und dem vorderen Bereich des M. deltoideus erzeugt. Solange die Übung andauert, bleibt Ihr Rücken senkrecht zum Boden.

LEISTUNGSSTUFE	WH	DAUER
ANFÄNGER	2	20 s
FORTGESCHRITTENE	3	30 s
ERFAHRENE	3	40 s

VORSICHT

Wie bei allen Übungen, die man mit einem Partner ausführt, sollten Sie sicherstellen, dass er weiß, dass er langsam, aber konstant ziehen muss, und dass er auf das Zeichen achtet, mit dem Sie anzeigen, dass er nicht weiter ziehen soll, wenn der angemessene Punkt erreicht ist.

BESONDERS GEEIGNET

Für alle Läufer, da die Brustmuskulatur an der Armbewegung beim Laufen und an der Atmung beteiligt ist, und vor allem für Sportler, die verschiedene Disziplinen miteinander kombinieren, wie Triathleten und Zehnkämpfer.

Ellbogen nach vorn ziehen

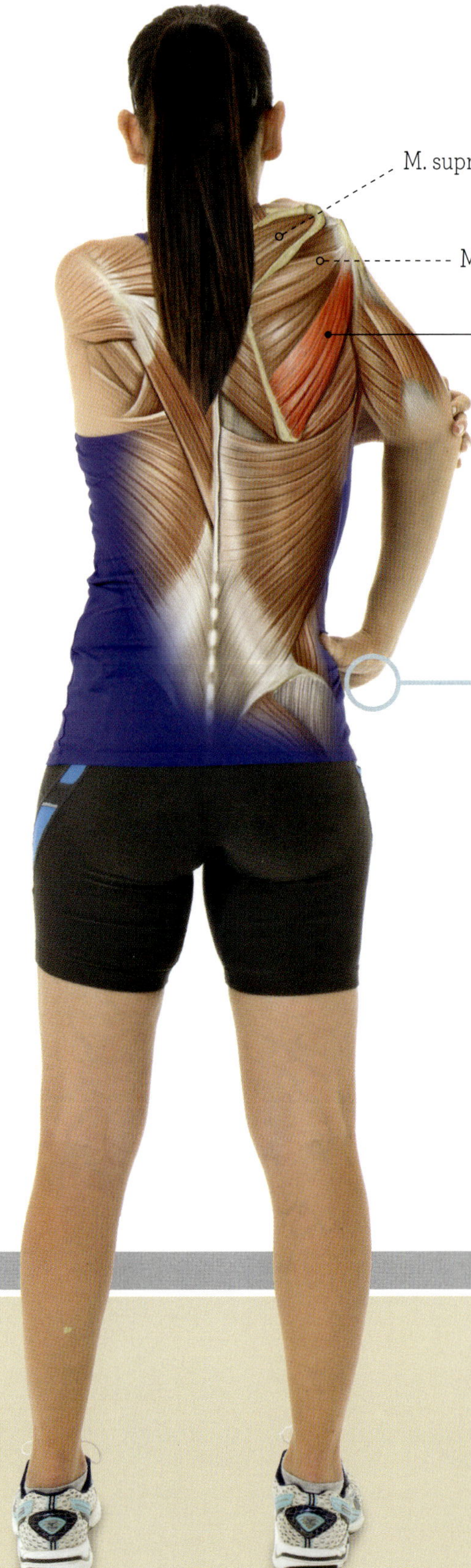

AUSGANGSPOSITION

Stützen Sie eine Hand in die Taille, sodass sich der Ellbogen etwa 90° beugt. Der Daumen zeigt nach hinten, die übrigen Finger sind zusammen auf der Seite des Bauchs. Fassen Sie mit der freien Hand an den Ellbogen des gegenüberliegenden Arms.

AUSFÜHRUNG

Ziehen Sie am Ellbogen, ohne dass sich die Hand, die in die Taille gestemmt ist, von ihrem Ursprungspunkt wegbewegt. Wenn Sie eine Spannung im hinteren Bereich der Schulter und im Schulterblatt spüren, ziehen Sie nicht weiter und halten Sie diese Position einige Sekunden lang.

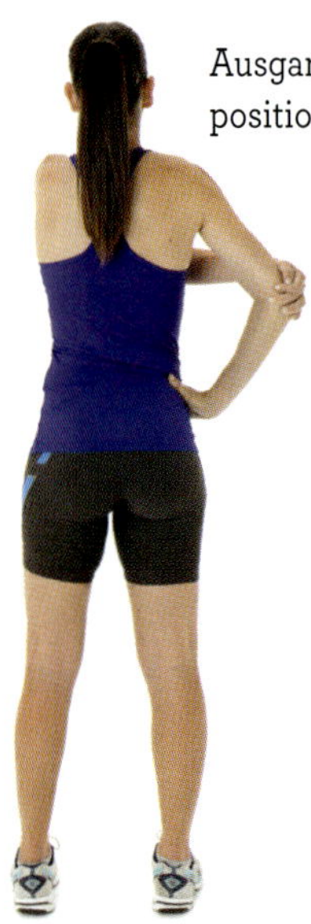

LEISTUNGSSTUFE	WH	DAUER
ANFÄNGER	2	20 s
FORTGESCHRITTENE	3	30 s
ERFAHRENE	3	40 s

VORSICHT

Seien Sie bei dieser Übung sehr vorsichtig, da die Schulter instabil ist und die gedehnten Muskeln vergleichsweise klein sind.

BESONDERS GEEIGNET

Für Sportler im Allgemeinen und auch für diejenigen, die Verspannungen in der Muskulatur des oberen Rückens spüren, sowie Schwimmer, Handballspieler und andere Athleten, die Sportarten mit Geräten betreiben.

Retroversion mit Unterstützung

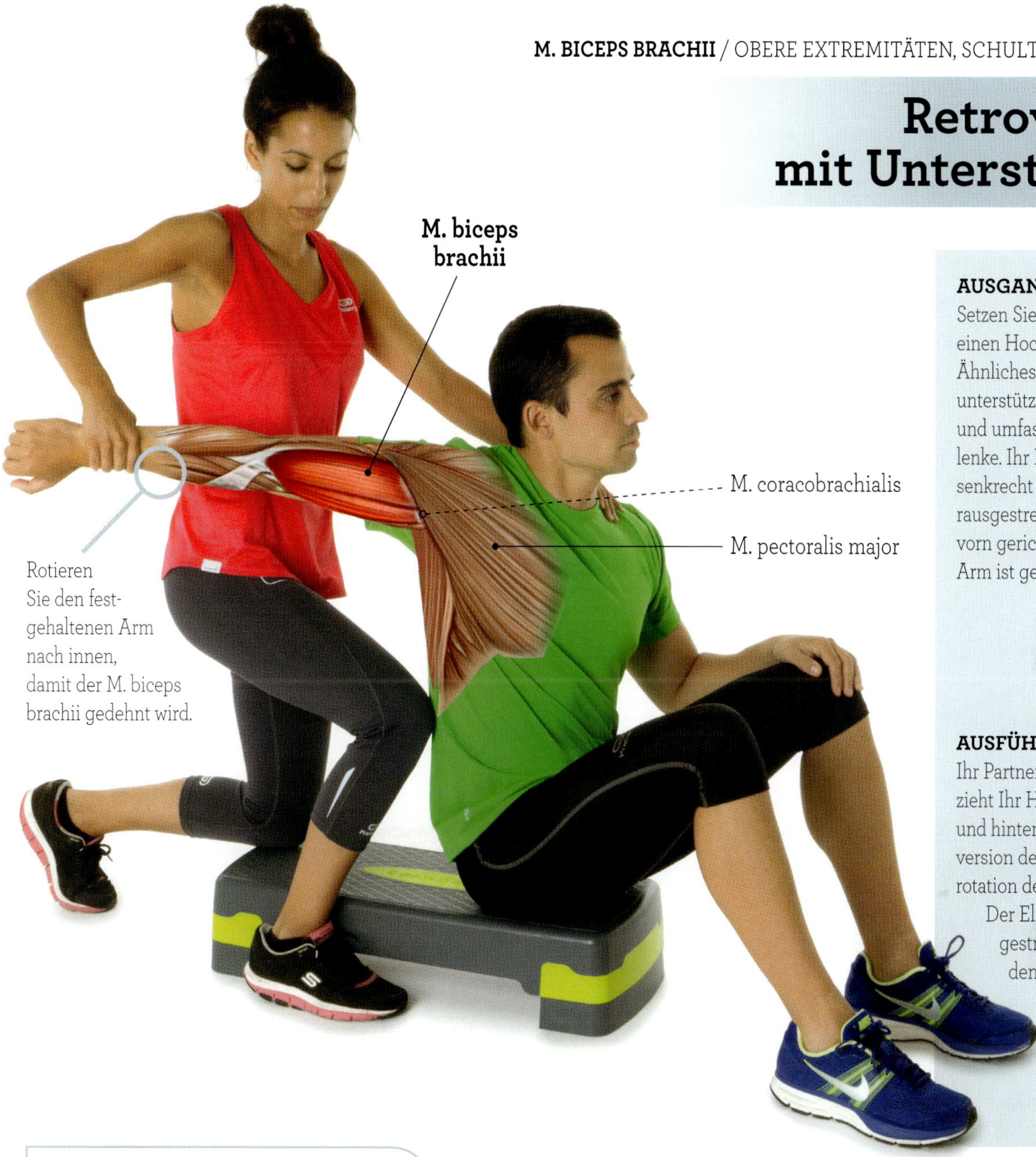

Rotieren Sie den festgehaltenen Arm nach innen, damit der M. biceps brachii gedehnt wird.

AUSGANGSPOSITION

Setzen Sie sich auf den Boden, einen Hocker, einen Stuhl oder Ähnliches. Der Partner, der Sie unterstützt, stellt sich hinter Sie und umfasst eines Ihrer Handgelenke. Ihr Rücken ist gerade und senkrecht zum Boden, die Brust rausgestreckt und der Blick nach vorn gerichtet. Der festgehaltene Arm ist gestreckt und entspannt.

AUSFÜHRUNG

Ihr Partner, der Sie unterstützt, zieht Ihr Handgelenk nach oben und hinten, wodurch eine Retroversion der Schulter und Innenrotation des Arms erzeugt wird. Der Ellbogen bleibt dabei gestreckt. Vermeiden Sie, den Rumpf zu rotieren, damit diese Übung effektiv ist.

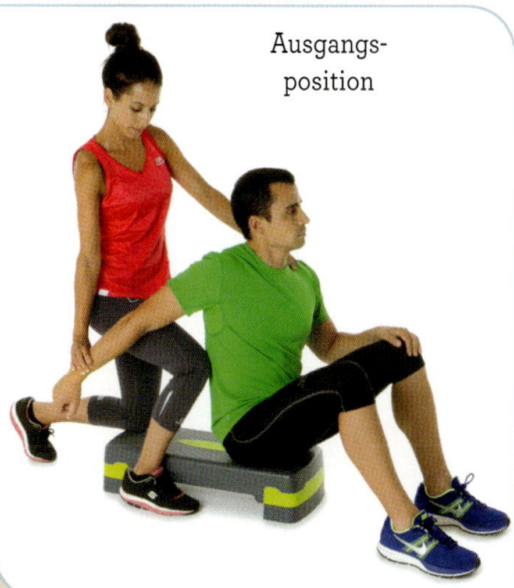

Ausgangsposition

LEISTUNGSSTUFE	WH	DAUER
ANFÄNGER	2	20 s
FORTGESCHRITTENE	2	25 s
ERFAHRENE	3	25 s

VORSICHT

Stellen Sie sicher, dass Ihr Assistent langsam und vorsichtig an Ihrem Handgelenk zieht und auf Ihre Zeichen achtet, um zu wissen, wann er nicht weiter ziehen soll.

BESONDERS GEEIGNET

Für Läufer aller Disziplinen, da die Übung den M. biceps brachii nach der durchgehenden Flexion des Ellbogens während der Armbewegung beim Laufen entspannt. Diese Flexion bringt eine partielle und andauernde Kontraktion dieses Muskels beim Laufen mit sich.

Mit den Fingern hinten ziehen

AUSGANGSPOSITION

Stellen Sie sich hin oder setzen Sie sich auf einen Stuhl, einen Schemel oder einen Hocker. Führen Sie einen Arm unten hinter den Rücken und heben Sie den anderen, sodass Unterarm und Hand über Ihrem Kopf bleiben. Halten Sie den Rumpf senkrecht zum Boden.

AUSFÜHRUNG

Beugen Sie die Ellbogen vollkommen und versuchen Sie, die Fingerspitzen beider Hände hinter dem Rücken ineinander zu verschränken. Vielleicht können Sie die Finger beider Hände ineinander verschränken, vielleicht können sich Ihre Fingerspitzen aber auch nicht einmal berühren. Bewegen Sie die Hände in jedem Fall so weit wie möglich und halten Sie die Position einige Sekunden lang.

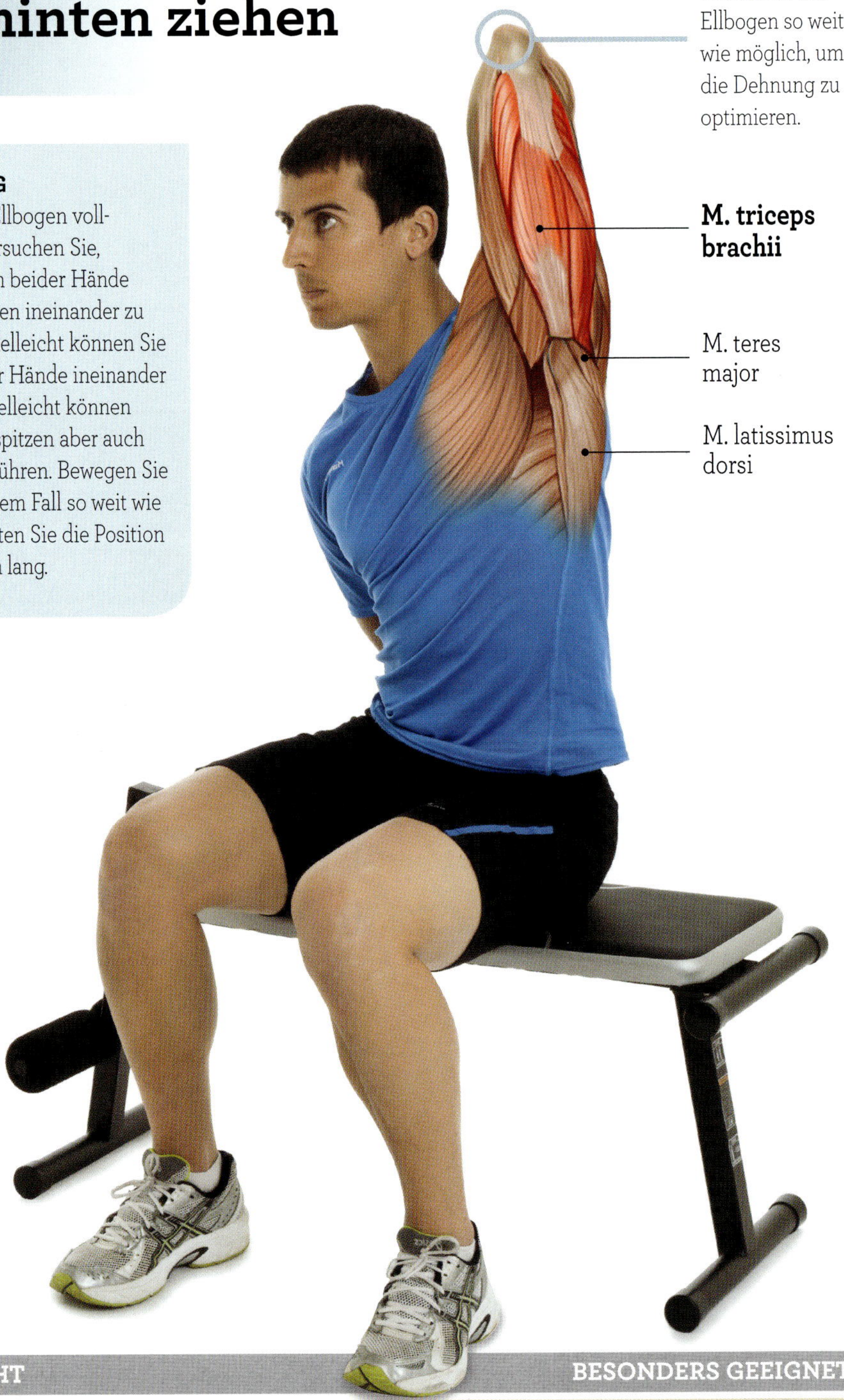
Heben Sie den Ellbogen so weit wie möglich, um die Dehnung zu optimieren.
M. triceps brachii
M. teres major
M. latissimus dorsi

LEISTUNGSSTUFE	WH	DAUER
ANFÄNGER	2	20 s
FORTGESCHRITTENE	2	25 s
ERFAHRENE	2	30 s

Ausgangsposition

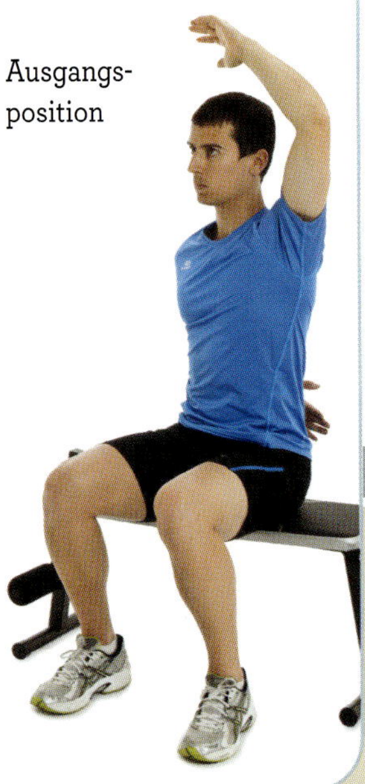

VORSICHT

Bei dieser Übung erreichen beide Ellbogen die Grenzen ihres Bewegungsumfangs. Daher sollten Sie die Bewegung abbrechen, falls Sie Beschwerden in den Ellbogen spüren.

BESONDERS GEEIGNET

Für Triathleten und Radsportler, da der M. triceps brachii permanent angespannt ist, wenn sie sich auf den Lenker des Fahrrads stützen oder ihn festhalten.

Den Ellbogen nach hinten ziehen

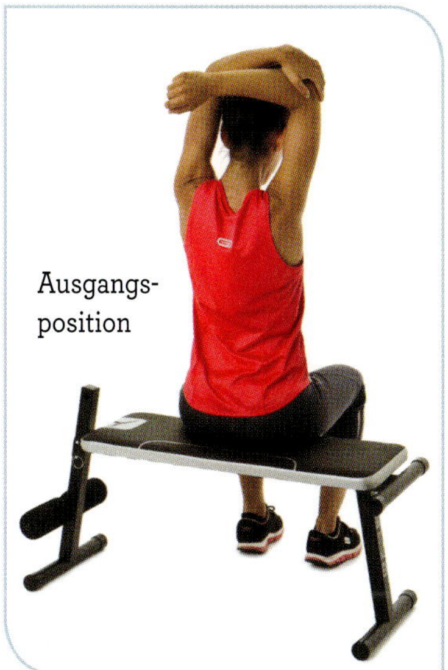

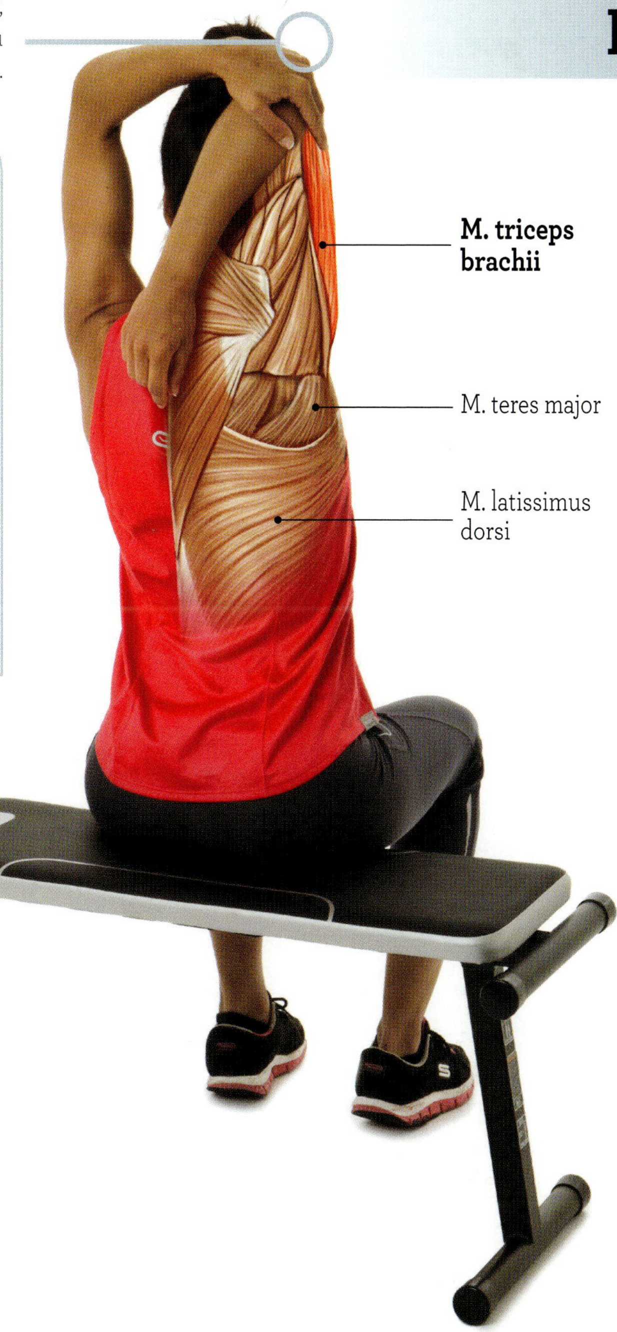

AUSGANGSPOSITION

Setzen Sie sich auf einen Schemel oder Hocker. Heben Sie einen Arm und beugen Sie den Ellbogen etwa 90°, sodass der Unterarm parallel zum Boden und hinter dem Kopf ist. Halten Sie mit der freien Hand den gebeugten Ellbogen fest.

AUSFÜHRUNG

Ziehen Sie den festgehaltenen Ellbogen nach hinten und beugen Sie ihn gleichzeitig komplett. Sie werden sofort eine Spannung im hinteren Bereich des Arms spüren, die anzeigt, dass Sie die Übung korrekt ausführen. Halten Sie die Position einige Sekunden lang und führen Sie die Übung mit der anderen Seite durch.

LEISTUNGSSTUFE	WH	DAUER
ANFÄNGER	2	20 s
FORTGESCHRITTENE	2	25 s
ERFAHRENE	2	30 s

VORSICHT

Auch wenn diese Übung keine großen Risiken in sich birgt, beinhaltet sie eine forcierte Anteversion der Schulter. Daher sollten Sie auf Beschwerden achten, die in diesem Bereich auftreten können.

BESONDERS GEEIGNET

Für Läufer im Allgemeinen, da der M. triceps brachii an der Armbewegung beim Laufen beteiligt ist, und vor allem für Triathleten, da der besagte Muskel beim Schwimmen und dem Stützen auf dem Fahrradlenker beansprucht wird.

STRETCHING DER HÜFTE

ADDUKTOREN

Es gibt den M. adductor magnus, longus und minimus. Sie teilen sich ihre Hauptaufgabe: die Adduktion der Hüfte, die es erlaubt, die Beine nebeneinander auszurichten und eine größere Distanz als die zwischen ihnen erwünschte zu vermeiden, sowohl bei Läufern als auch bei anderen Sportlern, deren Disziplinen mit Laufen verbunden sind. Ihre Aktion ist beim Fußball, Tennis, Volleyball oder Judo besonders wichtig – Sportarten, bei denen man sich häufig zur Seite bewegen muss.

M. adductor magnus: Sein Ursprung befindet sich am Schambein und am Sitzbein, sein Ansatz an der Diaphyse (Knochenschaft) und distalen Epiphyse (Knochenende) des Oberschenkelknochens.

M. adductor longus: Er hat seinen Ursprung am Schambein und seinen Ansatz an der Linea aspera des Oberschenkelknochens.

M. adductor minimus: Sein Ursprung liegt am Schambein, sein Ansatz an der Linea aspera des Oberschenkelknochens.

M. PSOAS MAJOR

Seine Hauptfunktion ist die Flexion der Hüfte, weshalb er bekanntermaßen an der Oszillationsphase und der Phase vor der Oszillation beim Gehen und Laufen beteiligt ist. Dabei wird das hintere Bein vor den Körper gebracht, bevor es erneut Bodenkontakt erhält. Der Ursprung des M. psoas major befindet sich an den Wirbeln L1 bis Th12, sein Ansatz am Trochanter minor des Oberschenkelknochens.

M. ILIACUS

Seine Hauptaufgabe besteht in der Hüftflexion, wie die des M. psoas major, weshalb die beiden in der Oszillationsphase und der vorherigen Phase beim Gehen und Laufen synergetisch wirken. Sein Ursprung liegt am Kreuzbein und am Darmbein, genauer an der Fossa iliaca sowie der Spina iliaca. Sein Ansatz ist der Trochanter minor des Oberschenkelknochens.

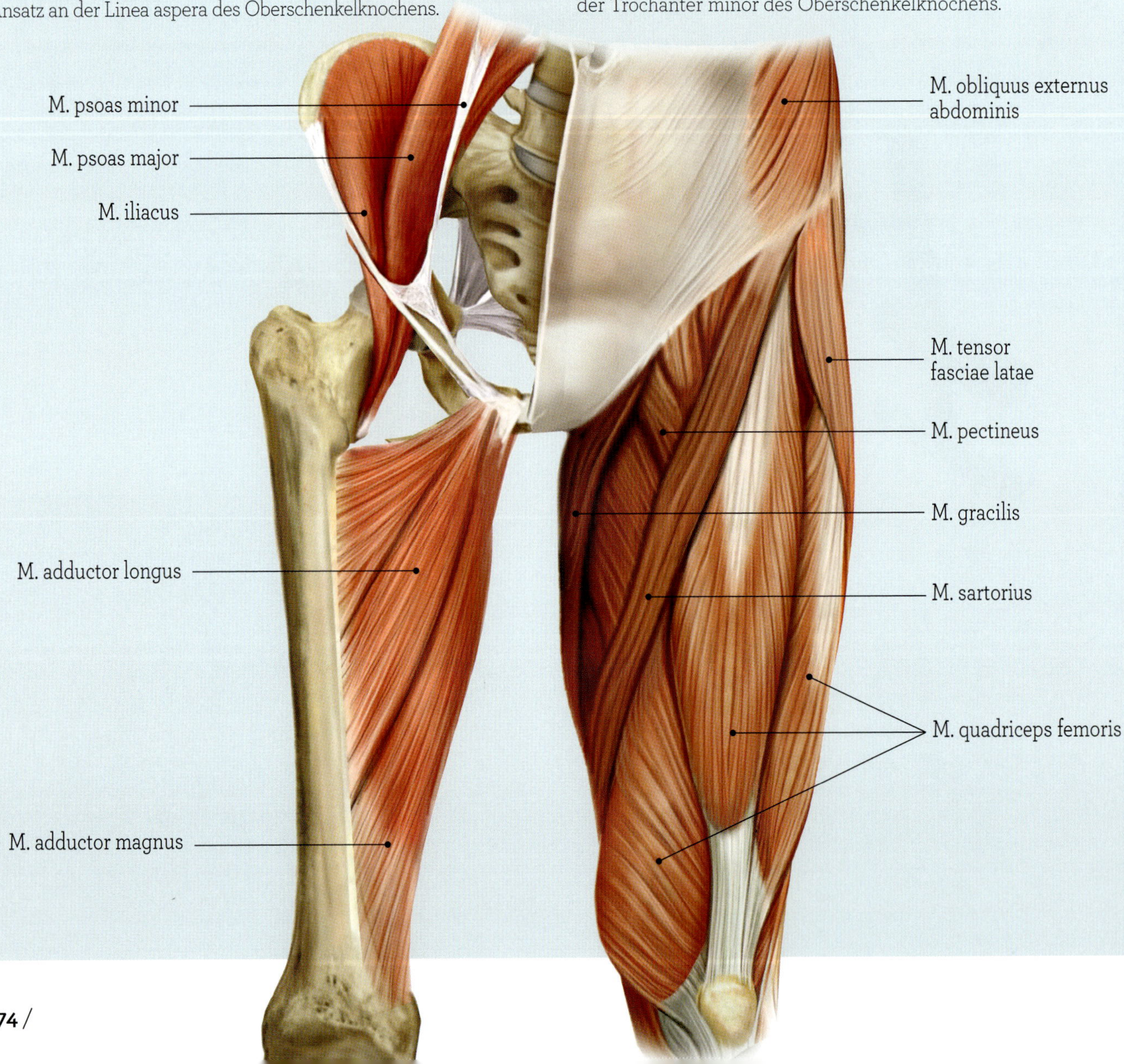

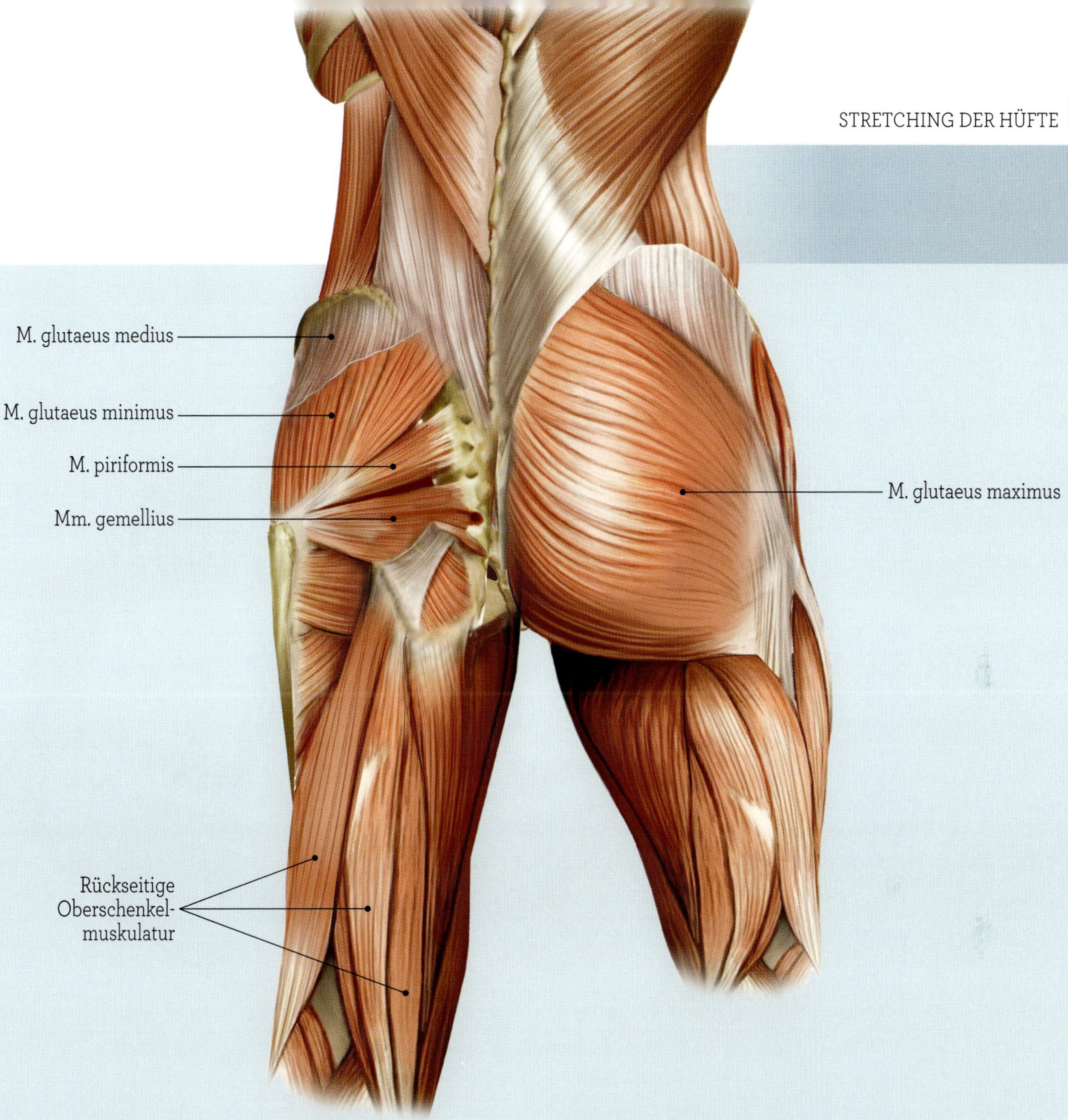

MM. GLUTAEI

Der M. glutaeus maximus, medius und minimus haben unterschiedliche Funktionen:

M. glutaeus maximus: Seine Hauptaufgabe ist die Hüftextension, obwohl er auch für die Außenrotation und Abduktion dieses Gelenks zuständig ist. Daher spielt er eine wichtige Rolle in der Bodenkontakt- und Stützphase beim Laufen. Er verleiht dem Läufer die nötige Kraft zum Vortrieb, weshalb er bei Sprintern stark entwickelt ist. Sein Ursprung befindet sich an Darmbein, Kreuzbein und Steißbein, sein Ansatz an der Tuberositas glutea des Oberschenkelknochens und am Tractus iliotibialis.

M. glutaeus medius: Er trägt etwas zur Hüftextension bei, aber seine Hauptaufgabe besteht in deren Abduktion, weshalb er während des Laufens für die richtige Ausrichtung der Beine sorgt und aktiv an den Seitwärtsbewegungen mitarbeitet, die bei vielen Sportarten erzeugt werden, wie beim Tennis, Fußball, Handball, Judo oder Volleyball. Sein Ursprung liegt am hinteren Teil des Darmbeins, sein Ansatz am Trochanter major des Oberschenkelknochens.

M. glutaeus minimus: Seine Hauptfunktion ist die Abduktion der Hüfte, obwohl er auch etwas zu deren Extension und Flexion beiträgt. Daher ist er, wie auch der M. glutaeus medius, an den Seitwärtsbewegungen und der Ausrichtung der unteren Extremitäten beim Laufen beteiligt. Seinen Ursprung hat er am hinteren Teil des Darmbeins, seinen Ansatz am Trochanter major des Oberschenkelknochens.

M. PIRIFORMIS

Seine Hauptaufgaben sind die Außenrotation und die Abduktion der Hüfte, weshalb sein Beitrag zum Gehen und Laufen dem des M. glutaeus medius und M. glutaeus minimus ähnelt, wenn er auch aufgrund seiner kleinen Größe und wenigen Kraft geringer ausfällt. Sein Ursprung befindet sich am Kreuzbein, sein Ansatz am Trochanter major des Oberschenkelknochens.

Statischer Schmetterling

AUSGANGSPOSITION
Setzen Sie sich auf den Boden oder eine Matte, falls Ihnen eine zur Verfügung steht. Beugen Sie die Knie und führen Sie die Fußsohlen zusammen, sodass die Füße auf die Außenseiten gestützt sind. Legen Sie die Hände auf die Innenfläche der Knie, ohne Druck darauf auszuüben.

AUSFÜHRUNG
Drücken Sie die Knie langsam nach unten, ohne die Fußsohlen auseinanderzubewegen. Aufgrund der Übung sollten Sie eine allmählich steigende Spannung in den Adduktoren spüren. Wenn Sie den optimalen Dehnungspunkt erreicht haben, bewegen Sie die Knie nicht weiter und üben Sie noch einige Sekunden lang denselben Druck auf sie aus.

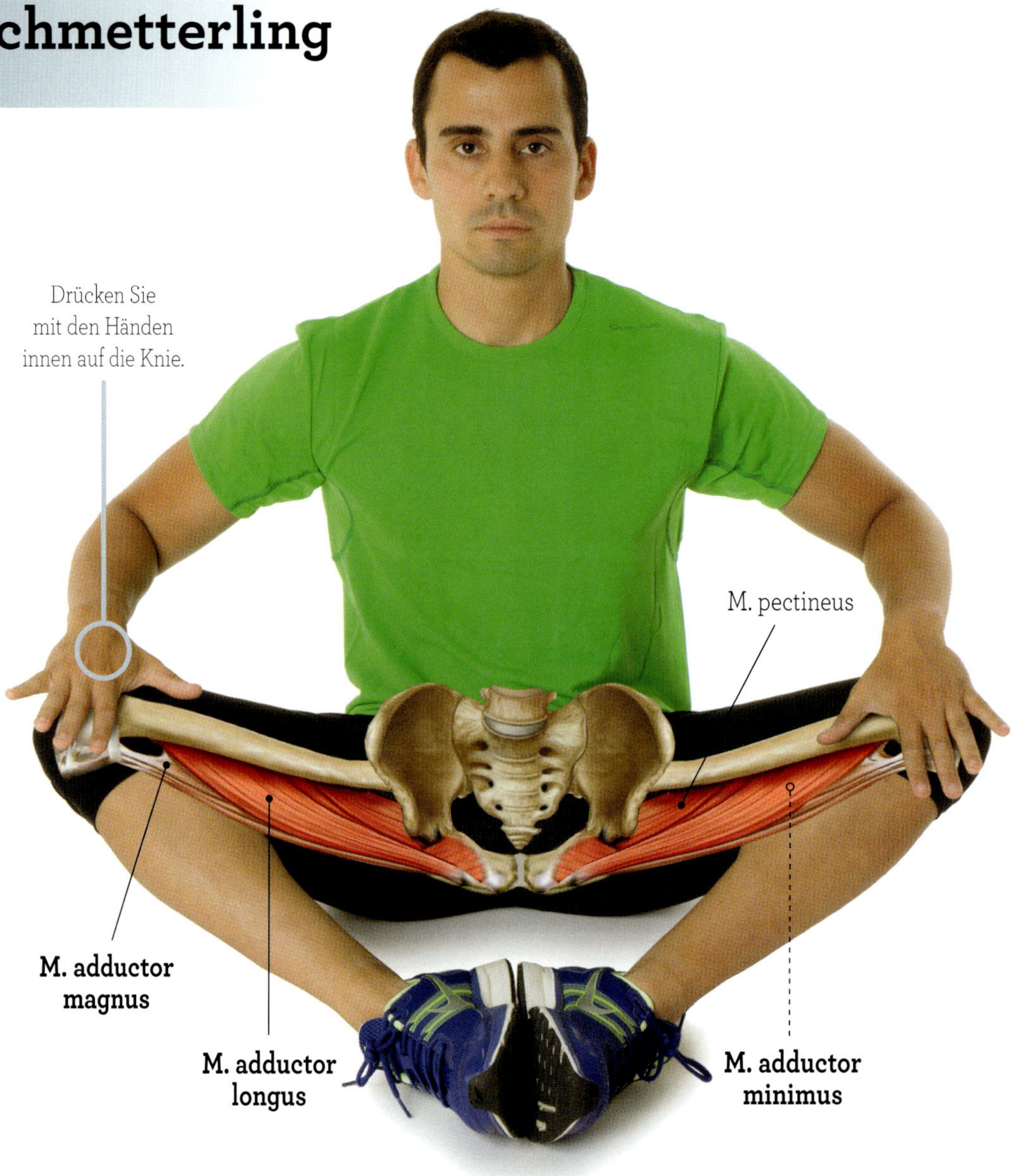

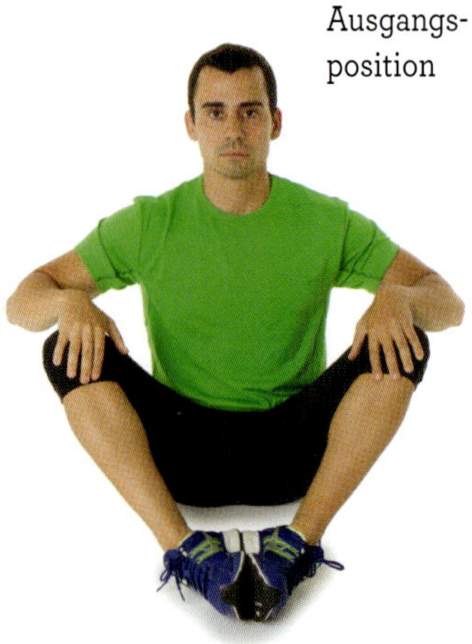

LEISTUNGSSTUFE	WH	DAUER
ANFÄNGER	2	20 s
FORTGESCHRITTENE	3	25 s
ERFAHRENE	3	30 s

VORSICHT

Üben Sie nicht zu viel Druck aus und führen Sie die Dehnung nicht zu schnell durch, da diese Muskeln zu Verletzungen neigen.

BESONDERS GEEIGNET

Für Sportler, die Laufen und Springen miteinander verbinden oder über unebenes Gelände laufen, wie 3.000-m-Hindernis-, Hürden-, Cross- oder Trailläufer.

Hüftabduktion mit Stütze

AUSGANGSPOSITION

Stellen Sie sich seitlich neben ein mindestens 40 cm hohes Stützelement. Legen Sie den näher an diesem Element stehenden Fuß darauf ab, sodass dessen Innenkante aufliegt. Das Knie bleibt dabei gestreckt. Das andere Bein sollte fest auf dem Boden stehen, da es Ihre Hauptstütze sein wird.

AUSFÜHRUNG

Beugen Sie das Knie des Standbeins. Dadurch senkt sich Ihr Körper allmählich und die Abduktion des gegenüberliegenden Hüftgelenks ist stärker ausgeprägt. Sie können eine Hand auf das Bein legen, das Sie dehnen, und die andere in die Taille stemmen, da dies bei der korrekten Ausführung der Übung und dem Halten des Gleichgewichts hilft.

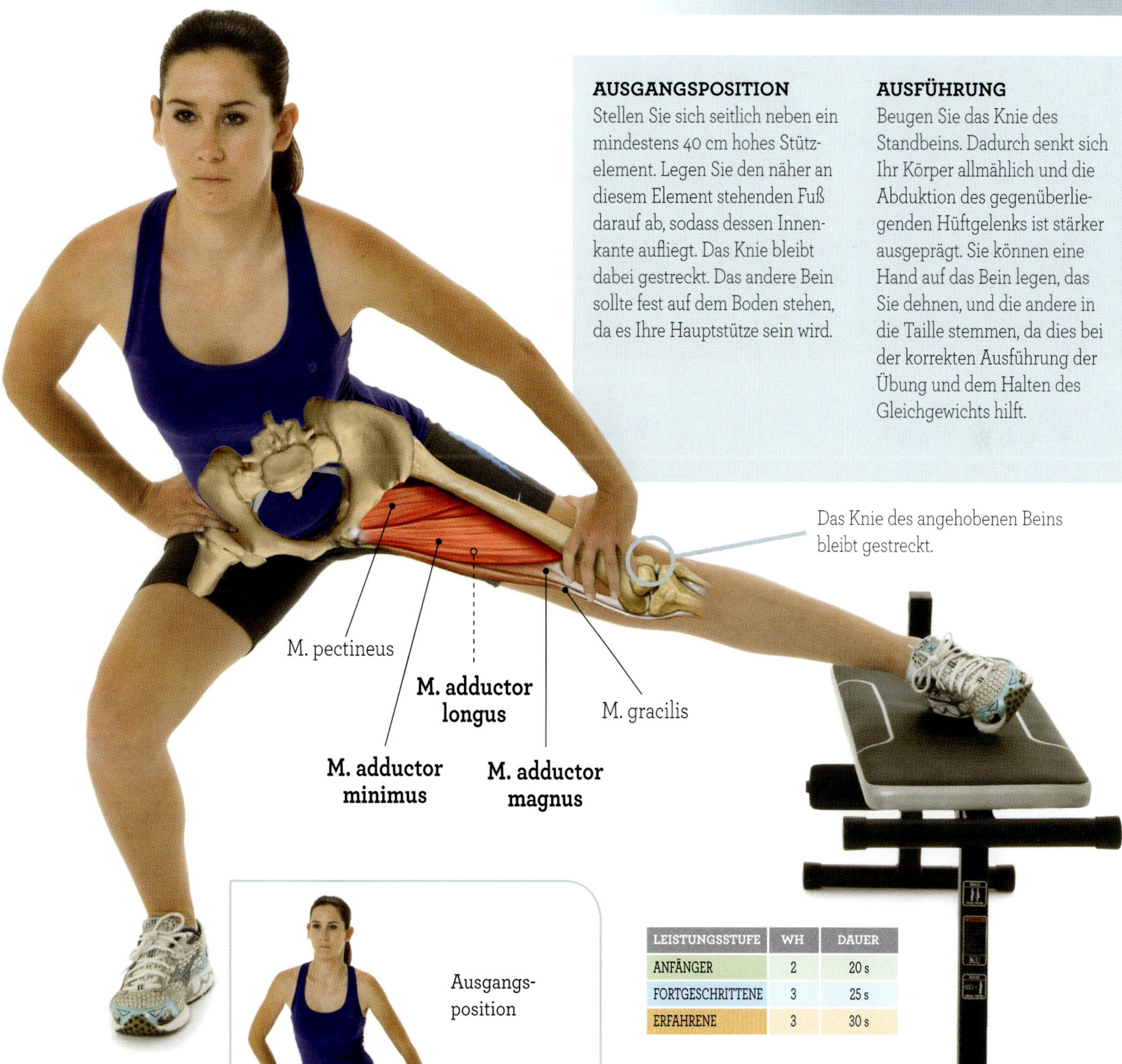

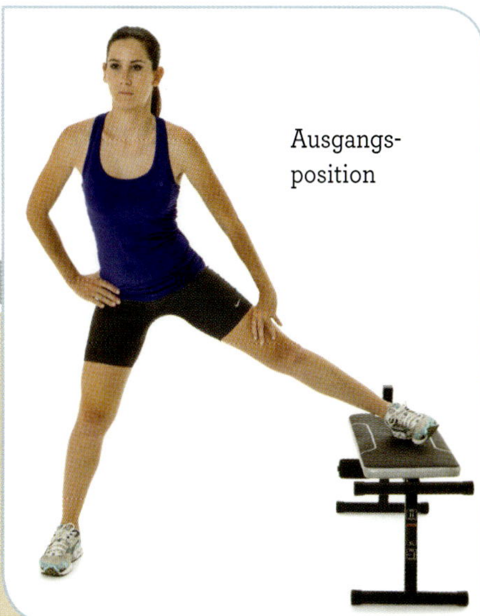

LEISTUNGSSTUFE	WH	DAUER
ANFÄNGER	2	20 s
FORTGESCHRITTENE	3	25 s
ERFAHRENE	3	30 s

VORSICHT

Stellen Sie sicher, dass Sie in einer stabilen Position stehen, in der Sie das Gleichgewicht halten können und die es Ihnen ermöglicht, die Bewegung zum gewünschten Zeitpunkt zu stoppen.

BESONDERS GEEIGNET

Für Läufer, die über unebenes Gelände laufen, Hürden oder Hindernisse überqueren müssen, wie bei 100-m-Hürden- oder Crossläufen. Außerdem für Mannschaftssportler, die laufen müssen, seien es auch nur kurze Strecken.

Abwechselnde Hüftabduktion

AUSGANGSPOSITION
Stellen Sie die Füße etwa doppelt so weit wie schulterbreit auseinander. Kein Fuß sollte weiter vorn stehen als der andere, um während der Ausführung der Übung einen stabilen Stand zu gewährleisten. Stemmen Sie die Hände in die Hüfte oder Taille.

AUSFÜHRUNG
Beugen Sie ein Knie und verlagern Sie das Gewicht auf diese Seite. Dadurch wird die gegenüberliegende Hüfte abduziert. Während Sie den Körperschwerpunkt senken, neigen Sie den Rumpf etwas nach vorn. So können Sie leichter das Gleichgewicht halten.

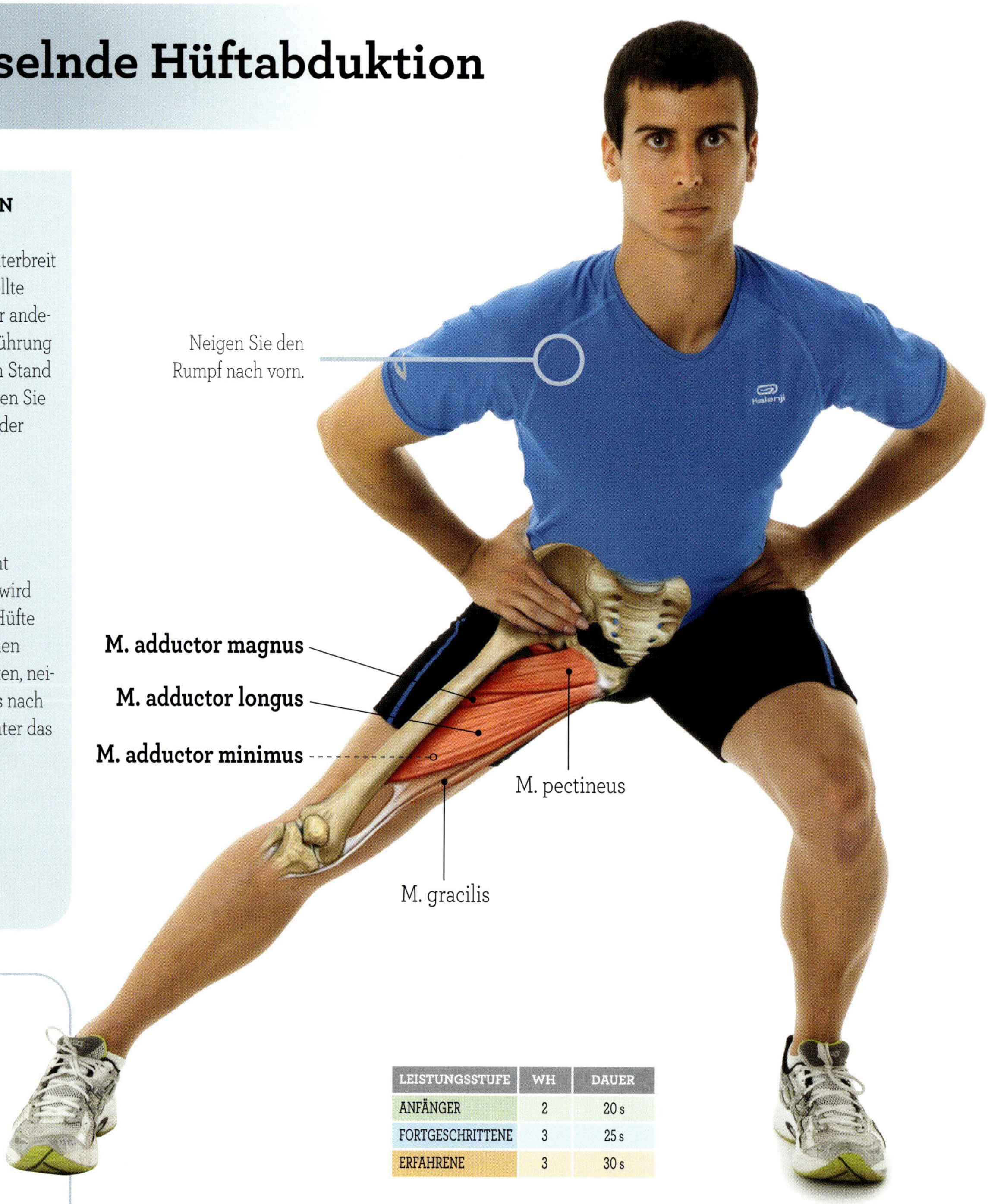

Ausgangsposition

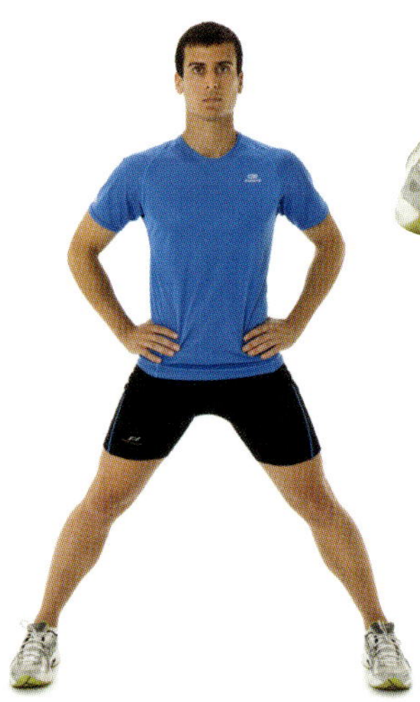

LEISTUNGSSTUFE	WH	DAUER
ANFÄNGER	2	20 s
FORTGESCHRITTENE	3	25 s
ERFAHRENE	3	30 s

VORSICHT
Vermeiden Sie es, während der Ausführung der Übung die Füße zu verschieben.

BESONDERS GEEIGNET
Für Hürdenläufer, da das Nachziehbein beim Überqueren der Hürde sehr flexibel sein muss, sowie für Cross- und Hindernisläufer. Außerdem für Athleten, die Sportarten betreiben, bei denen Laufen mit Richtungswechseln, Stoppen und Starten eine Rolle spielt, wie bei der Mehrheit der Mannschaftssportarten.

Schmetterling im Liegen

LEISTUNGSSTUFE	WH	DAUER
ANFÄNGER	2	20 s
FORTGESCHRITTENE	3	25 s
ERFAHRENE	3	30 s

AUSGANGSPOSITION
Legen Sie sich auf den Rücken auf den Boden, beugen Sie die Knie und führen Sie die Fußsohlen zusammen. Sie können die Hände in die Hüfte stemmen oder in der Nähe der Knie auf die Innenseiten der Oberschenkel legen, wenn Sie diese als Unterstützung nutzen möchten.

AUSFÜHRUNG
Senken Sie die Knie, sodass sich die Distanz zwischen ihnen vergrößert und sie sich dem Boden nähern. Wenn Sie die Intensität der Dehnung steigern möchten, können Sie mit den Händen auf die Innenseiten der Oberschenkel drücken, damit diese sich noch ein paar Zentimeter weiter bewegen.

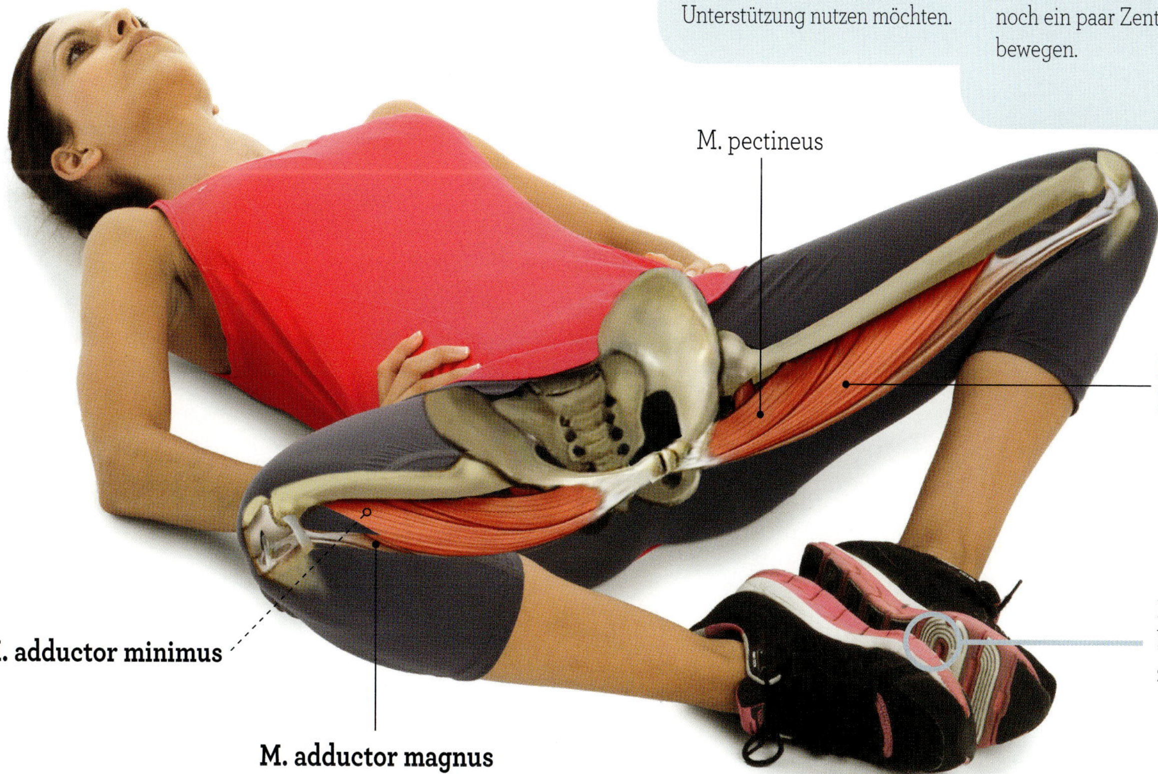

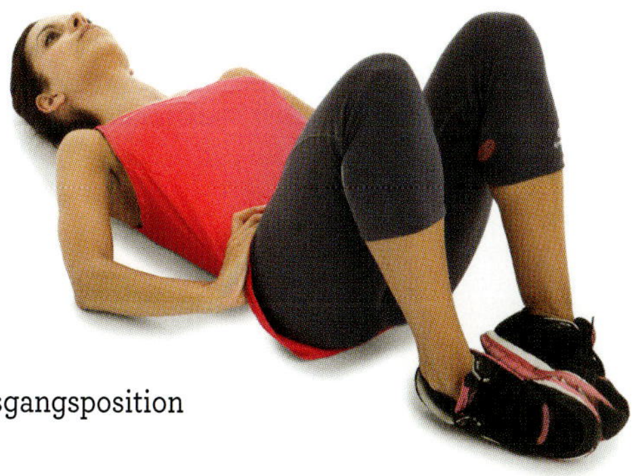

Ausgangsposition

VORSICHT

Vermeiden Sie es, zu viel Druck auf die Oberschenkel auszuüben, vor allem, wenn Sie diese Übung nicht häufig ausführen.

BESONDERS GEEIGNET

Für Cross-, Hürden- und Hindernisläufer sowie Athleten, die Mannschaftssportarten, die Laufen beinhalten, oder Rückschlagsportarten betreiben.

Adduktion mit seitlicher Stütze

AUSGANGSPOSITION
Wählen Sie eine Stütze, die etwa 40 cm hoch ist, wie einen Schemel, Stuhl, Hocker oder Ähnliches, und stützen Sie den Unterarm darauf ab. Das Bein auf der Seite, auf der Sie sich abstützen, ist gestreckt und die Fußaußenkante hat Bodenkontakt. Das andere Bein steht vor dem ersten Bein. Sein Knie ist etwa 90° gebeugt und die Fußsohle steht auf dem Boden.

AUSFÜHRUNG
Entspannen Sie diese Position, sodass sich die Hüfte senkt und sich ihr Adduktionsgrad erhöht. Nutzen Sie die Stütze der Hände und des Fußes, der vor dem gestreckten Bein steht, um sicherzustellen, dass die Bewegung jederzeit langsam und kontrolliert ist.

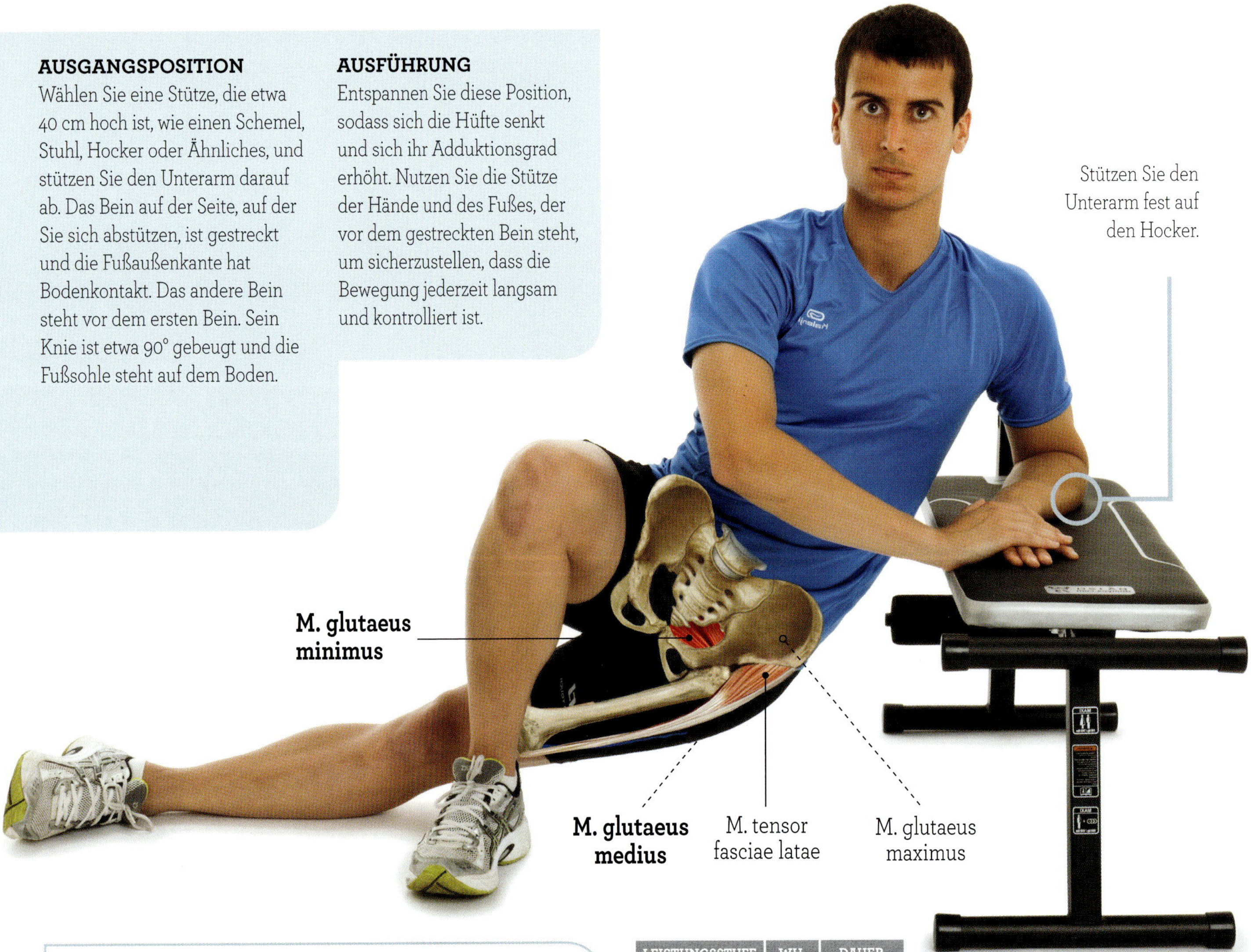

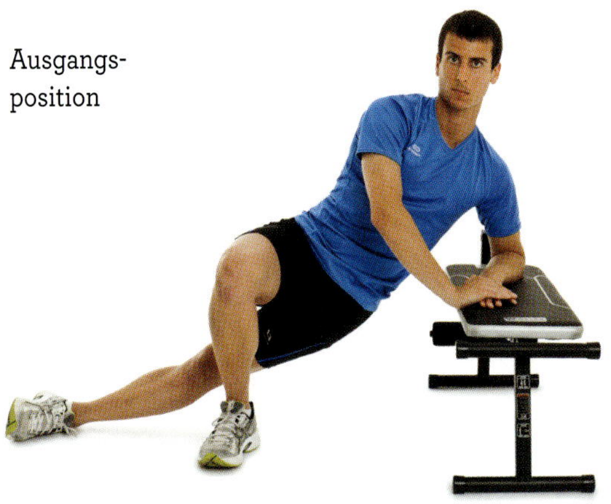

LEISTUNGSSTUFE	WH	DAUER
ANFÄNGER	2	20 s
FORTGESCHRITTENE	3	20 s
ERFAHRENE	3	30 s

VORSICHT
Benutzen Sie eine Stütze, die Ihre Stabilität garantiert, deren Basis breit genug ist und über eine ausreichende Haftung verfügt, damit sie nicht unter dem Druck Ihres Körpers nachgibt.

BESONDERS GEEIGNET
Für Hürden- und Hindernisläufer, aber auch für Langstreckenläufer sowie Athleten, die Rückschlagsportarten oder andere Disziplinen betreiben, die Seitwärtsbewegungen erfordern.

Im Stehen hinten kreuzen

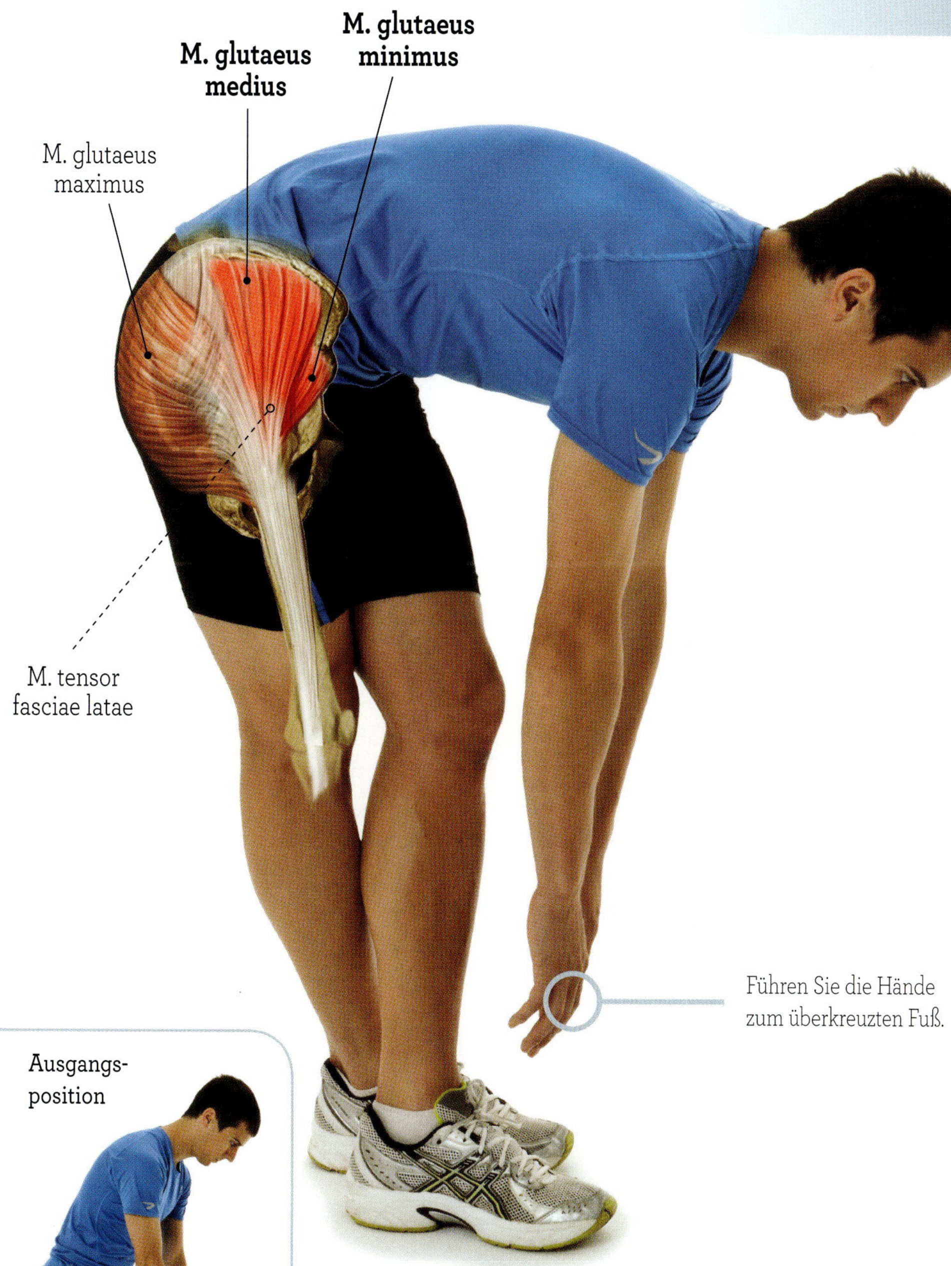

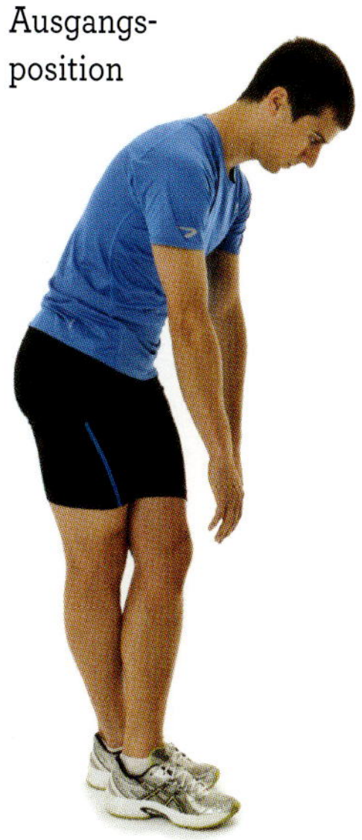

AUSGANGSPOSITION
Kreuzen Sie einen Fuß hinter dem anderen, neigen Sie den Rumpf leicht nach vorn und lassen Sie die Arme entspannt hängen. Das Knie des vorderen Beins ist leicht gebeugt, während das andere vollkommen gestreckt ist.

AUSFÜHRUNG
Neigen Sie den Rumpf weiter nach vorn und in Richtung der Seite des Fußes, der gekreuzt ist. Führen Sie die Hände so nah wie möglich an diesen Fuß heran. Sie können das vordere Knie etwas stärker beugen, aber das andere Knie muss während der gesamten Übung gestreckt bleiben.

LEISTUNGSSTUFE	WH	DAUER
ANFÄNGER	2	20 s
FORTGESCHRITTENE	2	20 s
ERFAHRENE	3	30 s

VORSICHT

Beginnen Sie die Übung mit einer stabilen Ausgangsposition und bedenken Sie, dass sich der Körperschwerpunkt mit der Neigung des Rumpfs verändert.

BESONDERS GEEIGNET

Für Langstreckenläufer, da sich diese Distanzen auf den Tractus iliotibialis auswirken, sowie für Hürdenläufer und Athleten, die Rückschlagsportarten, Judo, Taekwondo, Volleyball und andere Disziplinen betreiben, die Seitwärtsbewegungen erfordern.

Im Stehen hinten kreuzen mit Stütze

AUSGANGSPOSITION
Stützen Sie beide Hände auf einen hohen Gegenstand, wie die Rückenlehne einer Bank oder etwas Ähnliches, auf das Sie während der Übungsausführung zurückgreifen können. Neigen Sie den Rumpf leicht nach vorn und stellen Sie einen Fuß hinter den anderen. Das Knie des hinteren Beins sollte gestreckt sein.

AUSFÜHRUNG
Beugen Sie das Knie des vorderen Beins, um Ihren Körperschwerpunkt zu senken, und lassen Sie den hinteren Fuß über dessen Außenkante gleiten, sodass sich die Beine überkreuzen. Das hintere Bein bleibt jederzeit gestreckt.

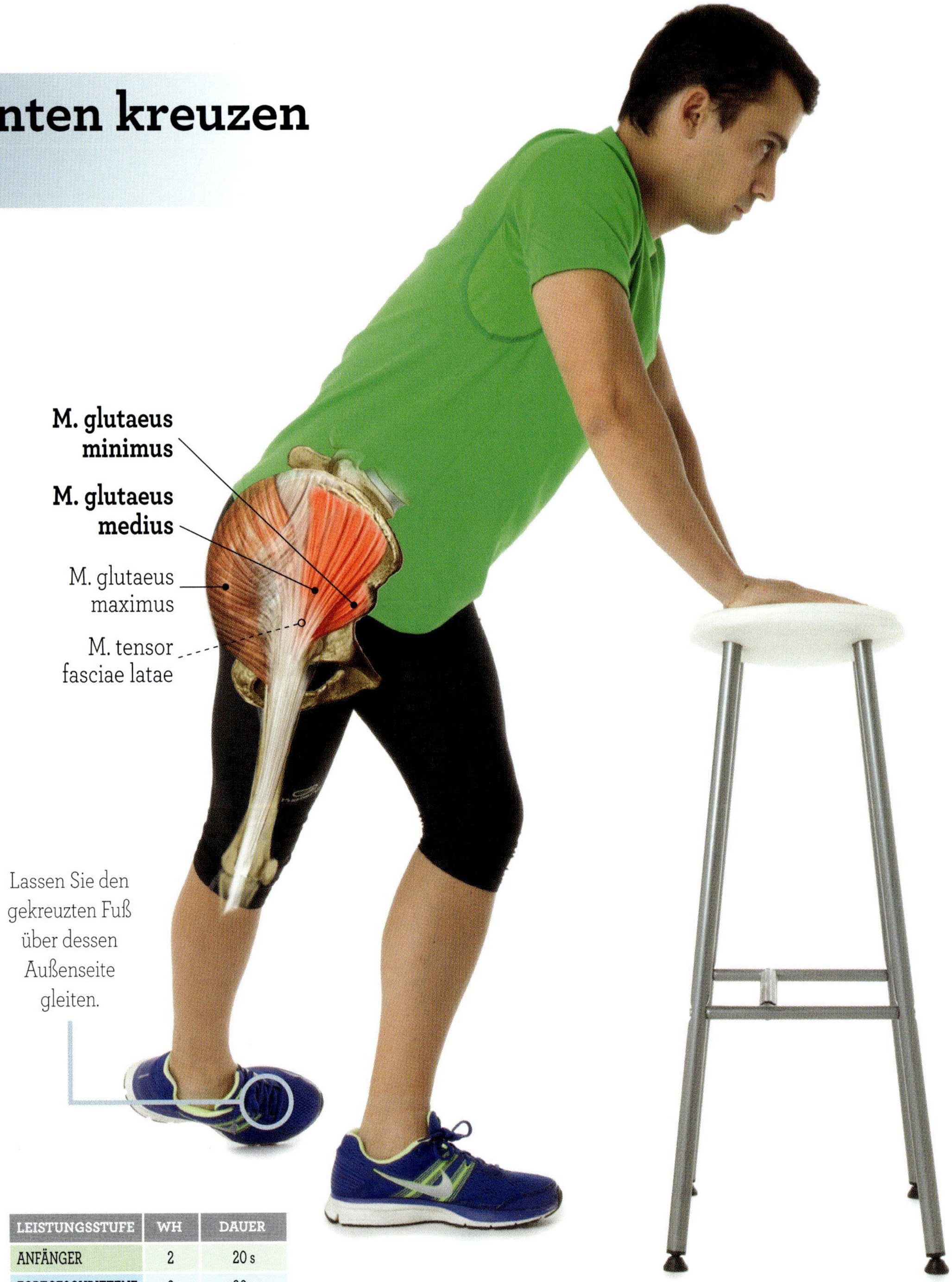

Ausgangsposition

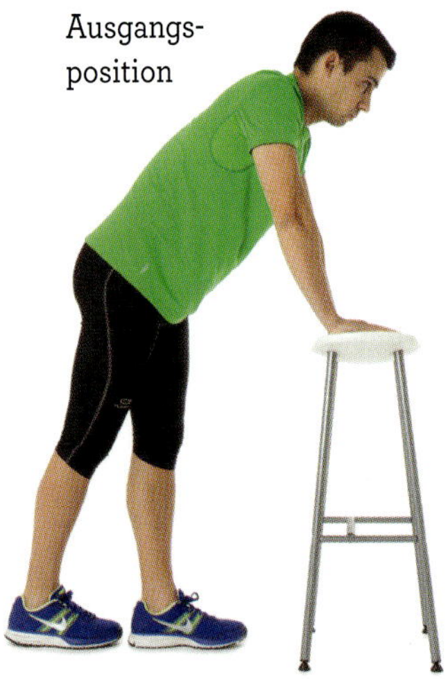

LEISTUNGSSTUFE	WH	DAUER
ANFÄNGER	2	20 s
FORTGESCHRITTENE	3	20 s
ERFAHRENE	3	30 s

VORSICHT
Benutzen Sie eine feste Stütze, da Sie sich daran festhalten müssen, um das Gleichgewicht zu halten.

BESONDERS GEEIGNET
Für Langstreckenläufer sowie Hürden- oder Hindernisläufer.

Ritter

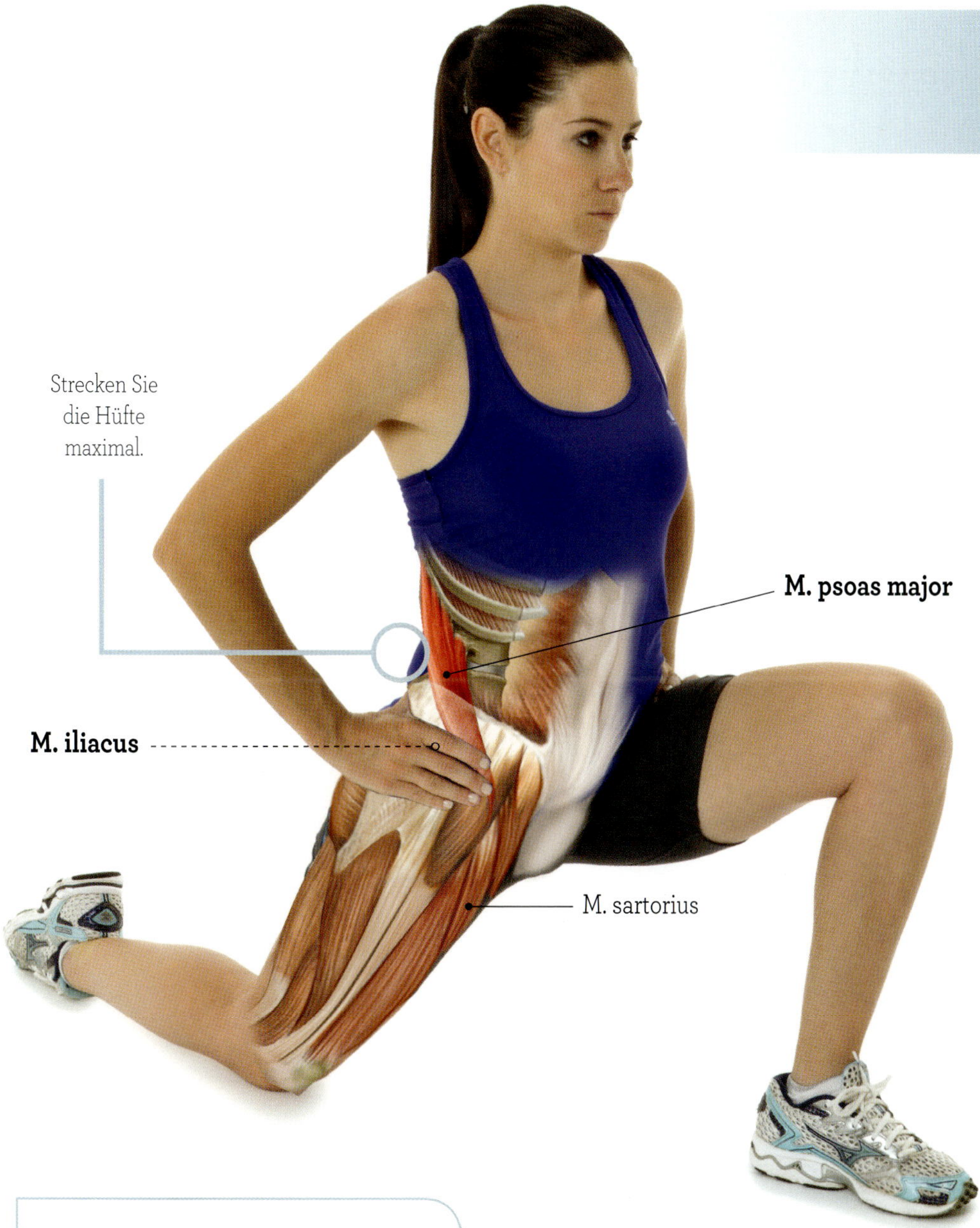

AUSGANGSPOSITION
Stellen Sie ein Knie mit einer Beugung von etwa 90° auf den Boden. Das andere Bein ist vorn. Dessen Knie ist ebenfalls etwa 90° gebeugt und der Fuß steht auf dem Boden. Sie können die Hände in die Taille oder auf den Oberschenkel des vorderen Beins stützen. Sie können sie aber auch benutzen, wenn es Ihnen schwerfällt, das Gleichgewicht zu halten. In jedem Fall bleibt der Rumpf senkrecht zum Boden.

AUSFÜHRUNG
Bewegen Sie den Körper nach vorn, sodass das Hüftgelenk des hinteren Bein gestreckt wird und sich der Flexionsgrad des vorderen Knies erhöht. Sie werden eine Spannung im vorderen Beckenbereich spüren, wenn Sie den Körper nach vorn bringen.

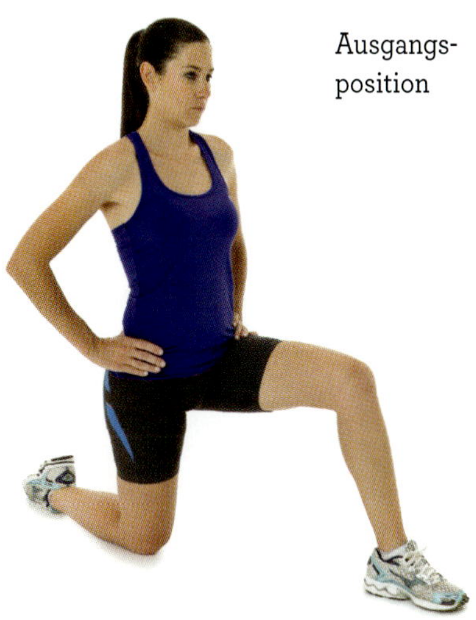
Ausgangs-position

LEISTUNGSSTUFE	WH	DAUER
ANFÄNGER	2	20 s
FORTGESCHRITTENE	3	25 s
ERFAHRENE	3	30 s

VORSICHT
Ihre Position sollte jederzeit stabil bleiben. Benutzen Sie, wenn möglich, eine Matte.

BESONDERS GEEIGNET
Für Sprinter, Hürden- und Hindernisläufer sowie für Personen, die aufgrund einer übertriebenen Lordose (Vorwärtskrümmung) der Lendenwirbelsäule oder Anteversion des Beckens Beschwerden mit der Lendenwirbelsäule haben.

Tiefer Ausfallschritt

AUSGANGSPOSITION
Stellen Sie einen Fuß vor den anderen, sodass die Distanz zwischen den beiden so groß wie möglich ist, Sie aber noch einen festen Stand haben. Der vordere Fuß sollte komplett auf dem Boden stehen, der hintere nur mit dem vorderen Teil. Der Rücken ist aufrecht und senkrecht zum Boden und die Arme hängen entspannt seitlich am Körper oder stützen auf dem Oberschenkel des vorderen Beins.

AUSFÜHRUNG
Beugen Sie das Knie des vorderen Beins, sodass sich Ihr Körperschwerpunkt senkt und nach vorn bewegt. Das Hüftgelenk des hinteren Beins sollte so stark gestreckt wie möglich sein. Sie können sich mit beiden Händen auf dem Oberschenkel des vorderen Beins abstützen, um die Stabilität und Kontrolle über die Bewegung zu erhöhen.

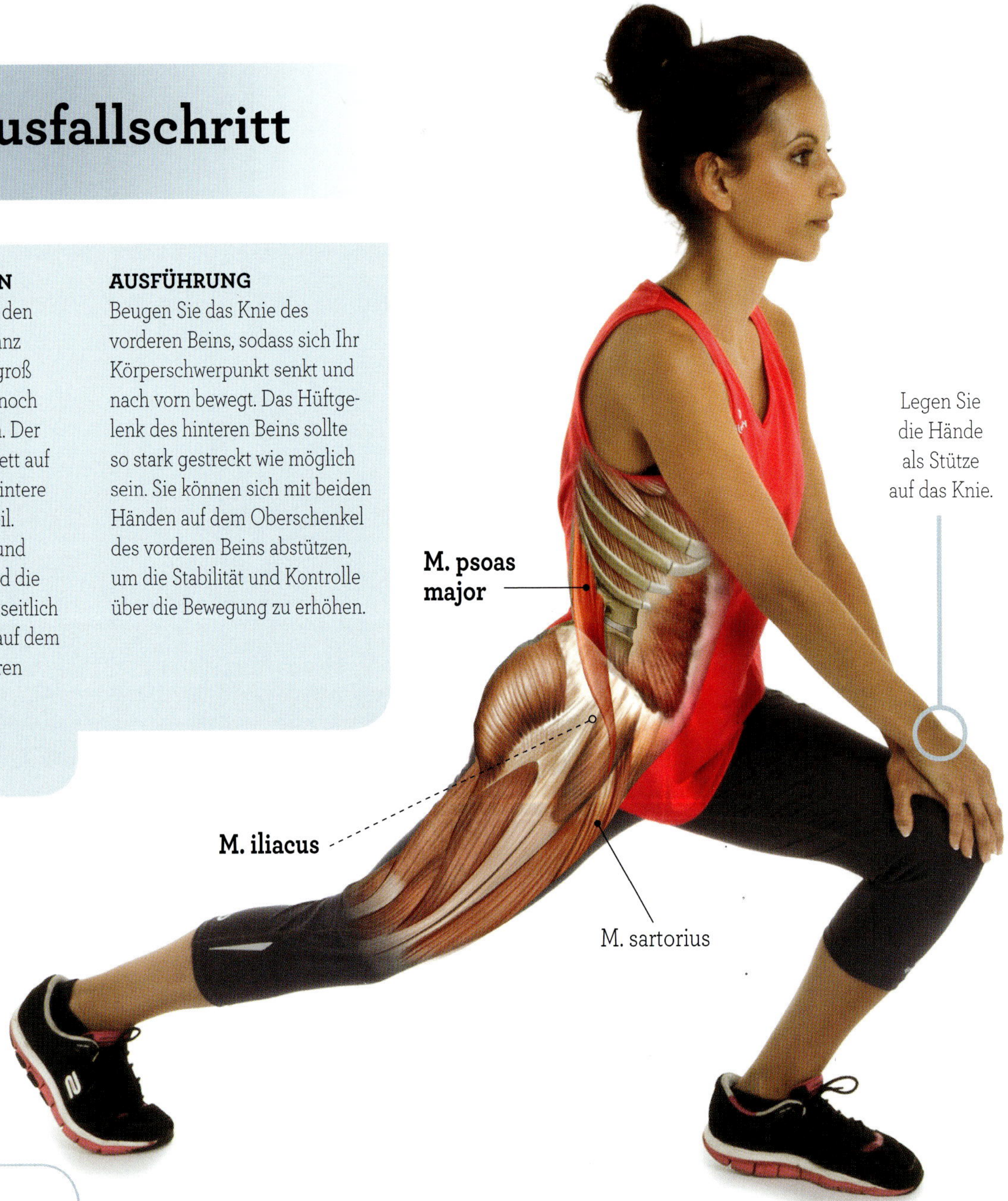

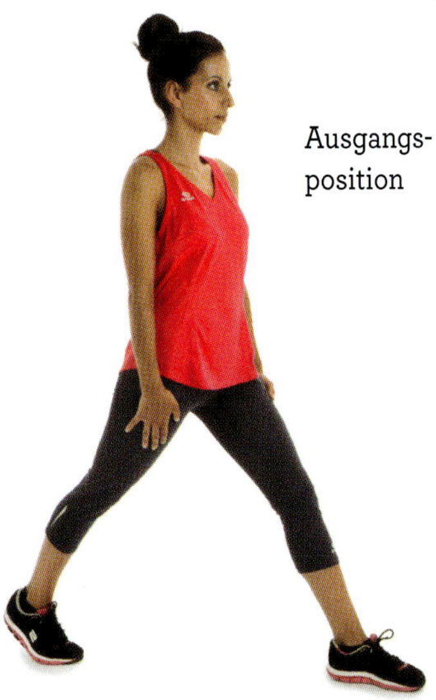
Ausgangs-position

LEISTUNGSSTUFE	WH	DAUER
ANFÄNGER	2	20 s
FORTGESCHRITTENE	3	25 s
ERFAHRENE	3	30 s

VORSICHT
Prüfen Sie, ob die Entfernung zwischen den Füßen angemessen ist, indem Sie den Anfang der Bewegung ausführen, bevor Sie die komplette Übung durchführen.

BESONDERS GEEIGNET
Für Sprinter, Hürden-, Hindernis- oder Trailläufer sowie für Personen, die aufgrund einer Anteversion des Beckens Beschwerden im Lendenbereich haben.

Im Liegen die Beine überkreuzen

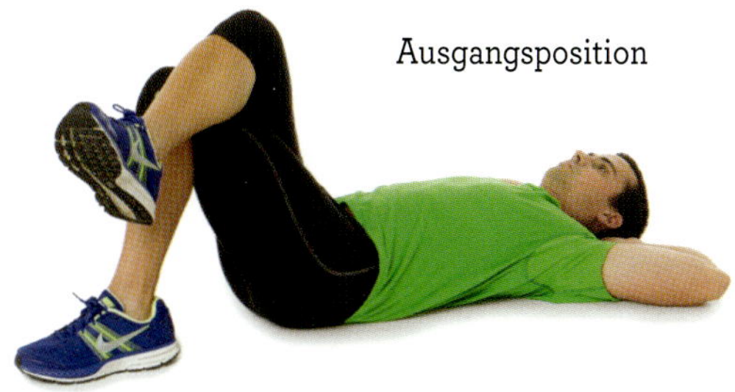

AUSGANGSPOSITION

Legen Sie sich auf den Rücken und stellen Sie einen Fuß auf den Boden. Das entsprechende Knie ist etwa 75° gebeugt. Schlagen Sie das andere Bein darüber und entspannen Sie es, sodass das Knie gebeugt ist und der Fuß herunterhängt. Sie können die Hände unter den Kopf oder die Arme entspannt neben den Körper legen.

AUSFÜHRUNG

Ziehen Sie mit dem oberen Bein das andere in Richtung der Mittellinie des Körpers. Dadurch wird das gebeugte Hüftgelenk adduziert. Heben Sie während des Ziehens nicht den unteren Rücken vom Boden. Sie werden eine Spannung in den Mm. glutaei spüren, die Sie einige Sekunden lang halten sollten.

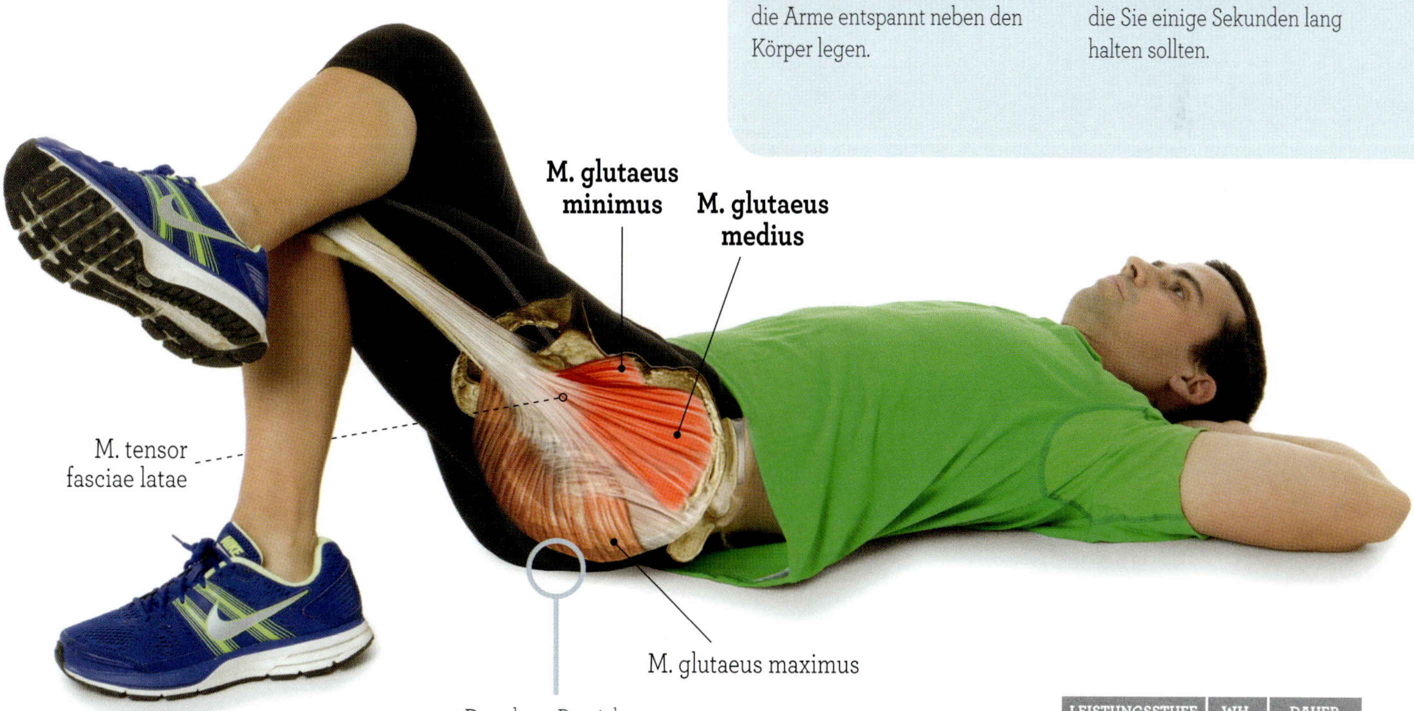

LEISTUNGSSTUFE	WH	DAUER
ANFÄNGER	2	25 s
FORTGESCHRITTENE	3	25 s
ERFAHRENE	3	30 s

VORSICHT

Der untere Rücken sollte jederzeit Bodenkontakt haben oder sehr nah am Boden sein, auch wenn dadurch das Bein nicht so weit gezogen werden kann, um die Übung richtig auszuführen und ihre Effektivität nicht zu verringern.

BESONDERS GEEIGNET

Für Sprinter, Hürden- und Trailläufer, da sie in der Impulsphase besonders viel Kraft aufwenden müssen. Diese Sportler beanspruchen die Mm. glutaei sehr stark, um Höhenunterschiede zu überwinden, zu springen und beim Laufen schnell zu beschleunigen.

Am übergeschlagenen Bein ziehen

AUSGANGSPOSITION
Setzen Sie sich und strecken Sie ein Bein nach vorn. Schlagen Sie das andere Bein mit gebeugtem Knie über das erste, sodass die Außenkante des Fußes den Boden berührt. Legen Sie eine Hand auf das gebeugt Knie und benutzen Sie die andere als Stütze.

AUSFÜHRUNG
Ziehen Sie an dem Knie, das Sie festhalten, um es anzuheben und die gebeugte Hüfte zu adduzieren. Der Fuß des übergeschlagenen Beins steht nun auf der Fußsohle. Achten Sie darauf, dass dieses Ziehen keine Rumpfrotation hervorruft und die Gesäßmuskeln nicht den Bodenkontakt verlieren.

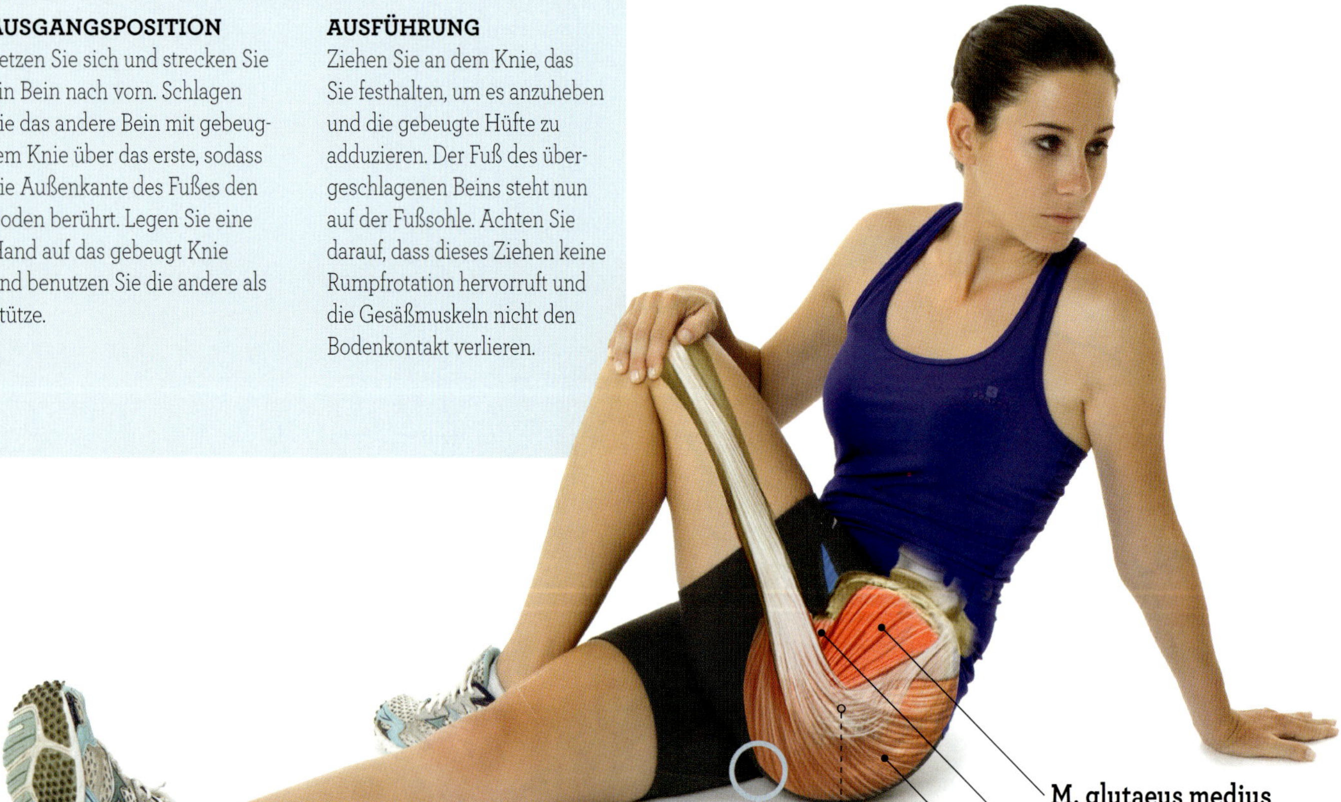

LEISTUNGSSTUFE	WH	DAUER
ANFÄNGER	2	25 s
FORTGESCHRITTENE	3	25 s
ERFAHRENE	3	30 s

Ausgangs-position

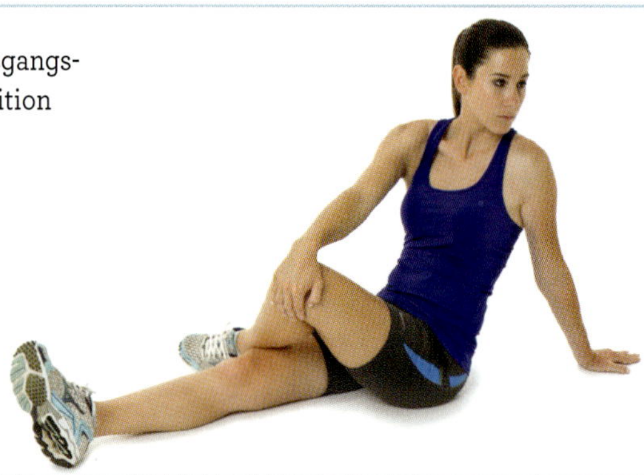

VORSICHT
Achten Sie darauf, dass der Fuß des übergeschlagenen Beins fest steht und Sie das Knie sicher festhalten.

BESONDERS GEEIGNET
Für Sprinter, Hürden- und Hindernisläufer sowie Athleten, die in der Natur laufen, wie Cross- oder Trailläufer.

Im Liegen am Knie ziehen

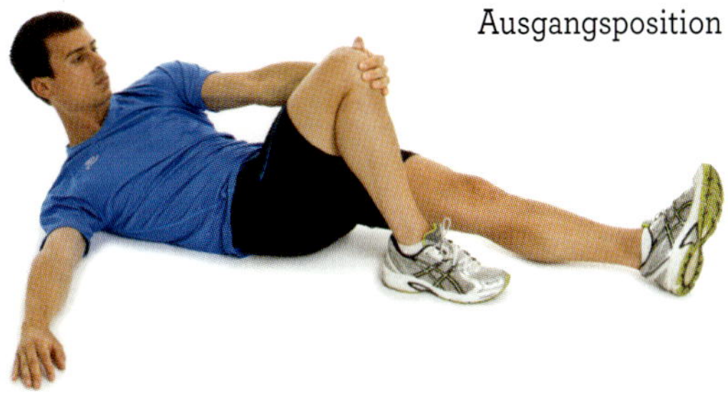

AUSGANGSPOSITION
Legen Sie sich auf den Rücken und beugen Sie an einem Bein Hüftgelenk und Knie. Das andere Bein ist gestreckt und entspannt. Halten Sie das gebeugte Knie mit der gegenüberliegenden Hand vorn fest. Die freie Hand ist entspannt und der Arm liegt fast in einer Linie mit den Schultern auf dem Boden.

AUSFÜHRUNG
Ziehen Sie an dem gebeugten Knie, sodass das Bein den Körper kreuzt und das Hüftgelenk maximal gebeugt und adduziert ist. Halten Sie den Zug am Punkt der maximalen Dehnung, um die Wirksamkeit der Übung zu optimieren.

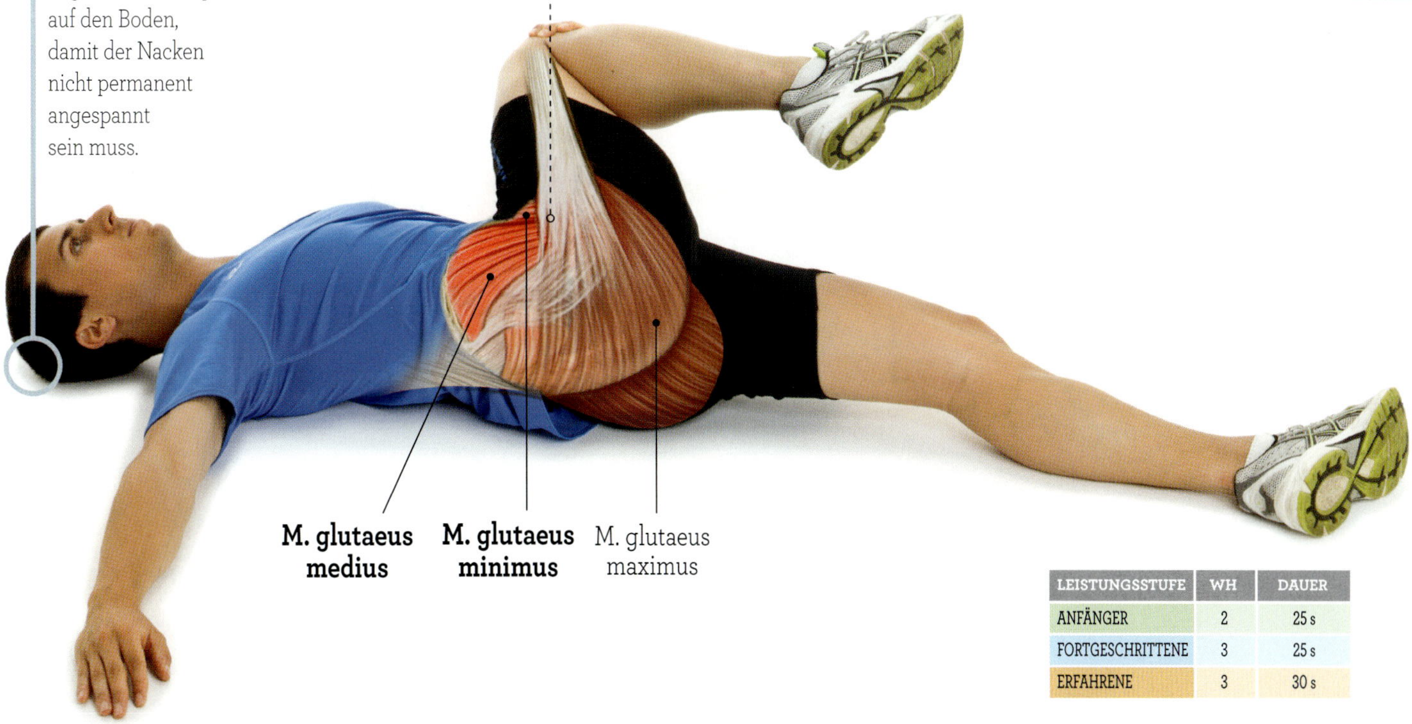

LEISTUNGSSTUFE	WH	DAUER
ANFÄNGER	2	25 s
FORTGESCHRITTENE	3	25 s
ERFAHRENE	3	30 s

VORSICHT
Diese Übung birgt keine besonderen Risiken in sich. Daher reicht es, wenn Sie sie korrekt ausführen, um gute Ergebnisse zu erzielen.

BESONDERS GEEIGNET
Für Sprinter, Hürden-, Hindernis- oder Crossläufer sowie für Sportler, die Beschwerden im Bereich der Gesäßmuskulatur haben.

Knie zur Brust ziehen

AUSGANGSPOSITION
Setzen Sie sich, strecken Sie ein Bein nach vorn und schlagen Sie das andere mit leicht gebeugtem Knie darüber. Halten Sie dieses Knie mit beiden Händen unten vorn fest und halten Sie den Rücken aufrecht. Beide Füße berühren mit der Ferse den Boden.

AUSFÜHRUNG
Ziehen Sie das Knie, das Sie festhalten, zur Brust. Dadurch wird das Hüftgelenk maximal gebeugt und der Fuß hebt sich vom Boden. Er kreuzt dabei aber weiterhin das entspannte Bein. Wenn Sie eine Spannung in den Gesäßmuskeln spüren, bewegen Sie das Knie nicht weiter und halten Sie die Position einige Sekunden lang.

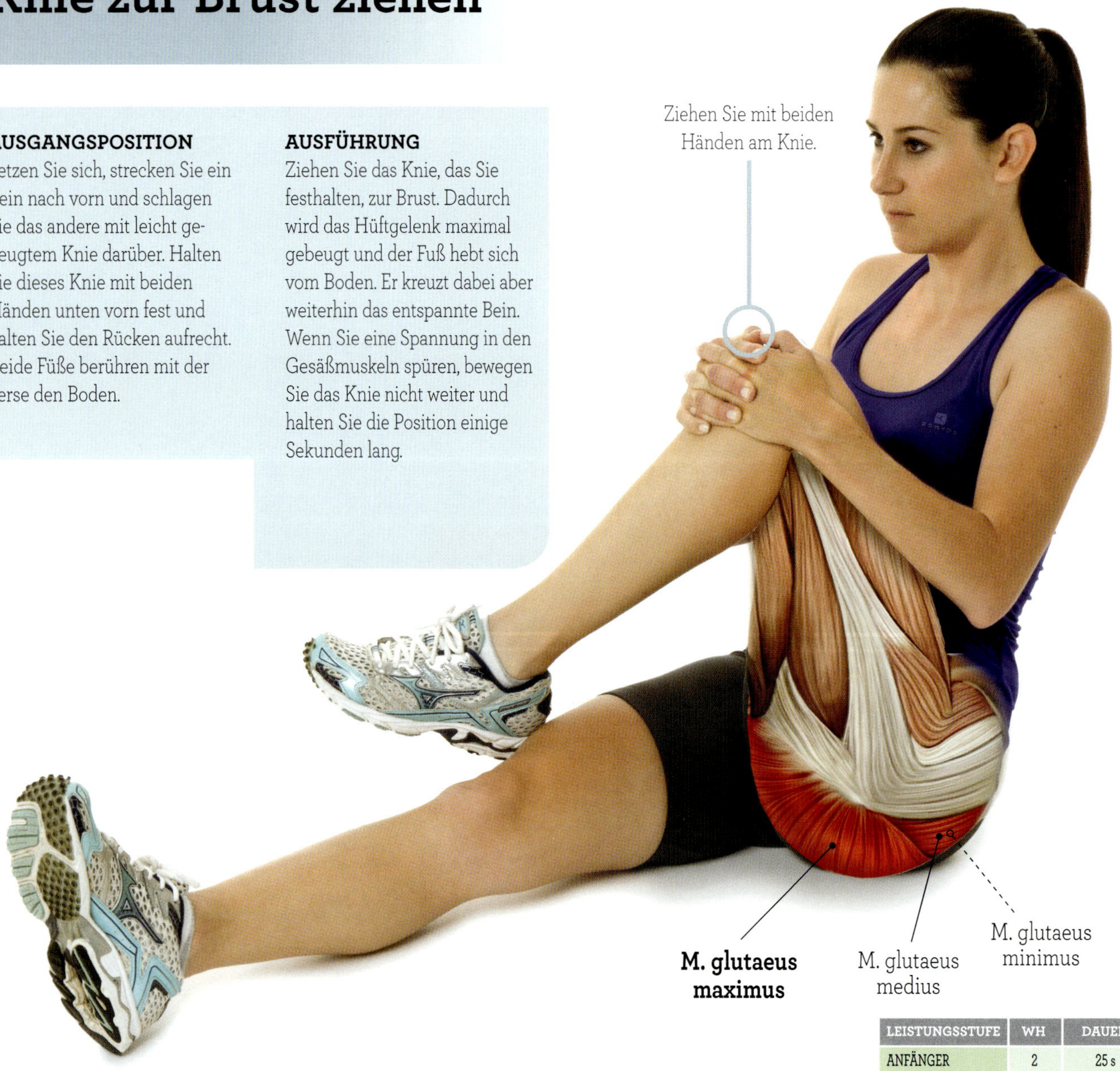

LEISTUNGSSTUFE	WH	DAUER
ANFÄNGER	2	25 s
FORTGESCHRITTENE	2	30 s
ERFAHRENE	3	30 s

Ausgangs-position

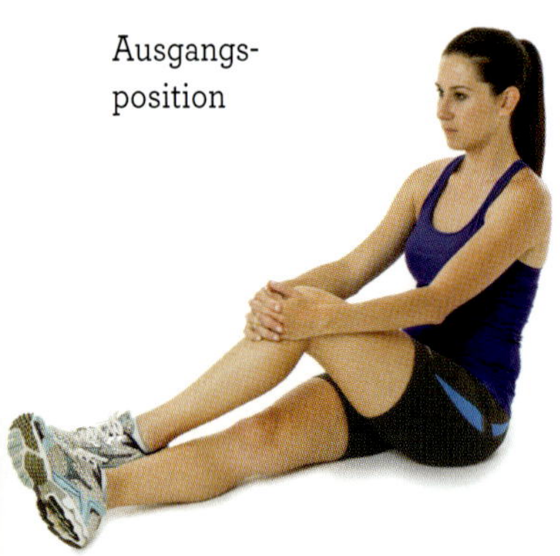

VORSICHT
Sie benötigen beide Hände, um den erforderlichen Zug zu erreichen. Daher sollten Sie sicherstellen, dass Sie die Übung mit einer stabilen Ausgangsposition beginnen.

BESONDERS GEEIGNET
Für Crossläufer und vor allem auch für Trailläufer sowie Läufer, die Hindernisse überqueren müssen, Sprinter, Triathleten und Personen, die Beschwerden im Bereich der Gesäßmuskulatur haben.

Der Sitz

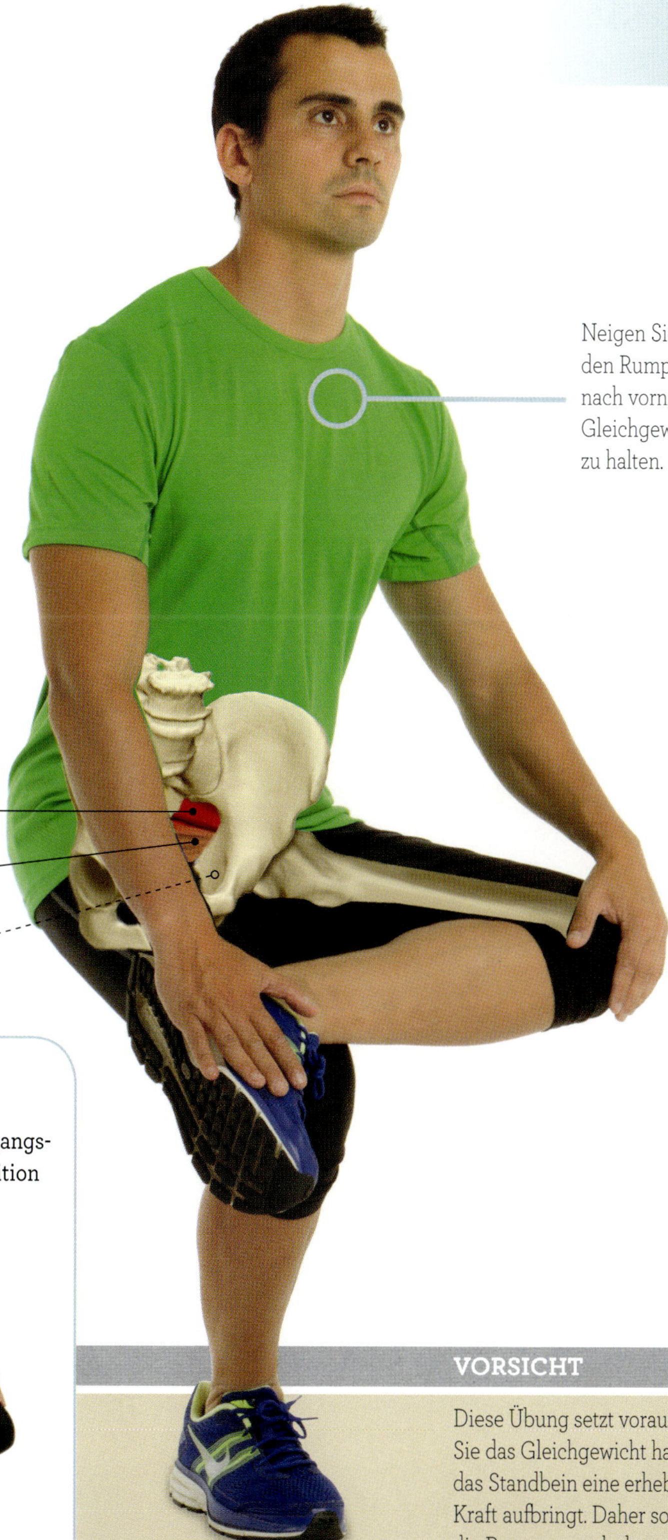

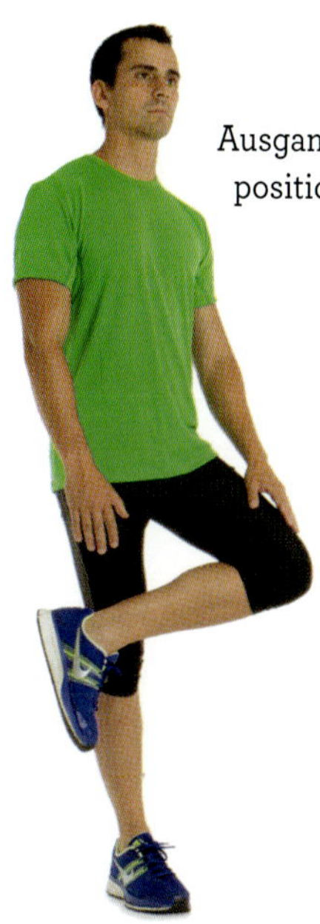

AUSGANGSPOSITION

Legen Sie einen Fuß mit dem Außenknöchel auf den oberen Bereich des Knies des gestreckten Standbeins. Der Rücken ist aufrecht und senkrecht zum Boden, die Arme hängen entspannt seitlich am Körper.

AUSFÜHRUNG

Beugen Sie langsam Knie und Hüftgelenk des Standbeins, bis Sie fast sitzen. Um das Gleichgewicht zu halten, müssen Sie den Rumpf nach vorn neigen. Lassen Sie die Hände auf Knie und Fußinnenseite gleiten, was ebenfalls die Stabilität der Position unterstützt.

LEISTUNGSSTUFE	WH	DAUER
ANFÄNGER	2	15 s
FORTGESCHRITTENE	2	20 s
ERFAHRENE	2	25 s

VORSICHT

Diese Übung setzt voraus, dass Sie das Gleichgewicht halten und das Standbein eine erhebliche Kraft aufbringt. Daher sollten Sie die Bewegung sehr langsam und kontrolliert ausführen.

BESONDERS GEEIGNET

Für Personen, die Beschwerden im Bereich der Gesäßmuskulatur haben, Sprinter und Trailläufer.

Im Liegen zur Brust ziehen

AUSGANGSPOSITION
Legen Sie sich auf den Rücken und legen Sie die Arme entspannt neben dem Körper ab. Beugen Sie ein Knie etwa 90°, sodass die Fußsohle komplett auf dem Boden steht. Schlagen Sie das andere Bein über das erste und lassen Sie es darauf ruhen.

AUSFÜHRUNG
Halten Sie den Oberschenkel des auf dem Boden stehenden Beins mit beiden Händen fest und ziehen Sie es zur Brust. Dadurch werden beide Hüftgelenke gebeugt und die Knie nähern sich der Brust. Halten Sie die Dehnung so lange, wie es bei Ihrer Leistungsstufe angemessen ist.

Ausgangsposition

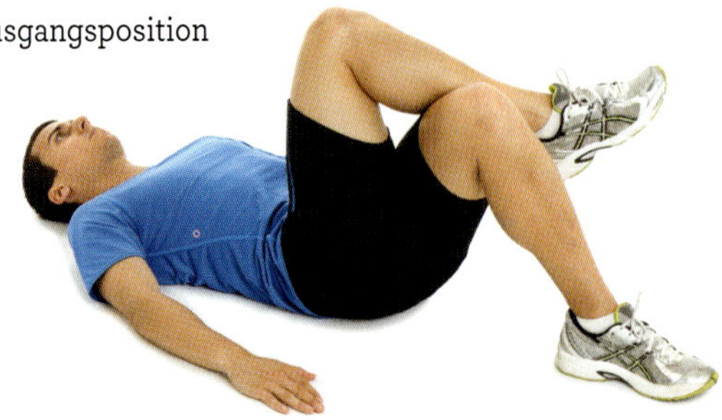

LEISTUNGSSTUFE	WH	DAUER
ANFÄNGER	2	15 s
FORTGESCHRITTENE	2	20 s
ERFAHRENE	2	25 s

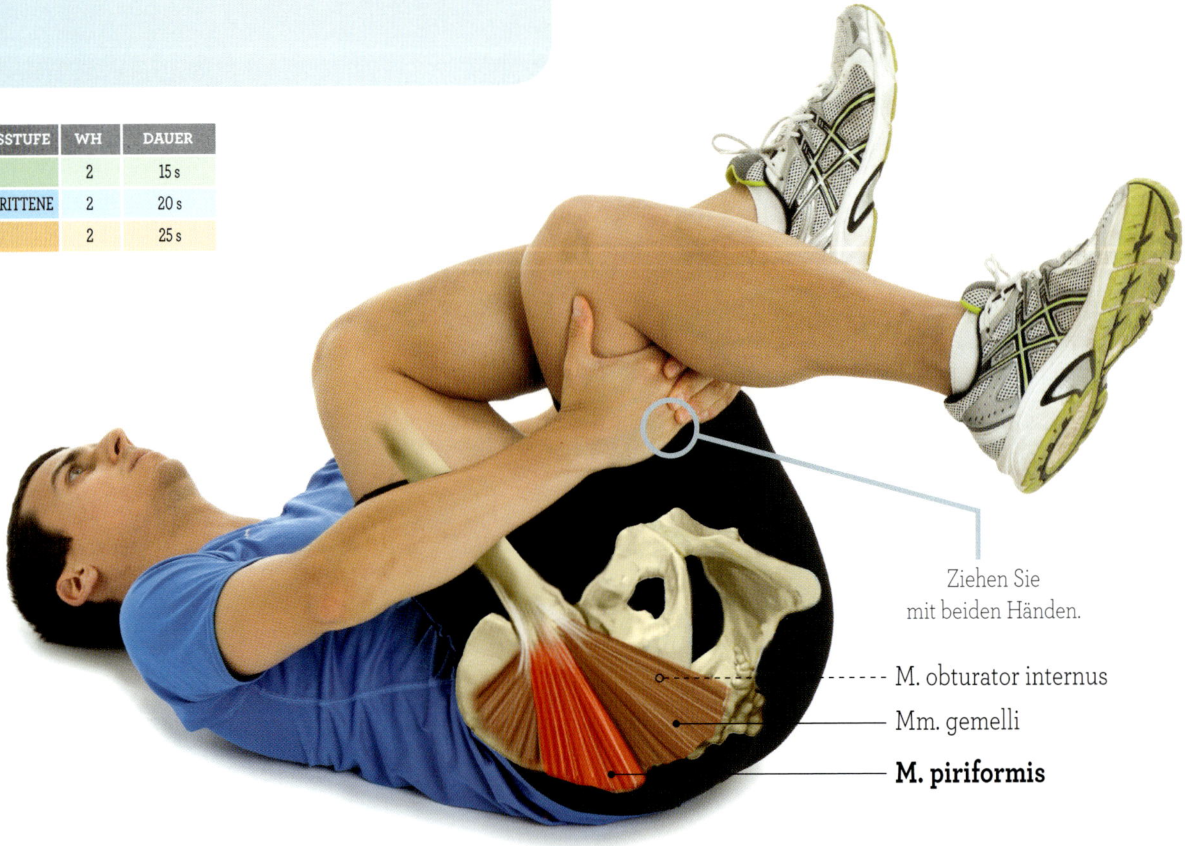

VORSICHT
Legen Sie den Kopf auf den Boden, um unnötiges Anspannen der Nackenmuskulatur zu vermeiden.

BESONDERS GEEIGNET
Für Läufer im Allgemeinen, vor allem für Sprinter, Trail- und Hürdenläufer sowie Athleten, die Sprungdisziplinen betreiben, und Personen, die Beschwerden im Bereich der Gesäßmuskulatur haben.

Der Sitz mit Stütze

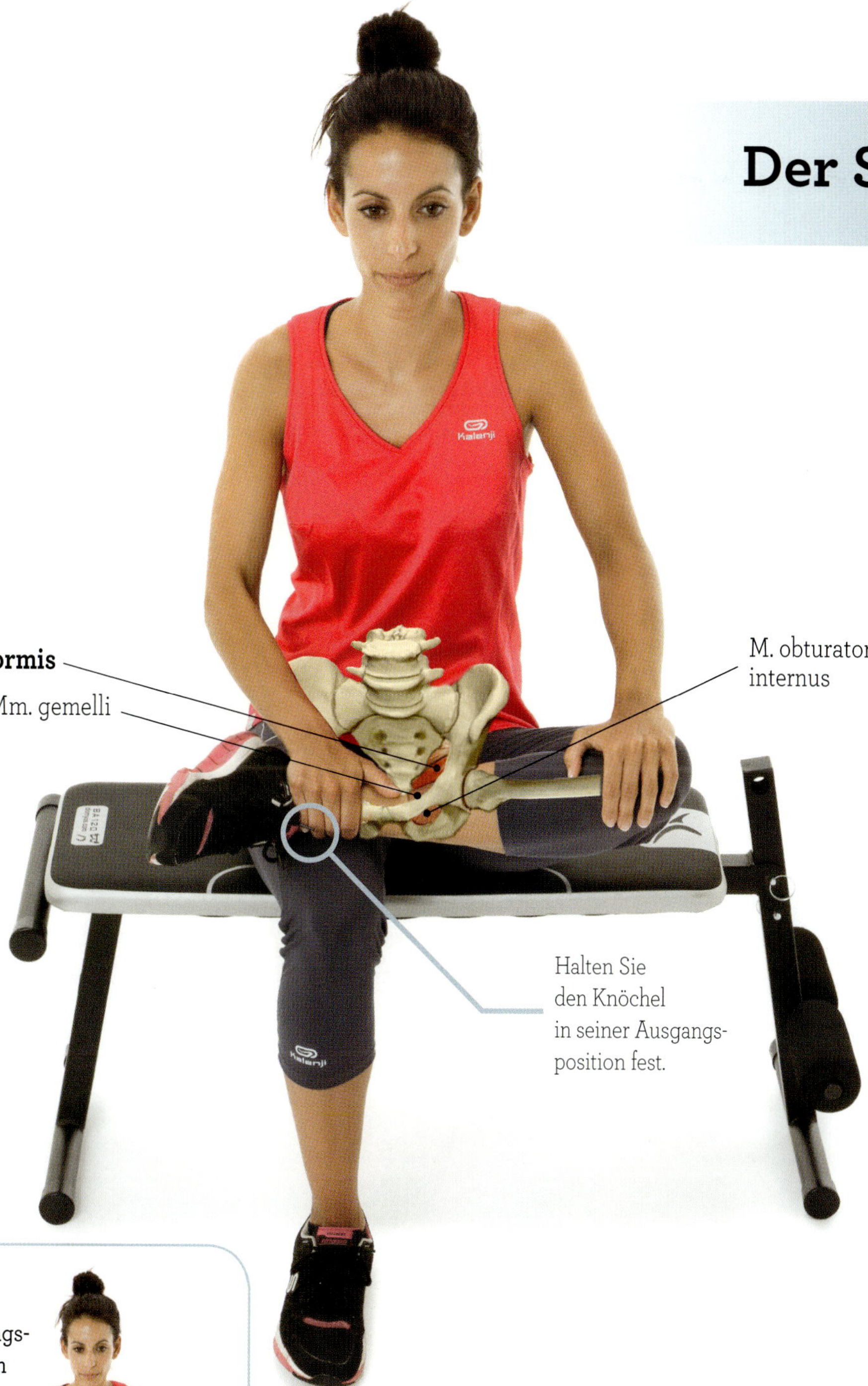

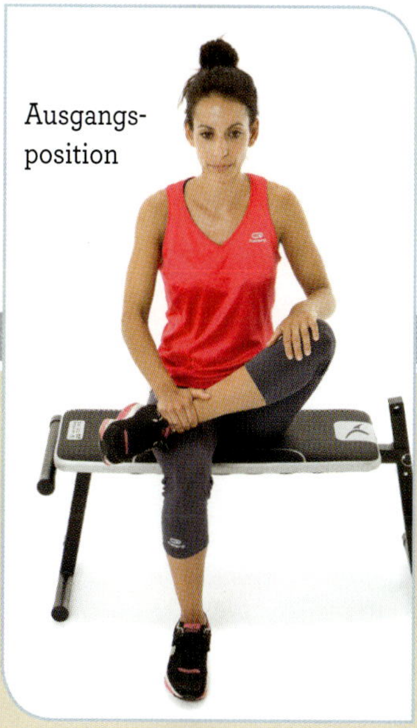

AUSGANGSPOSITION

Setzen Sie sich auf einen Schemel, einen Hocker oder etwas Ähnliches. Stellen Sie einen Fuß auf den Boden, sodass das Knie 90° gebeugt ist, und legen Sie den Außenknöchel des anderen Beins darauf ab. Legen Sie eine Hand auf den Knöchel und die andere auf das Knie desselben Beins.

AUSFÜHRUNG

Drücken Sie mit der Hand, die auf dem Knie liegt, auf das Knie und senken Sie es dadurch. Der Knöchel bleibt dabei in der Ausgangsposition. Wenn Sie den optimalen Dehnungspunkt erreicht haben, drücken Sie das Bein nicht noch weiter nach unten, aber üben Sie weiterhin leichten Druck darauf aus, um die gedehnten Muskeln länger zu spannen.

LEISTUNGSSTUFE	WH	DAUER
ANFÄNGER	2	15 s
FORTGESCHRITTENE	2	20 s
ERFAHRENE	2	25 s

VORSICHT

Vermeiden Sie es, übermäßigen Druck auf das Knie auszuüben, da die Muskeln, die Sie dehnen, vergleichsweise klein sind.

BESONDERS GEEIGNET

Für Personen, die im Bereich der Gesäßmuskulatur Beschwerden haben, Sprinter und Crossläufer.

STRETCHING DER UNTEREN EXTREMITÄTEN

M. QUADRICEPS FEMORIS
Er besteht aus vier Muskeln, die sich wie eine funktionelle Einheit verhalten und sich auf der Vorderseite des Oberschenkels befinden. Seine Hauptaufgabe ist die Extension des Knies, weshalb er verhindert, dass dieses sich beim Bodenkontakt und praktisch während der gesamten Stützphase beim Laufen beugt. Er trägt auf besondere Weise zur Dämpfung des Stoßes bei, den der initiale Kontakt des Fußes mit dem Boden verursacht. Der M. quadriceps femoris besteht aus den folgenden Muskeln:
M. rectus femoris: Er hat seinen Ursprung an der Spina iliaca anterior inferior am Darmbein. Seinen Ansatz teilt er mit leichten Variationen mit dem M. vastus intermedius, lateralis und medialis. Dieser befindet sich durch die Quadrizepssehne an der Kniescheibe und durch die Patellarsehne an der Tuberositas tibiae am Schienbein.
M. vastus intermedius: Sein Ursprung liegt im vorderen und lateralen Bereich der Oberschenkelknochenschafts.
M. vastus lateralis: Er hat seinen Ursprung an der Linea aspera, dem Trochanter major und der Tuberositas glutea des Oberschenkelknochens.
M. vastus medialis: Sein Ursprung befindet sich entlang der Linea aspera des Oberschenkelknochens.

RÜCKSEITIGE OBERSCHENKELMUSKULATUR
Sie besteht aus drei Muskeln, die für die Hüftextension und Knieflexion zuständig sind. Daher sind sie in der gesamten Bodenkontaktphase beim Laufen unerlässlich, besonders beim initialen Bodenkontakt, da sie dazu beitragen, die Hüftflexion zu bremsen. Außerdem sind sie am Impuls im Schlussteil der Stützphase und zu Beginn der Oszillationsphase beteiligt.
M. biceps femoris: Der Ursprung seines langen Kopfs befindet sich am Sitzbein und am Ligamentum sacrotuberale. Der kurze Kopf hat seinen Ursprung an der Linea aspera und am Condylus lateralis des Oberschenkelknochens. Sein Ansatz ist der Kopf und laterale Bereich des Wadenbeins sowie der Condylus lateralis des Schienbeins.
M. semitendinosus: Sein Ursprung befindet sich am Sitzbein, sein Ansatz im oberen Bereich des Schienbeinschafts und am Pes anserinus.
M. semimembranosus: Sein Ursprung liegt am Sitzbein, sein Ansatz am Condylus medialis des Schienbeins.

M. GASTROCNEMIUS
Seine Hauptfunktion ist die Plantarflexion des Sprunggelenks. Daher ist er aktiv an der mittleren und finalen Stützphase beteiligt und trägt in hohem Maße zum Impuls für das Abstoßen und die Luft- oder Flugphase bei. Sein Ursprung befindet sich am Condylus medialis und lateralis des Oberschenkelknochens. Sein Ansatz verläuft über die Achillessehne am Fersenbein.

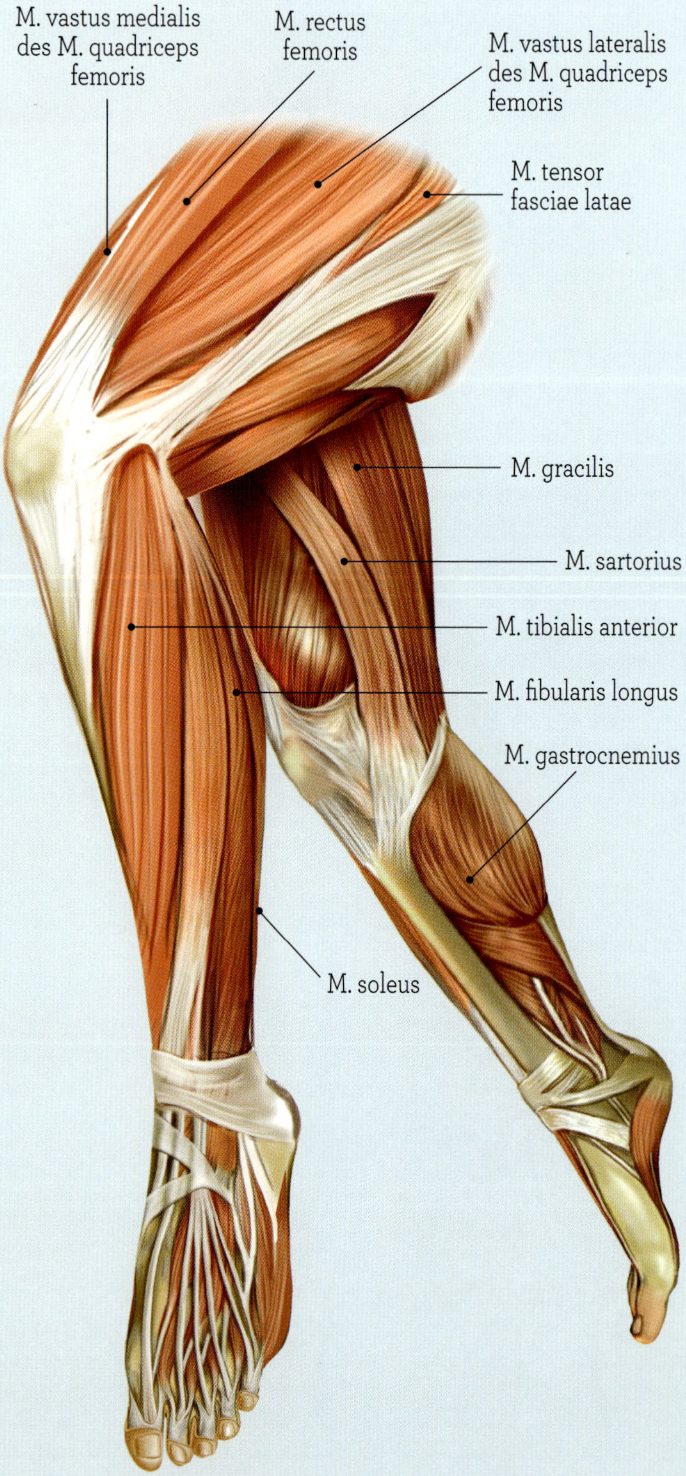

M. SOLEUS
Seine Hauptaufgabe teilt er mit dem M. gastrocnemius, weshalb sein Beitrag zum Laufen derselbe oder ein sehr ähnlicher ist. Sein Ursprung befindet sich am Kopf und im oberen Drittel des Wadenbeinschafts sowie an der Linea musculi solei des Schienbeins. Den Ansatz hat er mit dem M. gastrocnemius gemeinsam: Sein Ansatz verläuft über die Achillessehne am Fersenbein.

M. TIBIALIS ANTERIOR
Seine Hauptaufgabe ist die Dorsalflexion des Sprunggelenks. Daher trägt er zur Dämpfung und Stabilität des Sprunggelenks beim initialen Bodenkontakt bei. Außerdem ist er dafür verantwortlich, die Fußspitze während der gesamten Oszillationsphase anzuheben, was das Anheben des Beins erleichtert und Stolpern verhindert. Sein Ursprung befindet sich am Condylus des Schienbeins, den oberen beiden Dritteln des Schienbeinschafts und an der Membrana interossea zwischen Schien- und Wadenbein. Seinen Ansatz hat er am ersten Keilbein und am ersten Mittelfußknochen.

MM. FIBULARES
Drei von diesen Muskeln mit unterschiedlichen Funktionen werden im Folgenden beschrieben. Auf den vierten werden wir nicht eingehen, da er nur bei wenigen Individuen vorhanden ist und diesen keine funktionellen Vorteile bietet.
M. fibularis longus: Seine Hauptaufgabe ist die Eversion des Sprunggelenks, weshalb er zu dessen Stabilität beiträgt, vor allem während der Stützphase. Sein Ursprung befindet sich am Kopf und in den oberen beiden Dritteln des Wadenbeinschafts, sein Ansatz am ersten Keilbein und ersten Mittelfußknochen.
M. fibularis brevis: Seine Hauptaufgabe ist ebenfalls die Eversion des Sprunggelenks und er trägt zu dessen Stabilität beim Laufen bei. Sein Ursprung befindet sich in den unteren beiden Dritteln des Wadenbeins, sein Ansatz am fünften Mittelfußknochen.
M. fibularis tertius: Die Hauptfunktion des kleinsten der drei Muskeln ist die Dorsalflexion des Sprunggelenks. Daher arbeitet er in der Oszillationsphase und beim initialen Bodenkontakt mit dem M. tibialis anterior zusammen und hebt die Fußspitze an. Sein Ursprung befindet sich im unteren Drittel des Wadenbeins, sein Ansatz am fünften Mittelfußknochen.

PLANTARAPONEUROSE
Hierbei handelt es sich nicht um einen Muskel, sondern um eine widerstandsfähige, dreieckige Membran aus Bindegewebe, die sich an der Fußsohle befindet. Sie ist dafür verantwortlich, das Fußgewölbe aufrechtzuerhalten, und spielt daher angesichts der Spannungen, die beim Laufen entstehen, eine große Rolle für die strukturelle Integrität des Fußes. Außerdem bildet sie einen Befestigungspunkt einiger Fußmuskeln.
Sie entspringt an der Unterseite des Fersenbeins und ist an den ersten Zehenknochen befestigt.

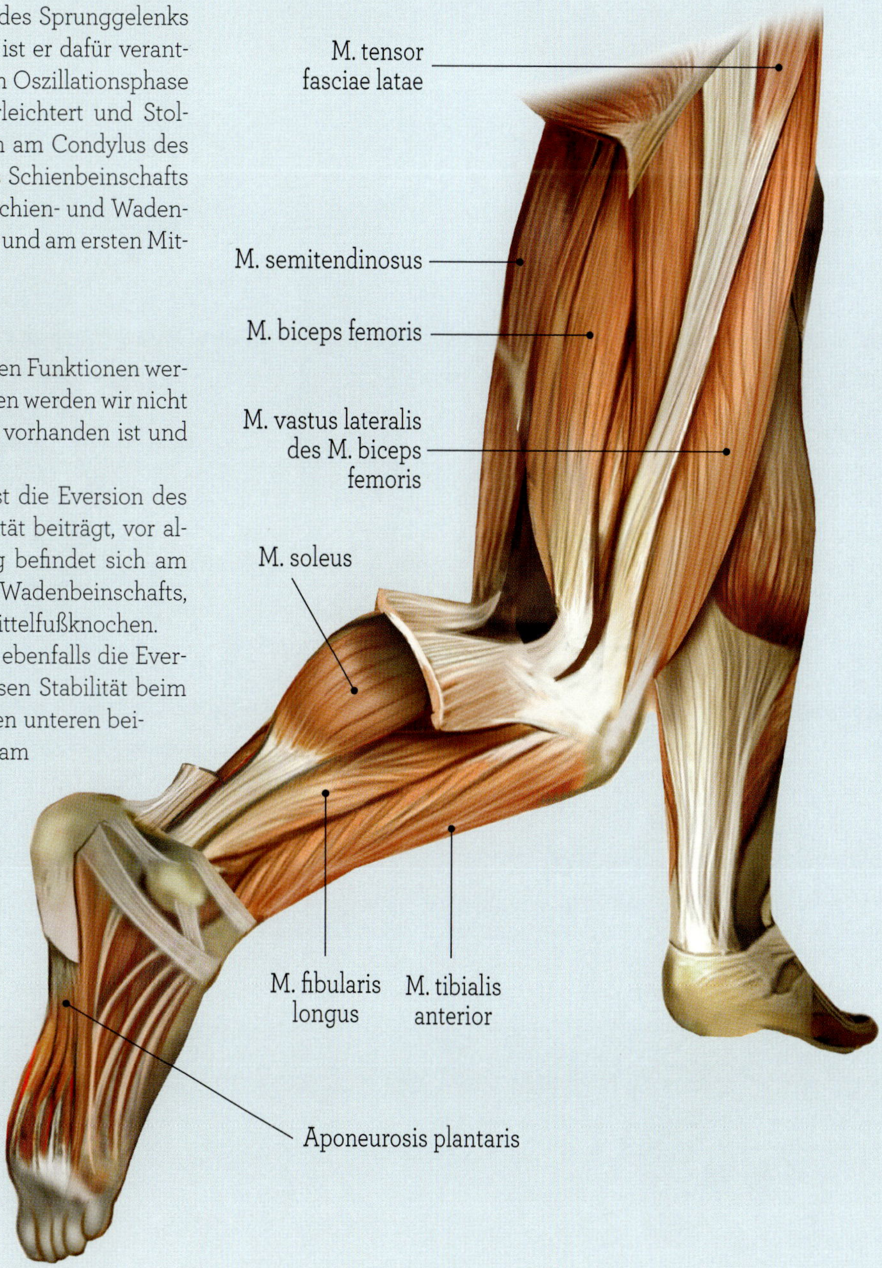

Nach hinten fallen

AUSGANGSPOSITION

Knien Sie sich hin. Die Beine sind geschlossen und die Füße auf die Zehenspitzen gestützt. Halten Sie den Rücken aufrecht und senkrecht zum Boden und lassen Sie die Arme entspannt neben dem Körper hängen.

AUSFÜHRUNG

Neigen Sie sich so weit wie möglich nach hinten, ohne die Stützpunkte zu verändern. Beugen Sie die Knie maximal, sodass sich Oberschenkelrückseiten und Waden berühren. Strecken Sie die Hüftgelenke und stützen Sie sich hinten mit den Händen ab. Wenn Sie noch nicht den optimalen Punkt der Dehnübung erreicht haben, beugen Sie die Ellbogen und senken Sie den Oberkörper, bis Sie eine ausreichende Spannung im vorderen Bereich der Oberschenkel spüren.

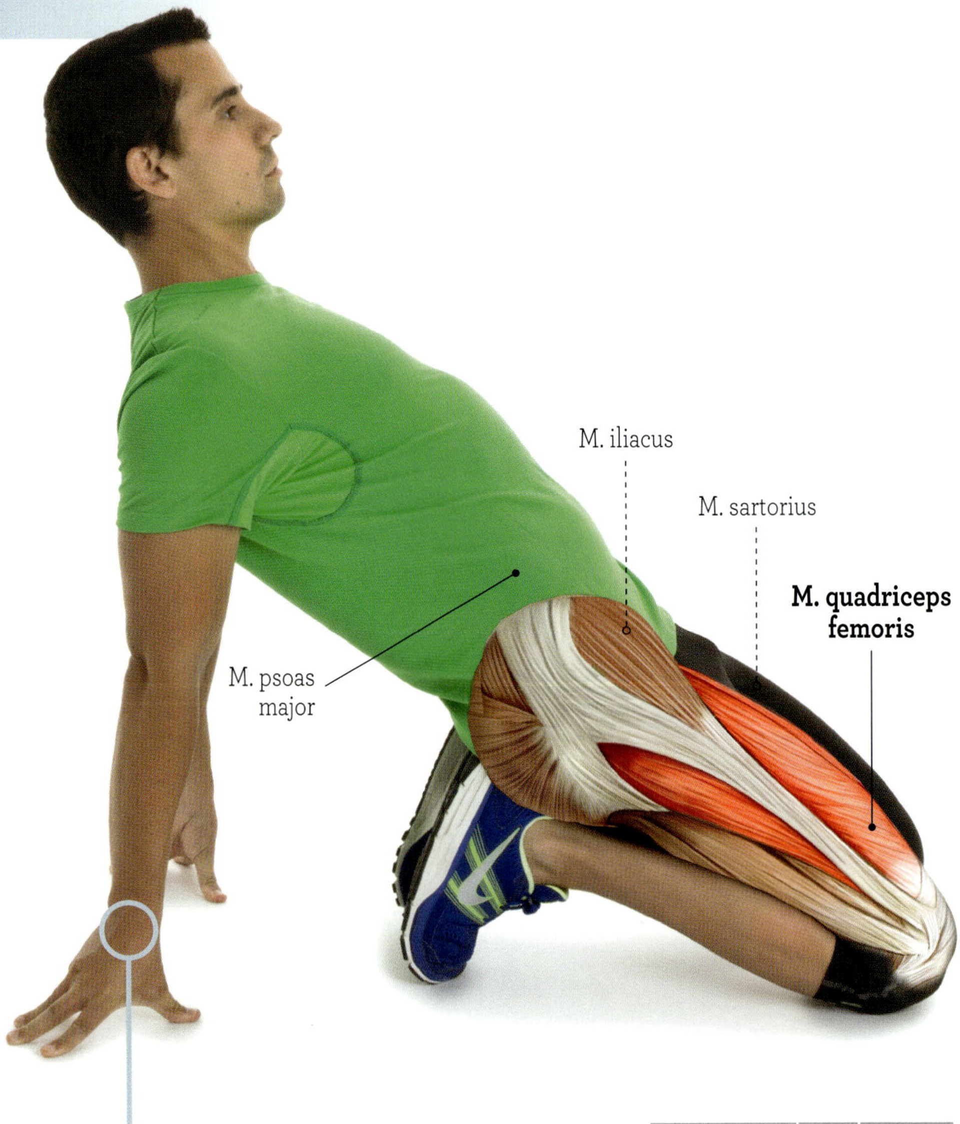

Nutzen Sie beide Hände als Stützen, um die Rumpfneigung zu kontrollieren.

LEISTUNGSSTUFE	WH	DAUER
ANFÄNGER	2	20 s
FORTGESCHRITTENE	3	25 s
ERFAHRENE	3	35 s

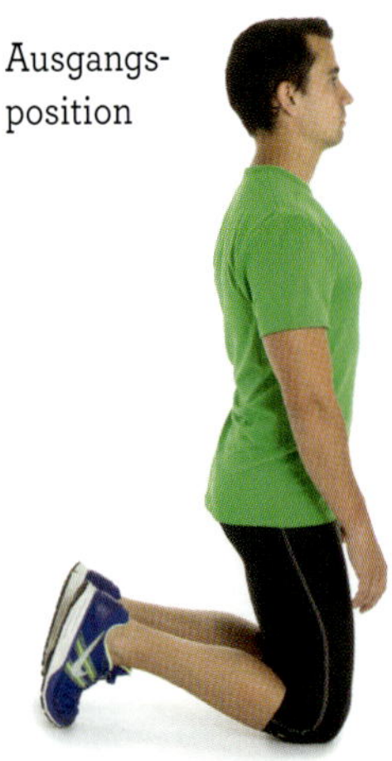

Ausgangs-position

VORSICHT

Neigen Sie den Rumpf langsam und sicher. Stützen Sie sich mit den Händen ab, sobald nötig.

BESONDERS GEEIGNET

Für jede Art von Läufer, da der M. quadriceps femoris in der Bodenkontaktphase sowie der initialen und mittleren Stützphase beansprucht wird. Aufgrund der Abruptheit der Kontakt- und initialen Stützphase nach dem Überqueren des Hindernisses vor allem auch für Athleten, die Sprungdisziplinen betreiben, Hürden- und Hindernisläufer geeignet.

Knie- und Hüftextension mit Unterstützung

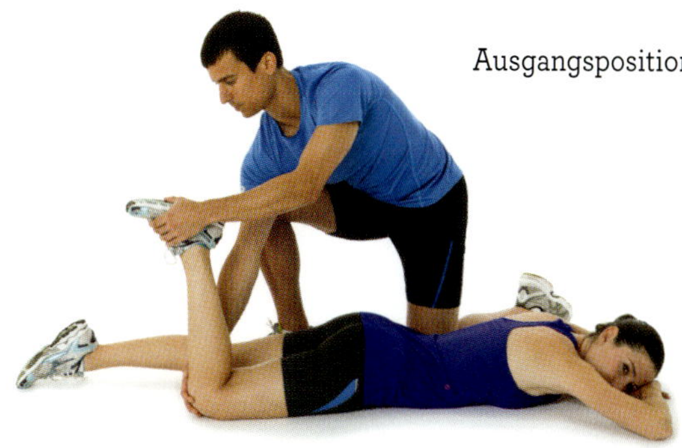

Ausgangsposition

LEISTUNGSSTUFE	WH	DAUER
ANFÄNGER	2	20 s
FORTGESCHRITTENE	3	25 s
ERFAHRENE	3	35 s

AUSGANGSPOSITION

Legen Sie sich auf den Bauch. Ein Bein ist gestreckt, das Knie des anderen Beins etwa 90° gebeugt. Ihr Partner oder Trainer hält das Letztere im oberen Bereich des Knies und am Knöchel oder Fuß fest. Entspannen Sie den Rumpf und legen Sie den Kopf auf den Unterarmen ab.

AUSFÜHRUNG

Die Person, die Sie unterstützt, zieht am Fuß oder Knöchel, sodass das Knie maximal gebeugt wird. Falls Sie keine Spannung oder keine ausreichende Spannung im vorderen Bereich des Oberschenkels spüren, hebt Ihr Partner das Knie leicht vom Boden. Dadurch wird die Hüfte stärker gestreckt, ohne die Knieflexion zu verringern.

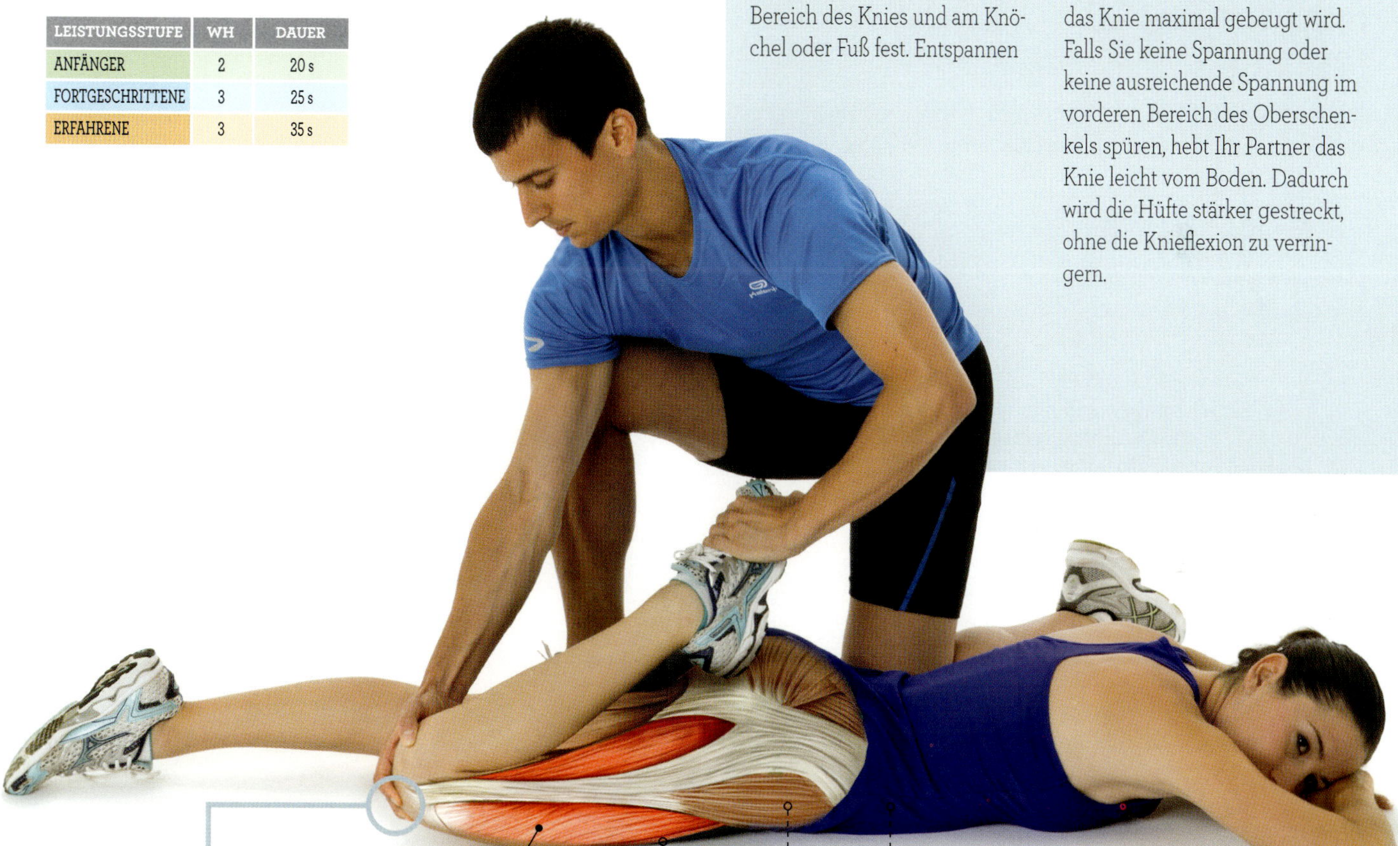

VORSICHT

Bedenken Sie, dass Ihr Partner nicht genau wissen kann, wie stark er Ihren M. quadriceps femoris dehnt. Daher sollten Sie ständig miteinander kommunizieren.

BESONDERS GEEIGNET

Für jede Art von Läufer, sei es ein Kurz- oder Langstreckenläufer, und vor allem für Hindernis- oder Crossläufer, die lange und ausgeprägte Anstiege oder Gefälle überwinden müssen.

Einseitig auf der Seite

AUSGANGSPOSITION

Legen Sie sich seitlich auf den Boden. Das Bein, das den Boden berührt, bildet eine Linie mit dem Rumpf und der untere Arm bildet einen 90°-Winkel mit dem Rumpf, um während der Übung als Stütze zu dienen. Umfassen Sie mit der freien Hand den Knöchel des oberen Beins, sodass das Knie gebeugt wird.

AUSFÜHRUNG

Ziehen Sie den Knöchel nach hinten, als wollten Sie die Fußsohle in Kontakt mit dem Gesäß bringen. Das Knie wird dadurch komplett gebeugt, die Hüfte gestreckt. Sie werden eine Spannung im vorderen Bereich des Oberschenkels spüren, die Sie allmählich verstärken können, wenn Sie das Hüftgelenk stärker strecken.

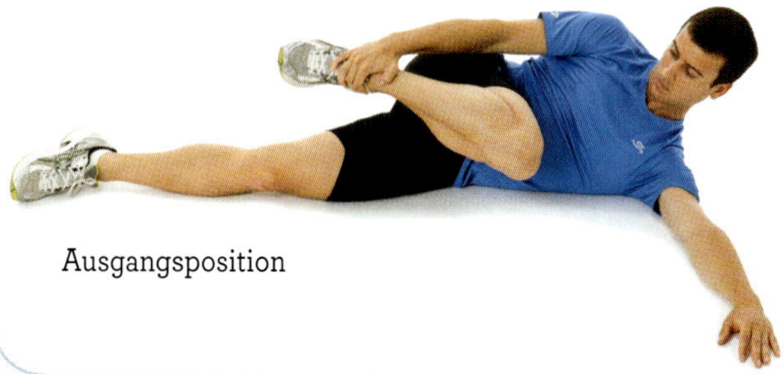

Ausgangsposition

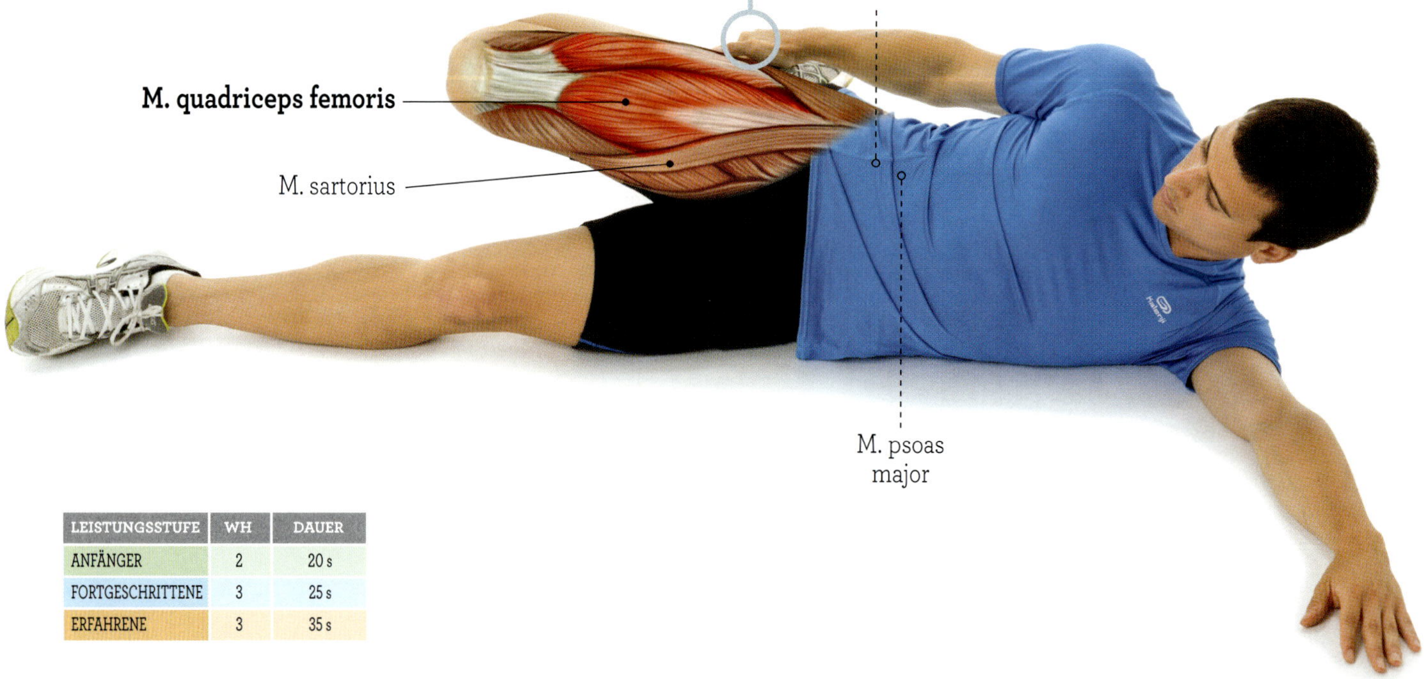

LEISTUNGSSTUFE	WH	DAUER
ANFÄNGER	2	20 s
FORTGESCHRITTENE	3	25 s
ERFAHRENE	3	35 s

VORSICHT

Diese Übung birgt keine Risiken in sich. Sie müssen aber eine Ausgangsposition finden, die so stabil ist, dass Sie sich während der Ausführung nicht neu ausrichten müssen.

BESONDERS GEEIGNET

Für Läufer aller Disziplinen, vor allem für Sportler, die Hindernisse überqueren, lange Strecken zurücklegen oder ausgeprägte Anstiege oder Gefälle überwinden müssen.

Flamingo

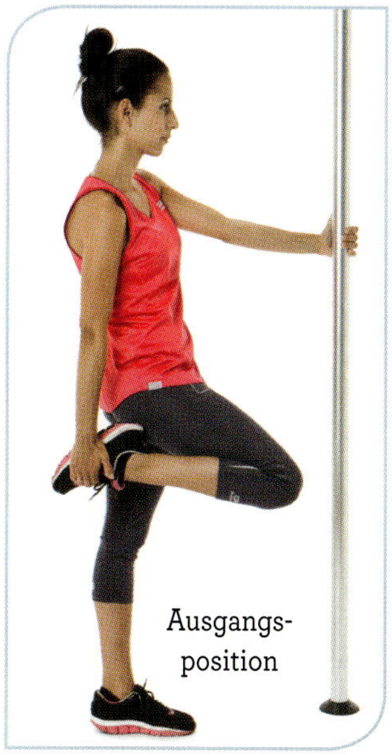

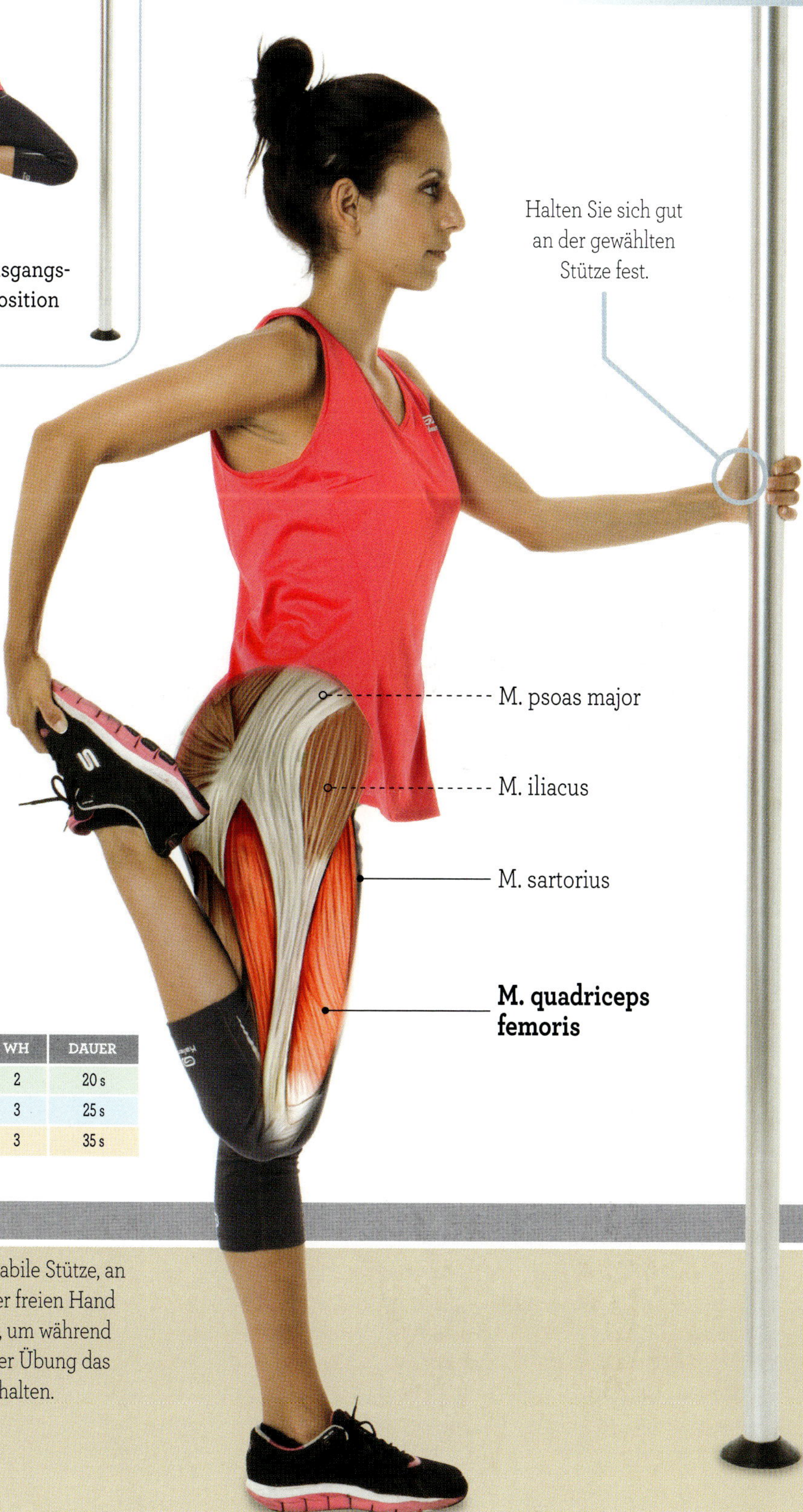

AUSGANGSPOSITION

Stellen Sie sich vor einen Gegenstand, den Sie als Stütze nutzen können, und halten Sie sich mit einer Hand daran fest. Beugen Sie das gegenüberliegende Knie und Hüftgelenk und umfassen Sie den Knöchel oder Fußrücken mit der freien Hand, sodass Sie das Bein zurückziehen. Der Rumpf sollte senkrecht zum Boden sein, damit das Gewicht auf dem Standbein ruht und die Hand, mit der Sie sich festhalten, für Stabilität sorgen kann.

AUSFÜHRUNG

Ziehen Sie den Fußrücken nach hinten, als wollten Sie die Ferse in Kontakt mit dem Gesäß bringen, und strecken Sie die Hüfte maximal. Das Knie des festgehaltenen Beins bleibt während der Ausführung gebeugt, um den Effekt der Übung zu maximieren.

LEISTUNGSSTUFE	WH	DAUER
ANFÄNGER	2	20 s
FORTGESCHRITTENE	3	25 s
ERFAHRENE	3	35 s

VORSICHT

Nutzen Sie eine stabile Stütze, an der Sie sich mit der freien Hand festhalten können, um während der Ausführung der Übung das Gleichgewicht zu halten.

BESONDERS GEEIGNET

Für jede Art von Läufer, aber vor allem für solche, die Hindernisse überqueren, lange Distanzen bewältigen oder ausgeprägte Steigungen und Gefälle überwinden müssen.

Ritterstellung mit Ziehen

LEISTUNGSSTUFE	WH	DAUER
ANFÄNGER	2	20 s
FORTGESCHRITTENE	3	25 s
ERFAHRENE	3	35 s

AUSGANGSPOSITION

Stützen Sie sich auf ein Knie und einen Fuß, sodass ein Bein vor dem anderen steht und beide Knie und ein Hüftgelenk etwa 90° gebeugt sind. Diese Position ähnelt der, die ein Mann im Mittelalter einnahm, wenn er zum Ritter geschlagen wurde. Drehen Sie den Rumpf, sodass sich der hintere Fuß und die Hand auf derselben Seite einander annähern. Mit der anderen Hand stützen Sie sich auf dem vorderen Knie ab.

AUSFÜHRUNG

Umfassen Sie den hinteren Knöchel mit der Hand auf derselben Seite und ziehen Sie daran, sodass das Knie so stark wie möglich gebeugt wird. Lehnen Sie gleichzeitig den Rumpf ein paar Zentimeter nach vorn, um die Streckung der Hüfte zu verstärken.

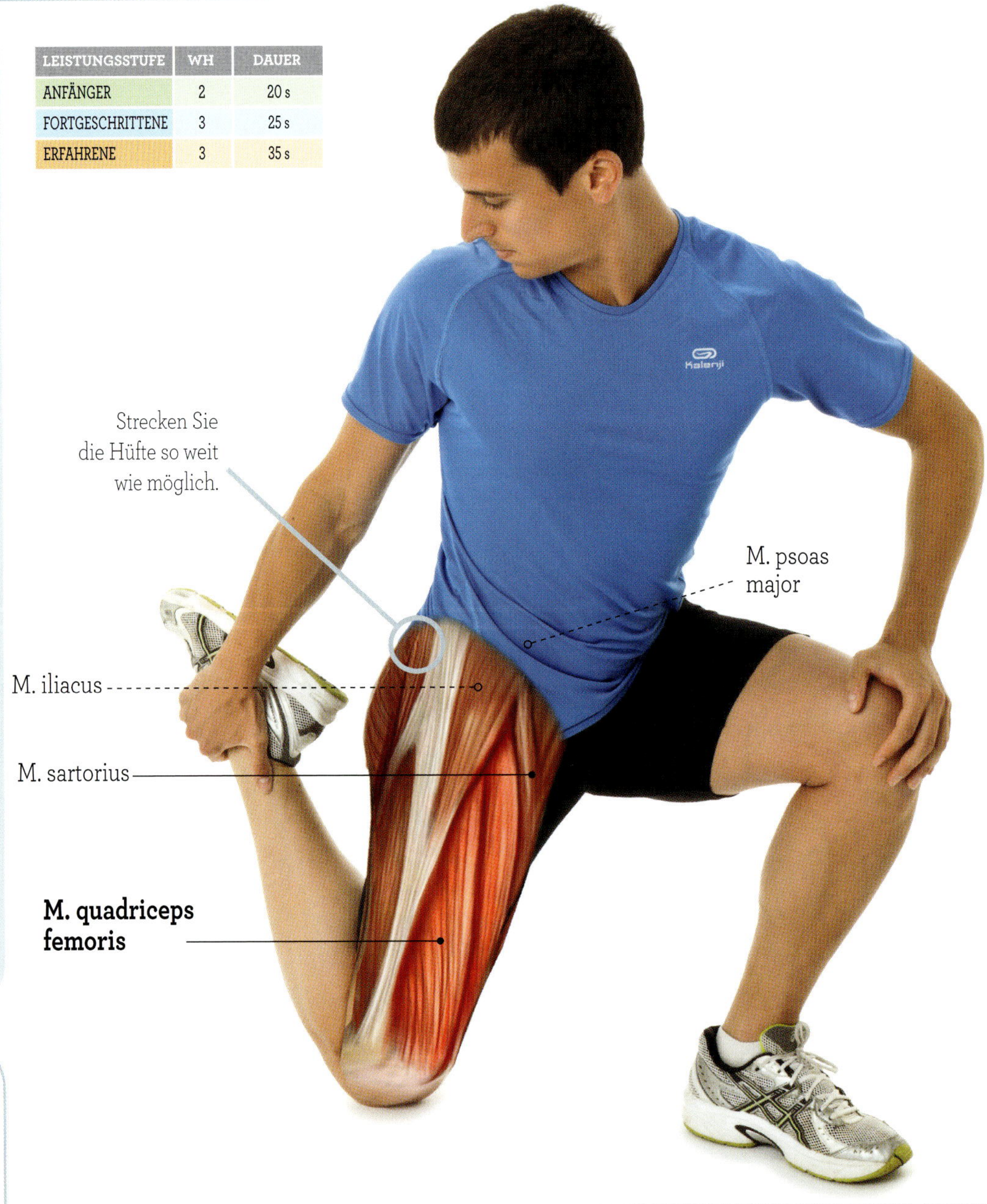

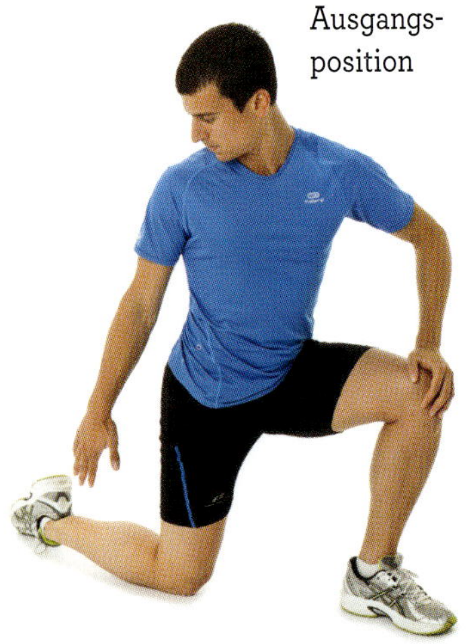

VORSICHT

Stellen Sie sicher, dass Sie in der Ausgangsposition das Gleichgewicht halten können, und führen Sie die Übung auf einer gepolsterten oder ebenen Oberfläche durch, um das hintere Knie nicht zu verletzen.

BESONDERS GEEIGNET

Für Personen, die im vorderen Bereich des Oberschenkels Verspannungen spüren oder die Mannschaftssportarten ausüben, die mit Laufen verbunden sind, vor allem, wenn sie dabei abrupt loslaufen, stoppen oder Richtungswechsel ausführen müssen, sowie für Langstrecken- und Crossläufer.

Hüftflexion

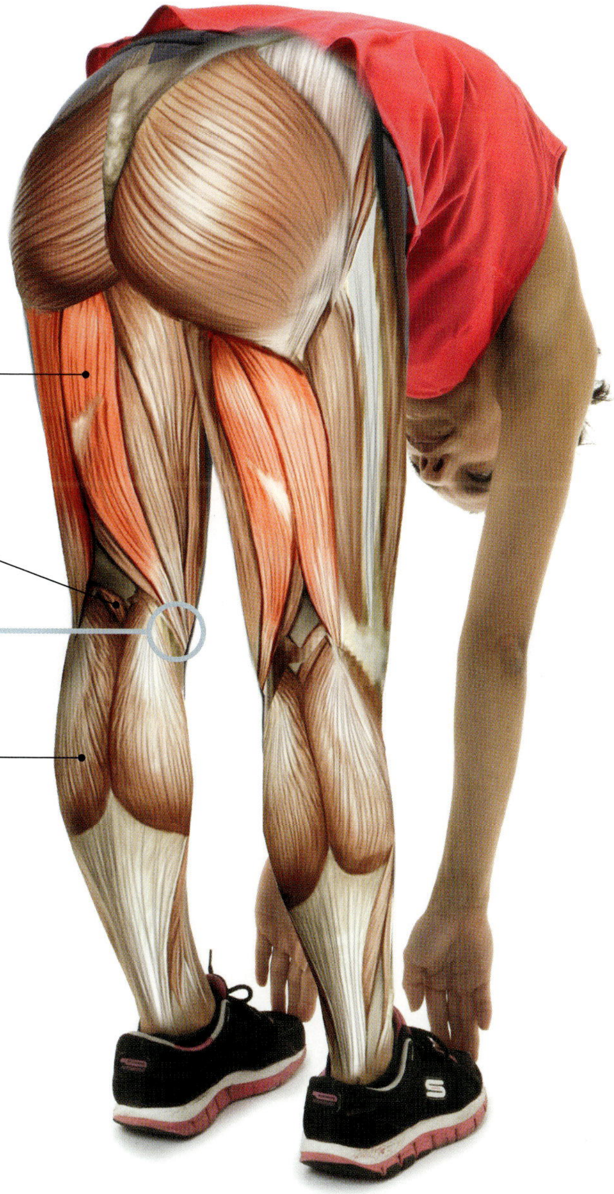

AUSGANGSPOSITION

Stellen Sie sich aufrecht hin. Die Arme sind entspannt und der Blick ist nach vorn gerichtet. Die Füße stehen leicht auseinander, um die Stabilität während der Ausführung dieser Übung zu gewährleisten.

AUSFÜHRUNG

Neigen Sie den Rumpf durch Hüftflexion nach vorn und versuchen Sie, die Fußspitzen mit den Fingern zu berühren. Es ist unerlässlich, die Knie während des gesamten Vorgangs zu strecken, da die rückseitige Oberschenkelmuskulatur andernfalls nicht gedehnt wird.

LEISTUNGSSTUFE	WH	DAUER
ANFÄNGER	2	25 s
FORTGESCHRITTENE	3	30 s
ERFAHRENE	3	35 s

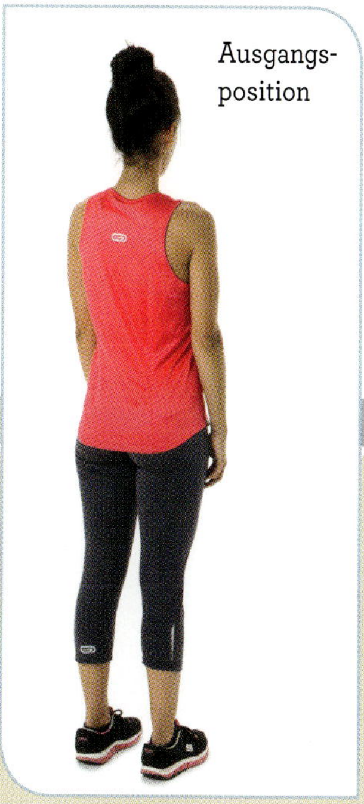

VORSICHT

Die Füße sollten jederzeit leicht auseinanderstehen. Dies trägt während der Ausführung der Übung zur Stabilität bei, beeinflusst deren Effektivität jedoch nicht.

BESONDERS GEEIGNET

Für Personen, die auf der Oberschenkelrückseite Verspannungen haben, die aufgrund einer Retroversion des Beckens unter Beschwerden im Lendenbereich leiden, Sprinter, Crossläufer und Athleten, die Mannschaftssportarten betreiben, die mit Laufen verbunden sind, vor allem, wenn sie dabei abrupt loslaufen müssen.

Mit dem Handtuch am Fuß ziehen

AUSGANGSPOSITION

Legen Sie sich auf den Rücken auf den Boden und beugen Sie die Knie etwa 90°. Stützen Sie einen Fuß auf den Boden und heben Sie den anderen an. Legen Sie ein Handtuch, ein Seil oder etwas Ähnliches unter die Fußsohle und halten Sie die Enden jeweils mit einer Hand fest. Mit dem Handtuch sollten Sie an der Ferse ziehen, um die Übung ausführen zu können.

AUSFÜHRUNG

Strecken Sie das Knie des angehobenen Beins, während Sie an dem Handtuch ziehen. Dadurch nähert sich der Fuß Ihrem Kopf. Der untere Rücken bleibt dabei auf dem Boden. Sie werden eine Spannung an Oberschenkel- und Knierückseite spüren.

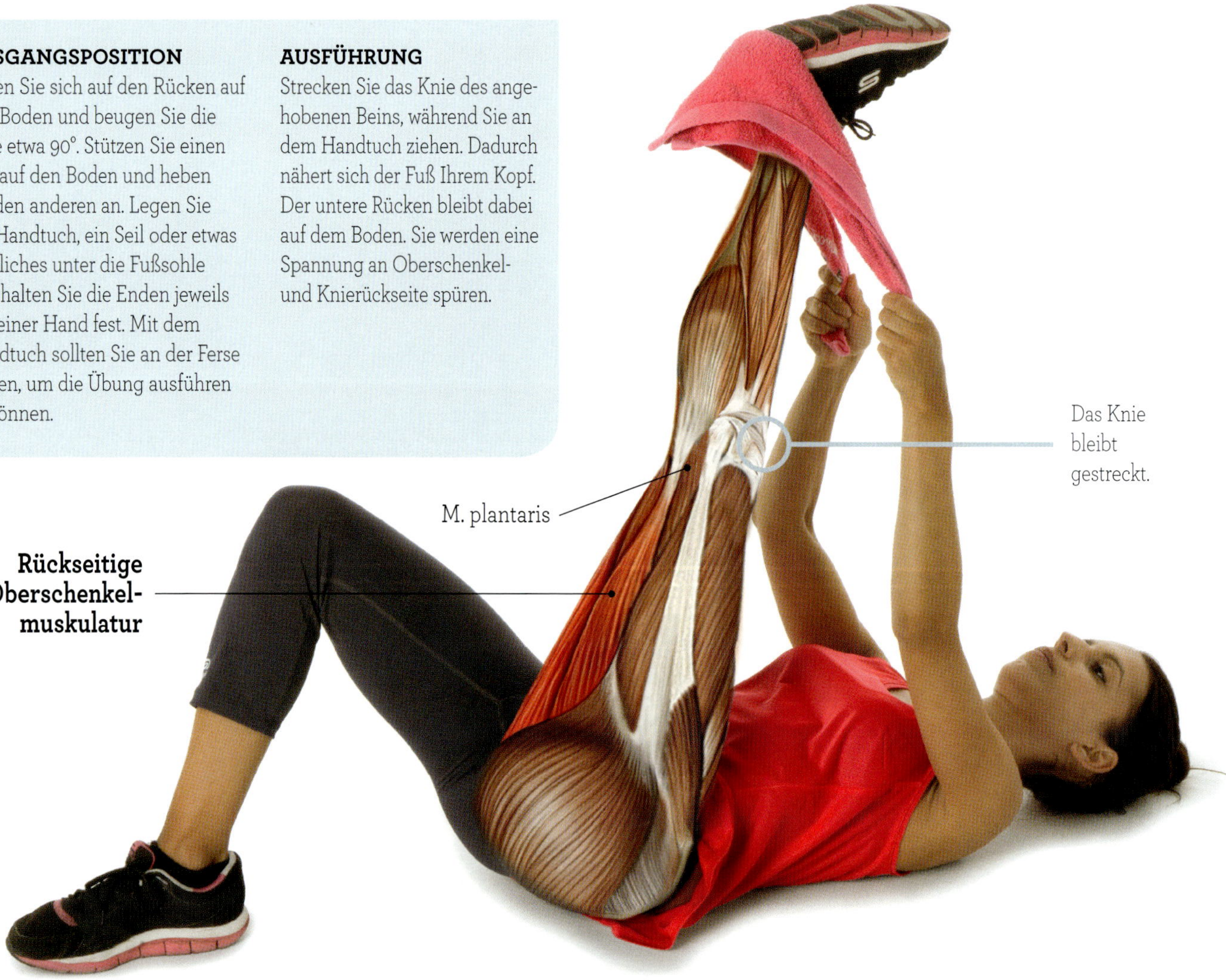

Ausgangs-position

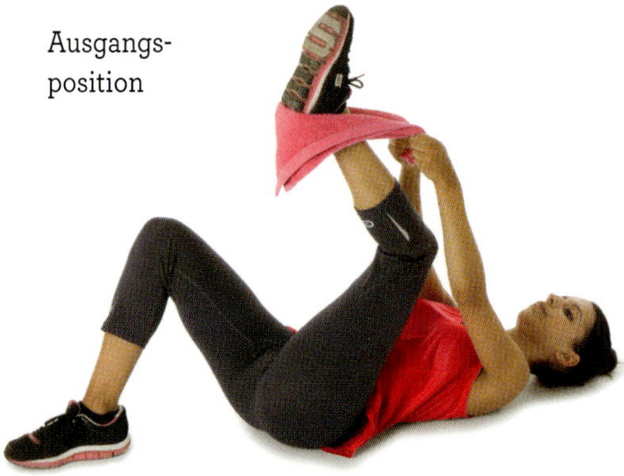

LEISTUNGSSTUFE	WH	DAUER
ANFÄNGER	2	20 s
FORTGESCHRITTENE	3	25 s
ERFAHRENE	3	35 s

VORSICHT

Führen Sie die Bewegung langsam, aber konstant aus, da die rückseitige Oberschenkelmuskulatur besonders sensibel auf Dehnung reagiert.

BESONDERS GEEIGNET

Für Sprinter, Crossläufer und Personen, die im hinteren Bereich des Beins unter Verspannungen oder unter einer Verkürzung der rückseitigen Oberschenkelmuskulatur leiden. Dies betrifft häufig Fußballer oder Personen, die andere Mannschaftssportarten betreiben, die mit Laufen verbunden sind.

Hüftflexion mit Stütze

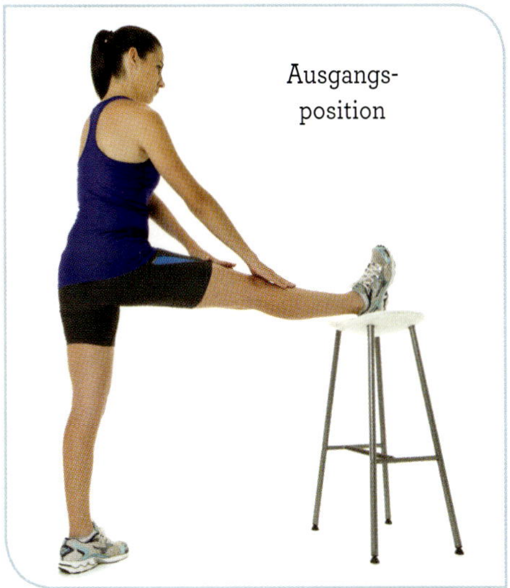

LEISTUNGSSTUFE	WH	DAUER
ANFÄNGER	2	20 s
FORTGESCHRITTENE	3	25 s
ERFAHRENE	2	35 s

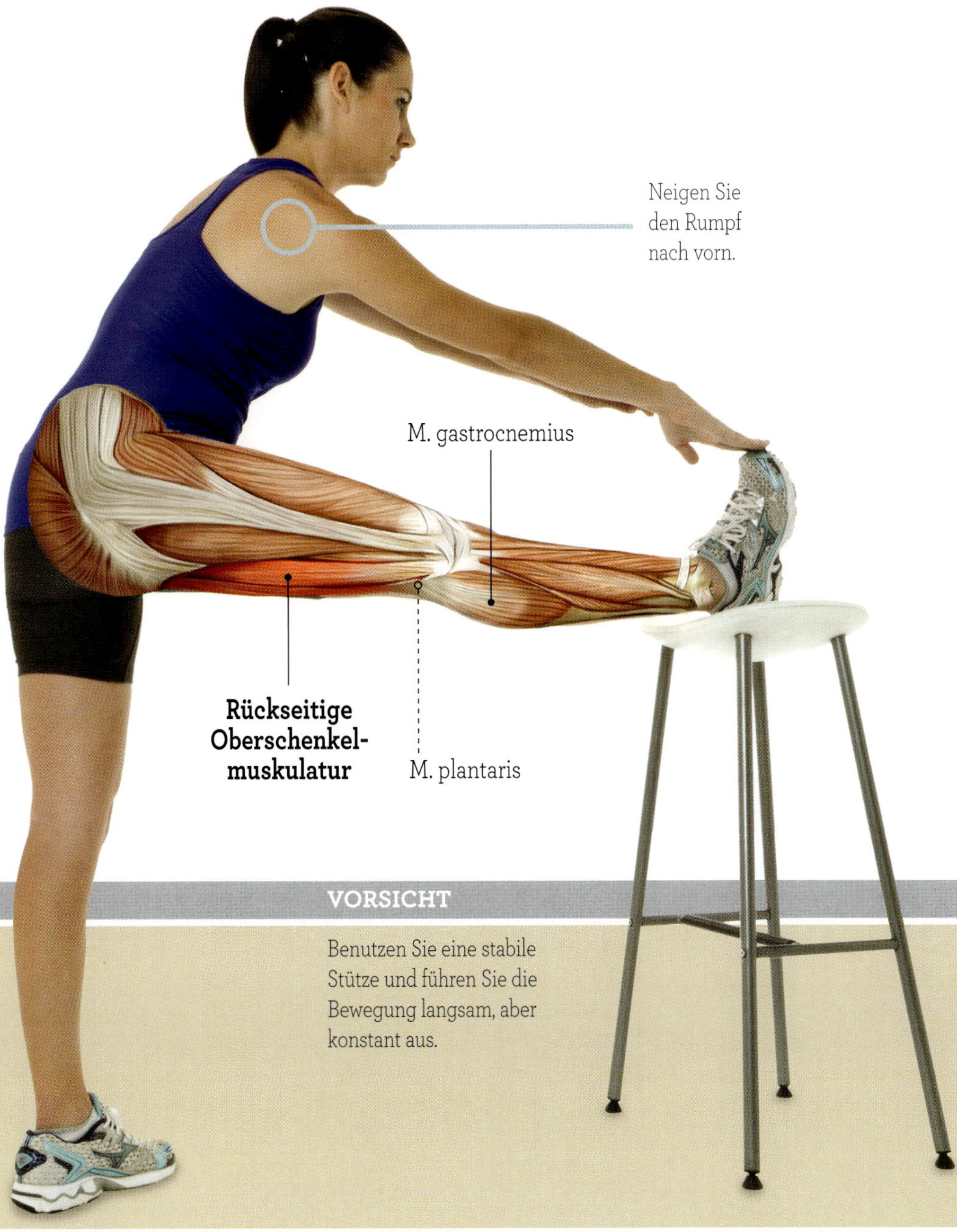

AUSGANGSPOSITION

Legen Sie einen Fuß auf einen hohen Gegenstand. Das Hüftgelenk des angehobenen Beins ist gebeugt, das Knie gestreckt. Legen Sie die Handflächen auf den Oberschenkel und das Knie und halten Sie den Rücken aufrecht und senkrecht zum Boden. Das Knie des Standbeins ist gestreckt. Falls Sie eine niedrige Stütze benutzen oder Ihre rückseitige Oberschenkelmuskulatur sehr flexibel ist, können Sie das Knie aber auch leicht beugen.

AUSFÜHRUNG

Lassen Sie die Hände nach vorn gleiten und versuchen Sie, die Fußspitze zu erreichen. Neigen Sie gleichzeitig den Rumpf nach vorn, um die Flexion des Hüftgelenks zu vergrößern. Beugen Sie zu keinem Zeitpunkt das Knie des Beins, das Sie dehnen. Wenn Sie den optimalen Punkt der Dehnung erreicht haben, halten Sie die Position einige Sekunden lang.

VORSICHT

Benutzen Sie eine stabile Stütze und führen Sie die Bewegung langsam, aber konstant aus.

BESONDERS GEEIGNET

Für Sprinter und Personen, die aufgrund einer Verkürzung oder Verspannung der rückseitigen Oberschenkelmuskulatur unter einer Retroversion des Beckens leiden.

Hüftflexion mit Unterstützung im Liegen

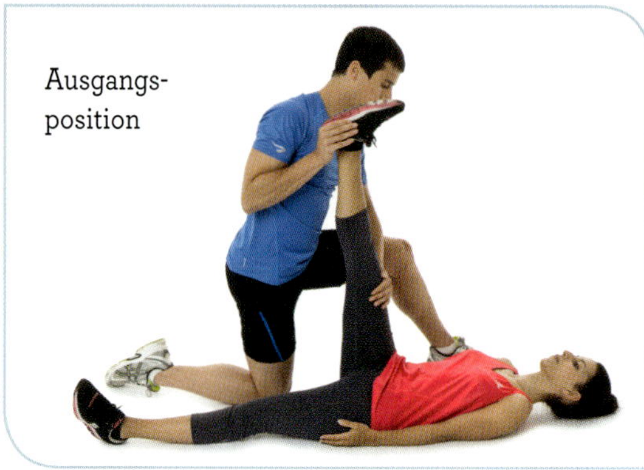

LEISTUNGSSTUFE	WH	DAUER
ANFÄNGER	2	20 s
FORTGESCHRITTENE	3	25 s
ERFAHRENE	3	35 s

AUSGANGSPOSITION

Legen Sie sich auf den Rücken. Ein Bein bildet eine Linie, das andere einen 90°-Winkel mit dem Rumpf. Ihr Partner oder Trainer kniet sich neben Sie und hält das angehobene Bein an der Ferse und an der Vorderseite des Knies fest.

AUSFÜHRUNG

Die Person, die Sie unterstützt, drückt das angehobene Bein in Richtung Ihres Oberkörpers. Der Druck erfolgt mit der Hand, die die Ferse umfasst, während die andere Hand das Knie in Extension hält. Dadurch wird die Flexion des Hüftgelenks verstärkt und die rückseitige Oberschenkelmuskulatur gedehnt.

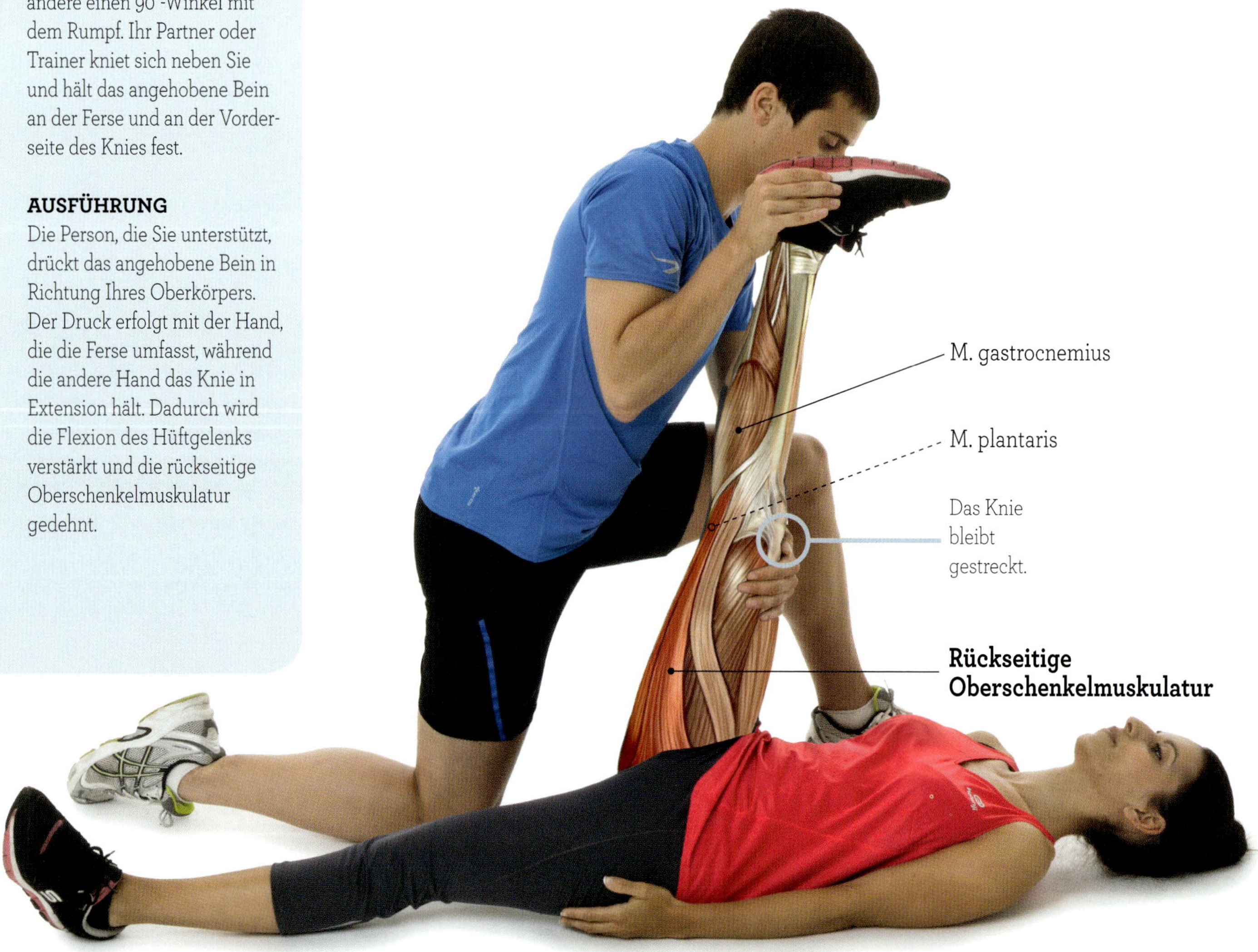

VORSICHT

Stellen Sie sicher, dass Ihr Partner die Bewegung langsam ausführt und dass Sie ständig miteinander kommunizieren, damit er die Bewegung zum richtigen Zeitpunkt abbricht. Dies optimiert das Ergebnis und minimiert das Verletzungsrisiko.

BESONDERS GEEIGNET

Für Sprinter, für Personen, die Sportarten betreiben, bei denen man schnell loslaufen oder abrupte Rhythmuswechsel durchführen muss, sowie für solche, die unter Verspannungen an der Oberschenkelrückseite oder einer Verkürzung der rückseitigen Oberschenkelmuskulatur leiden.

Hüftflexion mit Unterstützung im Stehen

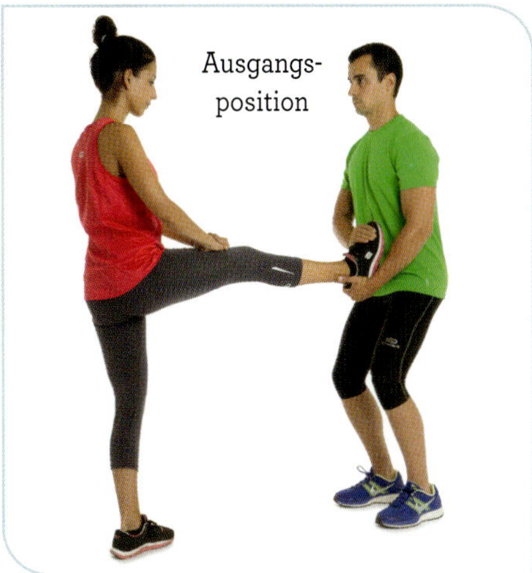

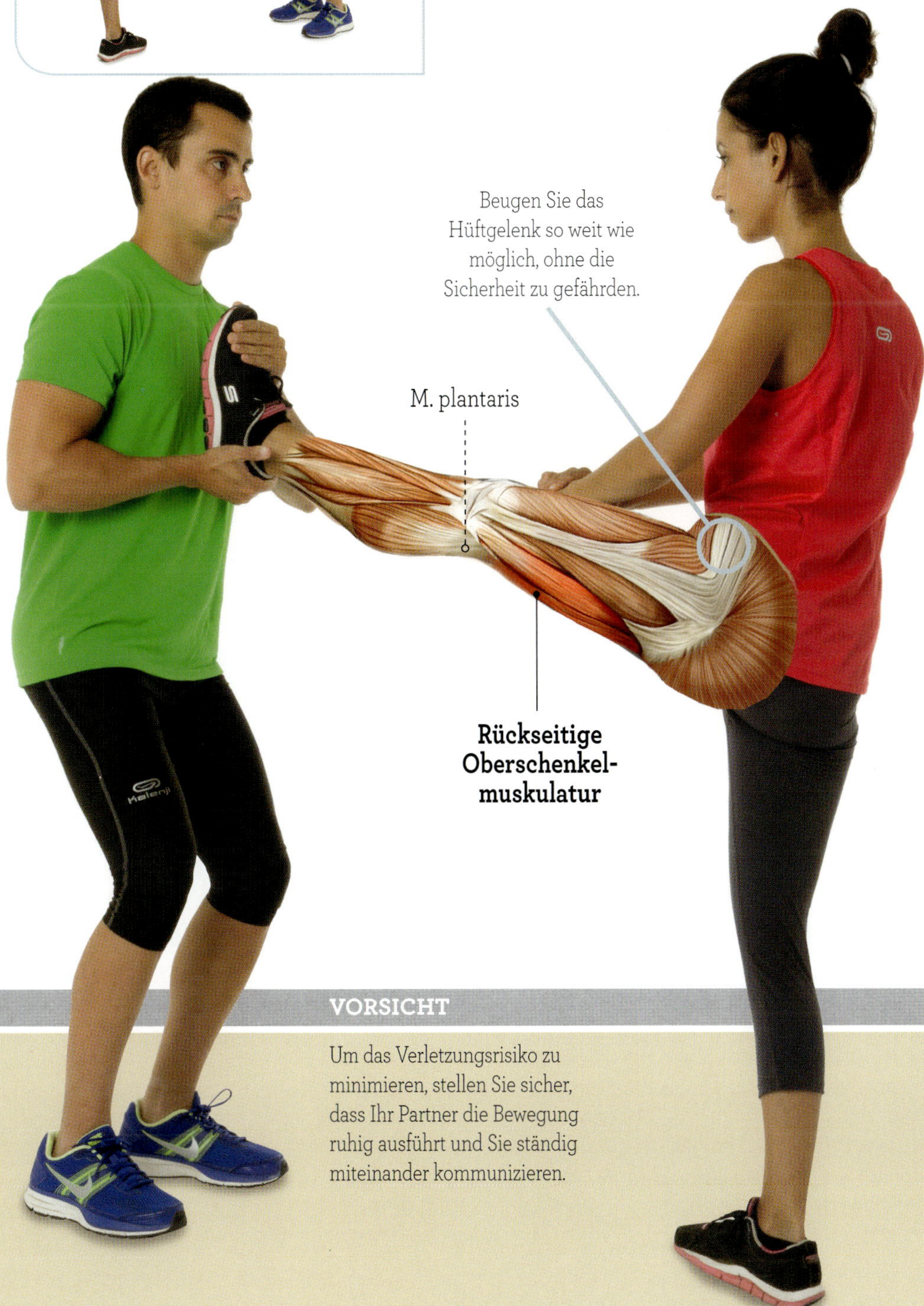

AUSGANGSPOSITION

Stellen Sie sich Ihrem Partner oder Assistenten gegenüber. Heben Sie ein Bein, damit er den Fuß mit beiden Händen an der Ferse und Fußrückseite festhalten kann. Das Knie des Standbeins ist gestreckt und die Hände können auf dem Oberschenkel des angehobenen Beins ruhen, um Ihre Stabilität und den Komfort während der Ausführung zu erhöhen.

AUSFÜHRUNG

Ihr Assistent drückt den festgehaltenen Fuß nach oben, wodurch sich die Hüftgelenkflexion verstärkt, während das Knie gestreckt bleibt. Der Rumpf bleibt senkrecht zum Boden oder kann leicht nach vorn geneigt werden, wenn die Dehnung andernfalls nicht ausreicht.

LEISTUNGSSTUFE	WH	DAUER
ANFÄNGER	2	20 s
FORTGESCHRITTENE	3	25 s
ERFAHRENE	3	35 s

VORSICHT

Um das Verletzungsrisiko zu minimieren, stellen Sie sicher, dass Ihr Partner die Bewegung ruhig ausführt und Sie ständig miteinander kommunizieren.

BESONDERS GEEIGNET

Für Sprinter, Personen, die Sportarten betreiben, die mit Laufen verbunden sind, und vor allem für solche, die schnell loslaufen oder abrupte Rhythmuswechsel durchführen müssen. Auch für Personen, die aufgrund einer Verkürzung der rückseitigen Oberschenkelmuskulatur unter einer Retroversion des Beckens leiden.

Gebeugt mit einem Fuß vorn

AUSGANGSPOSITION
Stellen Sie einen Fuß vor den anderen. Die Knie sind beide gestreckt, der Rumpf ist senkrecht zum Boden und die Hände liegen auf dem hinteren Oberschenkel.

AUSFÜHRUNG
Verlagern Sie das Gewicht auf das hintere Bein, beugen Sie gleichzeitig das Knie und stützen Sie sich mit den Händen ab, um die Bewegung zu kontrollieren. Das Knie des vorderen Beins bleibt dabei gestreckt. Lassen Sie dessen Fuß nach vorn gleiten, während Sie den Körperschwerpunkt senken.

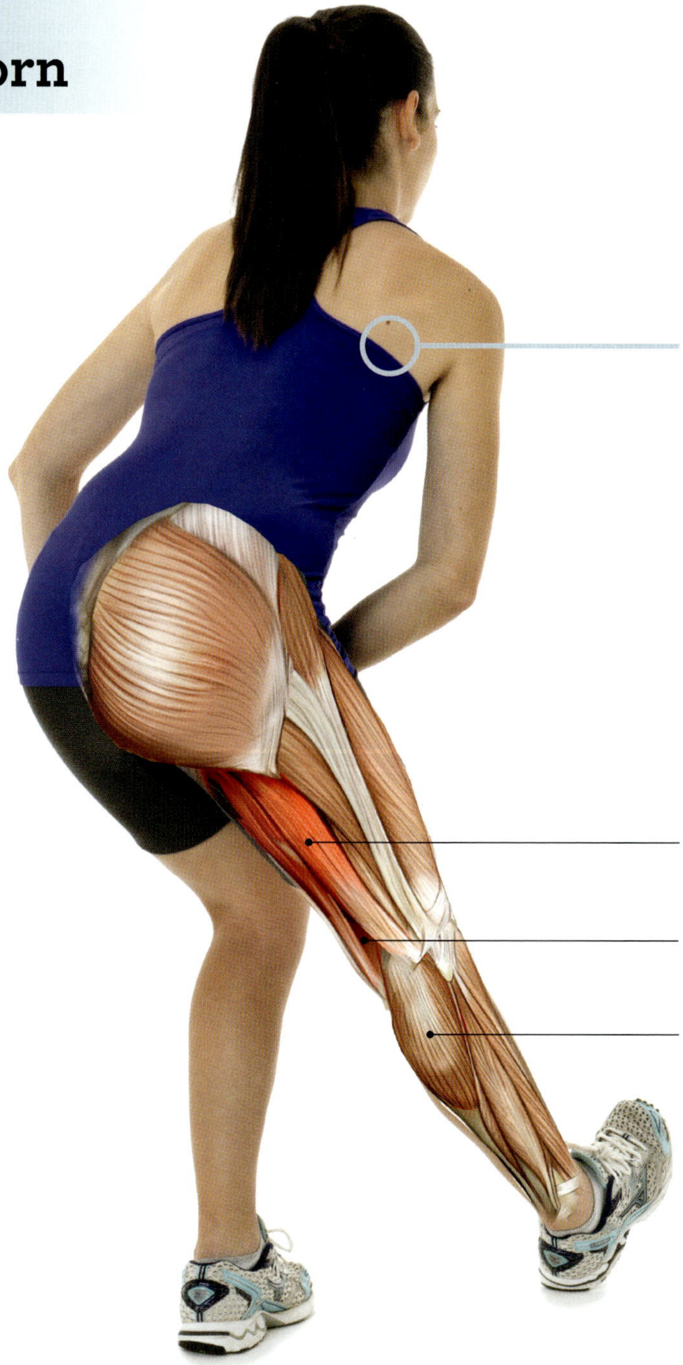

LEISTUNGSSTUFE	WH	DAUER
ANFÄNGER	2	20 s
FORTGESCHRITTENE	3	25 s
ERFAHRENE	3	35 s

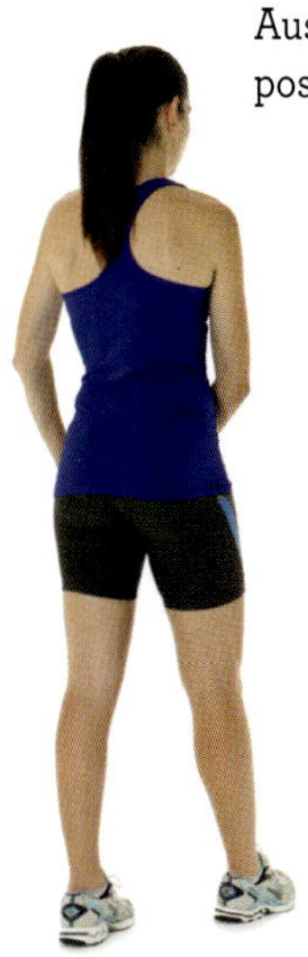

VORSICHT

Diese Übung erzeugt zwangsläufig eine große Instabilität. Daher müssen Sie sicherstellen, dass Sie mit einer stabilen Ausgangsposition beginnen und sich langsam und kontrolliert bewegen.

BESONDERS GEEIGNET

Für Personen, die Sportarten betreiben, die mit Laufen verbunden sind, vor allem, wenn sie dabei abrupt loslaufen oder beschleunigen müssen, wie Sprinter. Auch für Personen, die unter Verspannungen an der Oberschenkelrückseite oder einer Verkürzung der rückseitigen Oberschenkelmuskulatur leiden.

Die Beine als V im Sitzen

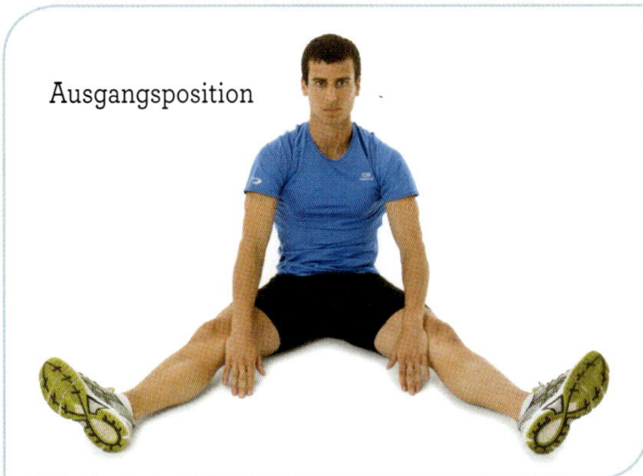

LEISTUNGSSTUFE	WH	DAUER
ANFÄNGER	2	20 s
FORTGESCHRITTENE	3	25 s
ERFAHRENE	3	35 s

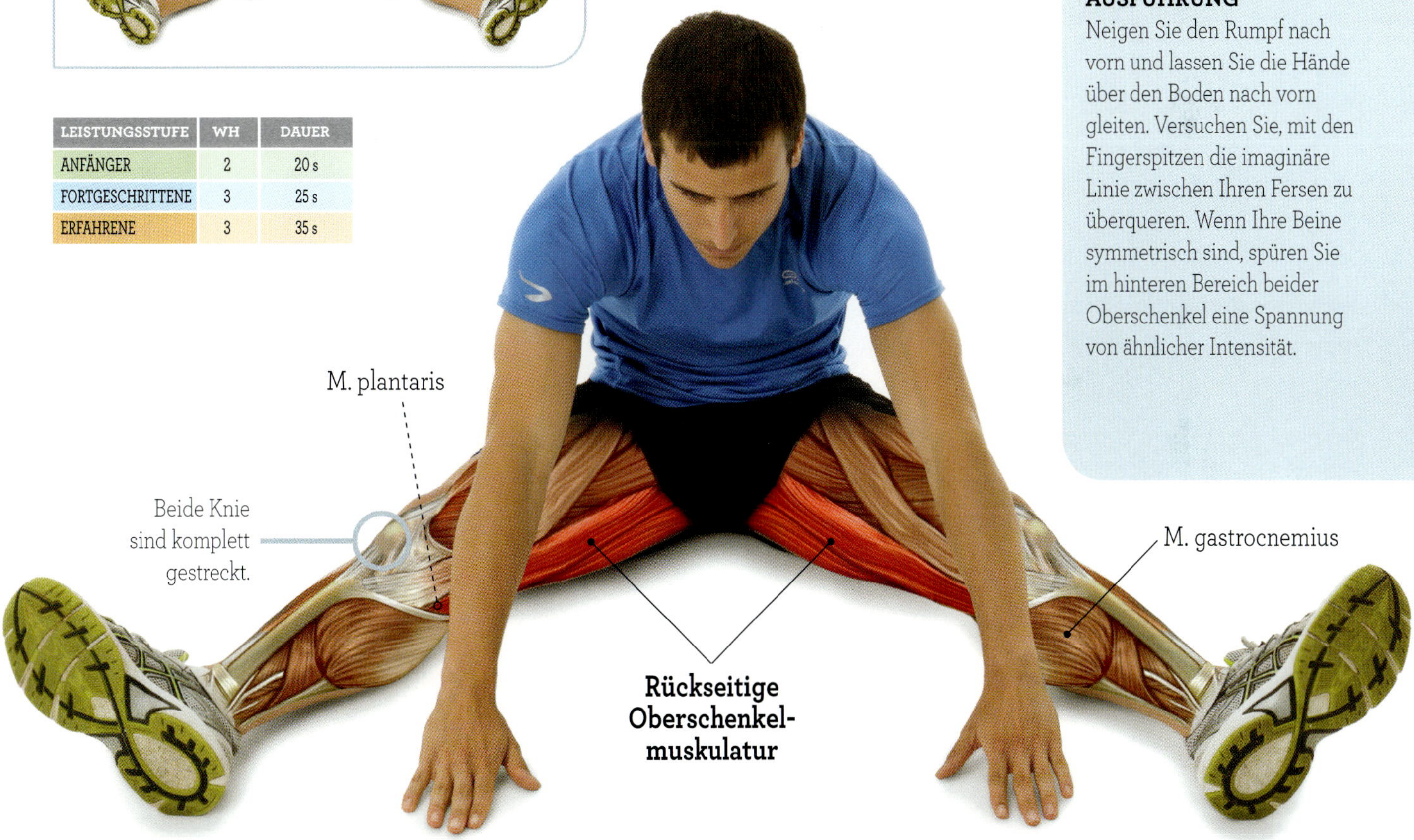

AUSGANGSPOSITION
Setzen Sie sich, führen Sie die Beine auseinander und strecken Sie die Knie. Stützen Sie die Hände vor sich neben den Knien auf den Boden. Der Rücken ist aufrecht und der Blick nach vorn gerichtet.

AUSFÜHRUNG
Neigen Sie den Rumpf nach vorn und lassen Sie die Hände über den Boden nach vorn gleiten. Versuchen Sie, mit den Fingerspitzen die imaginäre Linie zwischen Ihren Fersen zu überqueren. Wenn Ihre Beine symmetrisch sind, spüren Sie im hinteren Bereich beider Oberschenkel eine Spannung von ähnlicher Intensität.

VORSICHT
Versuchen Sie, den Rumpf nach vorn zu neigen und dabei die Wirbelsäule nicht übermäßig zu beugen, da es keine Vorteile bringt, Sie aber eine Verletzung riskieren.

BESONDERS GEEIGNET
Für Sprinter und Athleten, die Sportarten betreiben, die mit Laufen, abrupten Starts und abruptem Beschleunigen verbunden sind. Außerdem für Personen, die unter einer Verkürzung oder Verspannungen der rückseitigen Oberschenkelmuskulatur oder einer Retroversion des Beckens leiden.

Einseitige Hüftflexion im Sitzen

AUSGANGSPOSITION

Setzen Sie sich mit gespreizten Beinen hin. Das Knie des einen Beins ist gestreckt, das des anderen gebeugt und die Fußsohle steht auf dem Boden. Der Rumpf ist senkrecht zum Boden und leicht rotiert, sodass er zu dem gestreckten Bein gerichtet ist. Halten Sie die Arme mit gebeugten Ellbogen neben dem Oberkörper, als wären Sie ein Boxer.

AUSFÜHRUNG

Neigen Sie den Rumpf in Richtung des gestreckten Beins, als wollten Sie die Brust durch Hüftflexion zum Bein führen. Das Knie bleibt dabei komplett gestreckt, um die Dehnung der rückseitigen Oberschenkelmuskulatur zu forcieren.

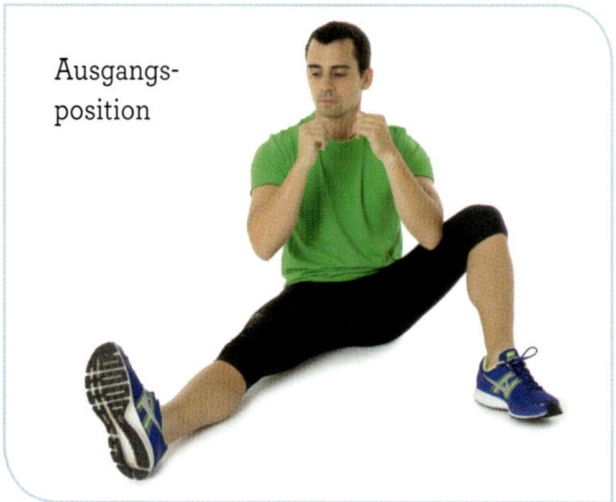

LEISTUNGSSTUFE	WH	DAUER
ANFÄNGER	2	20 s
FORTGESCHRITTENE	3	25 s
ERFAHRENE	3	35 s

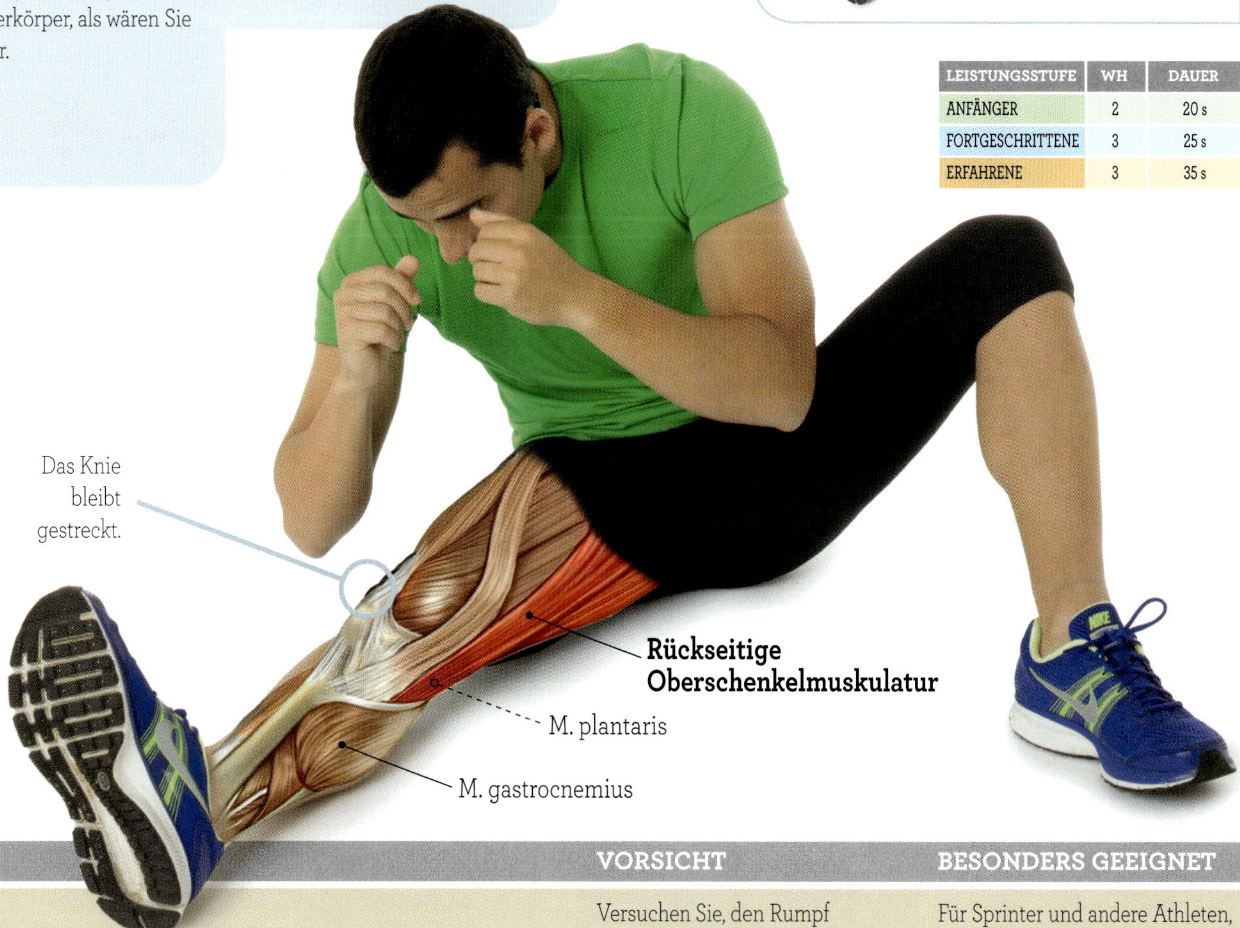

VORSICHT

Versuchen Sie, den Rumpf nach vorn zu neigen, aber nicht die Wirbelsäule übermäßig zu beugen, da dies nicht zur Dehnung beiträgt, Sie jedoch eine Verletzung riskieren.

BESONDERS GEEIGNET

Für Sprinter und andere Athleten, die laufen und dabei abrupt starten und beschleunigen müssen. Außerdem für Personen, die aufgrund einer Verkürzung oder Verspannung der rückseitigen Oberschenkelmuskulatur unter einer Retroversion des Beckens leiden.

Dorsalflexion des Sprunggelenks im Liegen

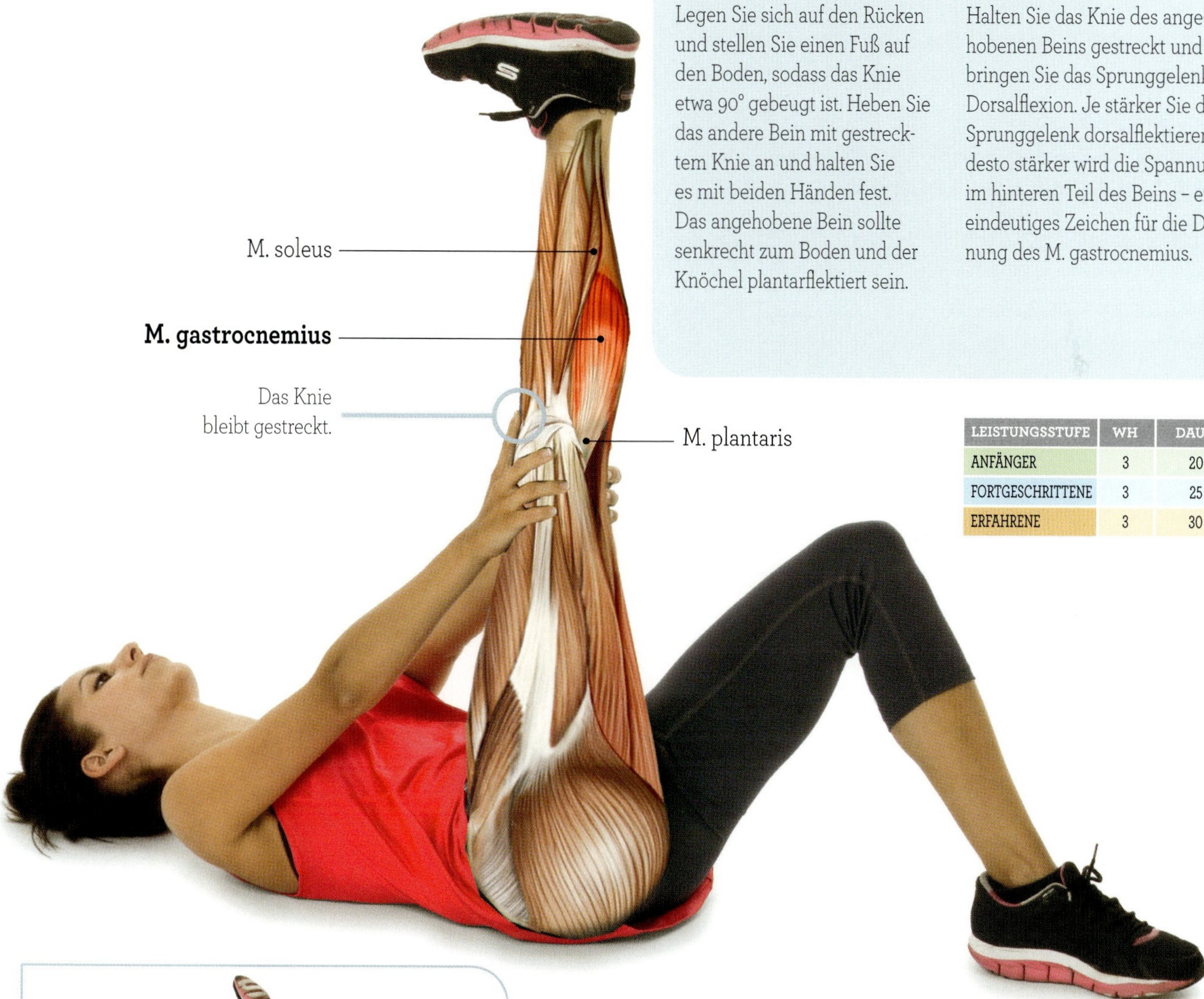

AUSGANGSPOSITION

Legen Sie sich auf den Rücken und stellen Sie einen Fuß auf den Boden, sodass das Knie etwa 90° gebeugt ist. Heben Sie das andere Bein mit gestrecktem Knie an und halten Sie es mit beiden Händen fest. Das angehobene Bein sollte senkrecht zum Boden und der Knöchel plantarflektiert sein.

AUSFÜHRUNG

Halten Sie das Knie des angehobenen Beins gestreckt und bringen Sie das Sprunggelenk in Dorsalflexion. Je stärker Sie das Sprunggelenk dorsalflektieren, desto stärker wird die Spannung im hinteren Teil des Beins - ein eindeutiges Zeichen für die Dehnung des M. gastrocnemius.

LEISTUNGSSTUFE	WH	DAUER
ANFÄNGER	3	20 s
FORTGESCHRITTENE	3	25 s
ERFAHRENE	3	30 s

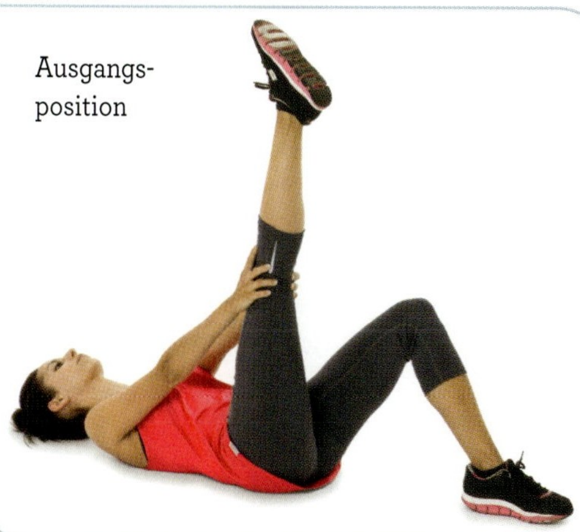

VORSICHT

Lassen Sie den Kopf auf dem Boden liegen, um eine unnötige Anspannung der Halswirbelsäule zu vermeiden.

BESONDERS GEEIGNET

Für jede Art von Läufer, vor allem solche, die lange Strecken wie Marathons laufen. Außerdem sehr empfehlenswert für Athleten, die Sportarten betreiben, deren Wettkämpfe oder Spiele sich über einen langen Zeitraum hinziehen und bei denen es Pausen oder Auszeiten gibt, in denen man die Muskeln lockern kann.

Liegestützposition

AUSGANGSPOSITION
Gehen Sie in die Position, die Sie in der hohen Phase eines Liegestützes einnehmen. Dabei stützen Sie sich auf die Handflächen und Fußspitzen. Rumpf, Oberschenkel und Knie berühren den Boden nicht. Heben Sie anschließend durch Hüft- und Knieflexion ein Bein vom Boden. Die Sohle des Fußes, der weiterhin aufgestützt ist, ist senkrecht zum Boden.

AUSFÜHRUNG
Dorsalflektieren Sie das Sprunggelenk des aufgestützten Fußes maximal. Das Knie bleibt dabei gestreckt, sodass Sie Ihren Körper dadurch einige Zentimeter nach hinten schieben. Sie werden eine Spannung im hinteren Bereich des Beins spüren, die Sie einige Sekunden lang halten.

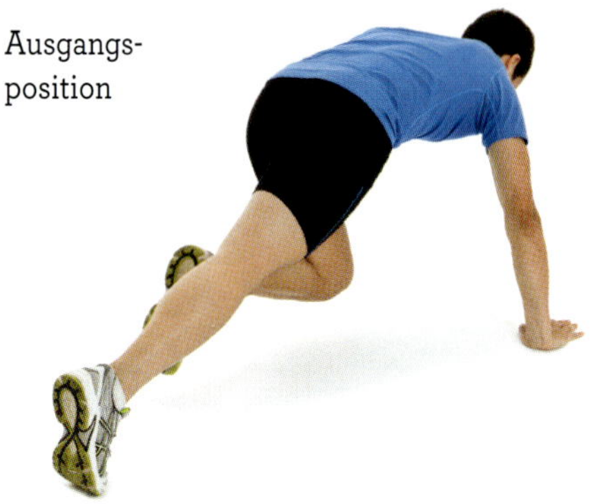

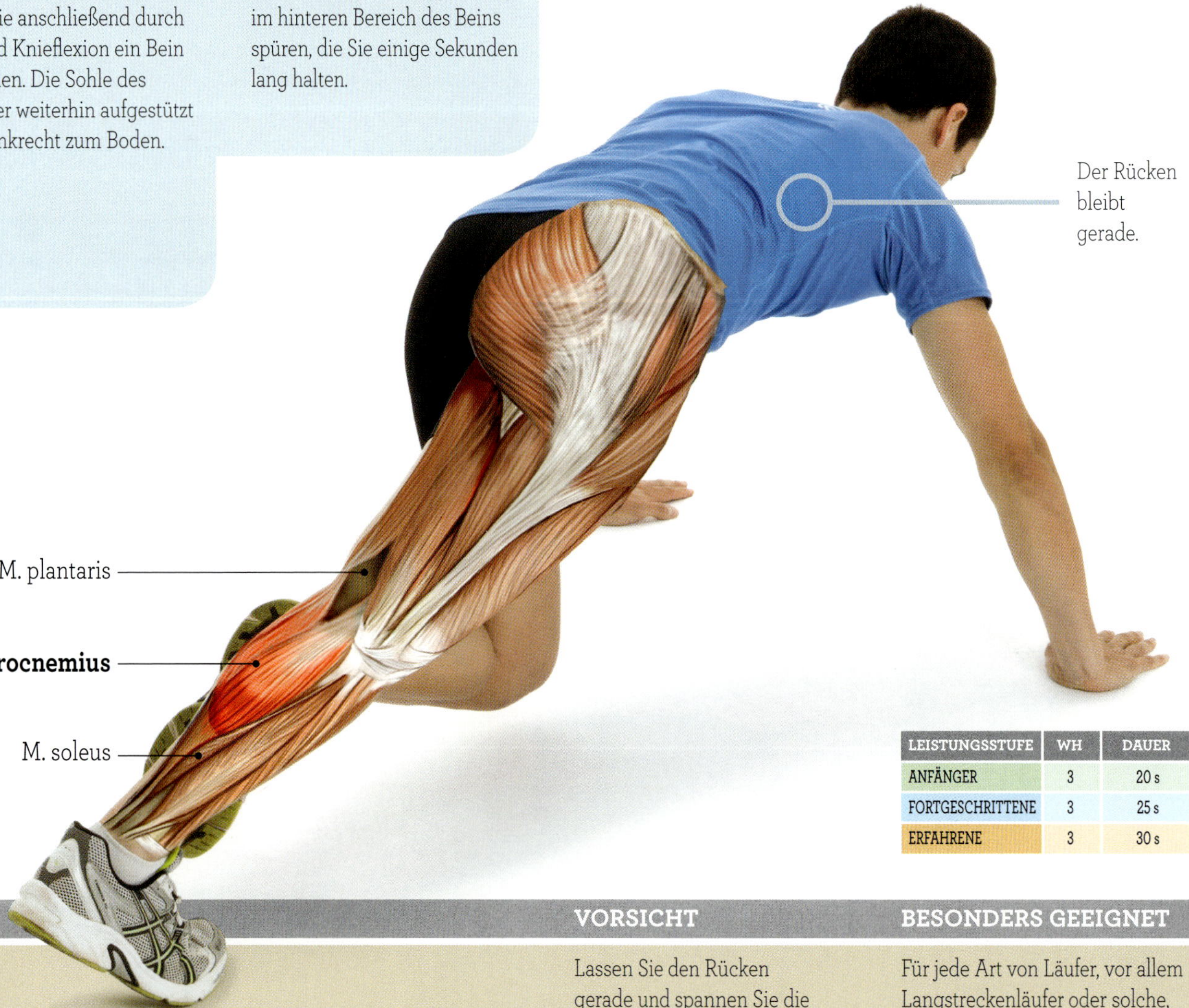

LEISTUNGSSTUFE	WH	DAUER
ANFÄNGER	3	20 s
FORTGESCHRITTENE	3	25 s
ERFAHRENE	3	30 s

VORSICHT
Lassen Sie den Rücken gerade und spannen Sie die Bauchmuskulatur an. So verhindern Sie, dass der Bauch durchhängt, und vermeiden dadurch eine Verletzung der Lendenwirbelsäule.

BESONDERS GEEIGNET
Für jede Art von Läufer, vor allem Langstreckenläufer oder solche, die im Wadenbereich Krämpfe oder Überlastungserscheinungen haben.

An der Fußspitze ziehen

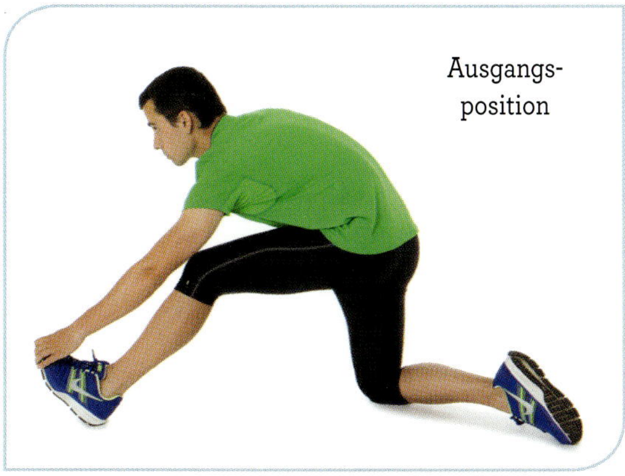

AUSGANGSPOSITION

Gehen Sie in die Ritterstellung, d. h., stützen Sie sich mit einem Knie auf den Boden und stellen Sie den Fuß des anderen Beins nach vorn. Hüft- und Kniegelenk des vorderen Beins sind 90° gebeugt, während das Hüftgelenk des hinteren Beins gestreckt ist. Strecken Sie das Knie des vorderen Beins aus dieser Position heraus leicht, neigen Sie den Rumpf nach vorn und umfassen Sie die Fußspitze mit einer Hand.

AUSFÜHRUNG

Strecken Sie das Knie des vorderen Beins komplett, indem Sie den Körper leicht nach hinten bewegen, während Sie an der Fußspitze ziehen, um das Sprunggelenk in Dorsalflexion zu halten. Sie werden eine Spannung in der Wade und eventuell an der Knie- und Oberschenkelrückseite spüren. Die Dehnung der letztgenannten Bereiche ist bei dieser Übung jedoch zweitrangig.

LEISTUNGSSTUFE	WH	DAUER
ANFÄNGER	3	20 s
FORTGESCHRITTENE	3	25 s
ERFAHRENE	3	30 s

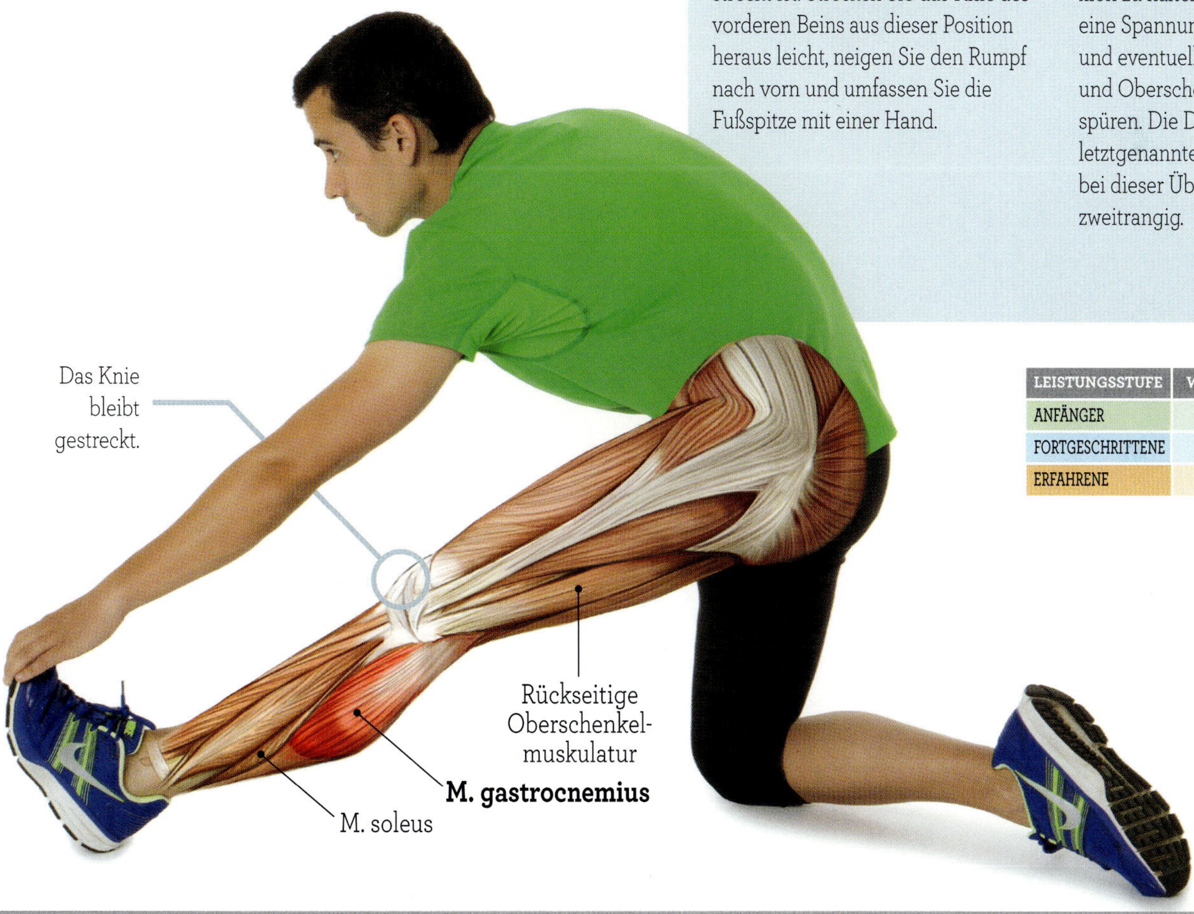

VORSICHT

Konzentrieren Sie sich bei dieser Übung auf die Rückseite der Wade, um in erster Linie die Muskeln zu dehnen, die für die Plantarflexion des Sprunggelenks zuständig sind, und nicht die rückseitige Oberschenkelmuskulatur.

BESONDERS GEEIGNET

Für Sportler, deren Waden verspannt sind, Langstreckenläufer oder Personen, die Sportarten betreiben, die mit Laufen verbunden sind und deren Partien lange dauern, wie Fußball oder Tennis.

Gegen eine feste Stütze drücken

AUSGANGSPOSITION

Stellen Sie sich vor eine vertikale Stütze, an der Sie sich festhalten können, wie einen Zaun, eine Straßenlaterne, einen Baum oder Ähnliches, auf das Sie beim Sport zurückgreifen können. Halten Sie sich mit beiden Händen daran fest und stellen Sie sich so weit davon weg, dass die Ellbogen gestreckt sind. Ein Fuß ist senkrecht zum Rumpf, der andere steht deutlich dahinter auf der Fußspitze.

AUSFÜHRUNG

Beugen Sie das Knie des vorderen Beins etwa 130° und neigen Sie den Rumpf nach vorn, sodass er eine Linie mit dem hinteren Bein bildet. Der hintere Standfuß hat einschließlich der Ferse Bodenkontakt, was eine Dorsalflexion des Sprunggelenks erfordert.

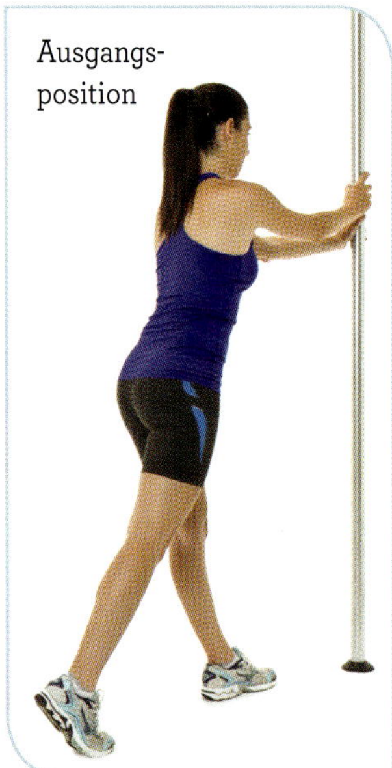

LEISTUNGSSTUFE	WH	DAUER
ANFÄNGER	3	20 s
FORTGESCHRITTENE	3	25 s
ERFAHRENE	3	30 s

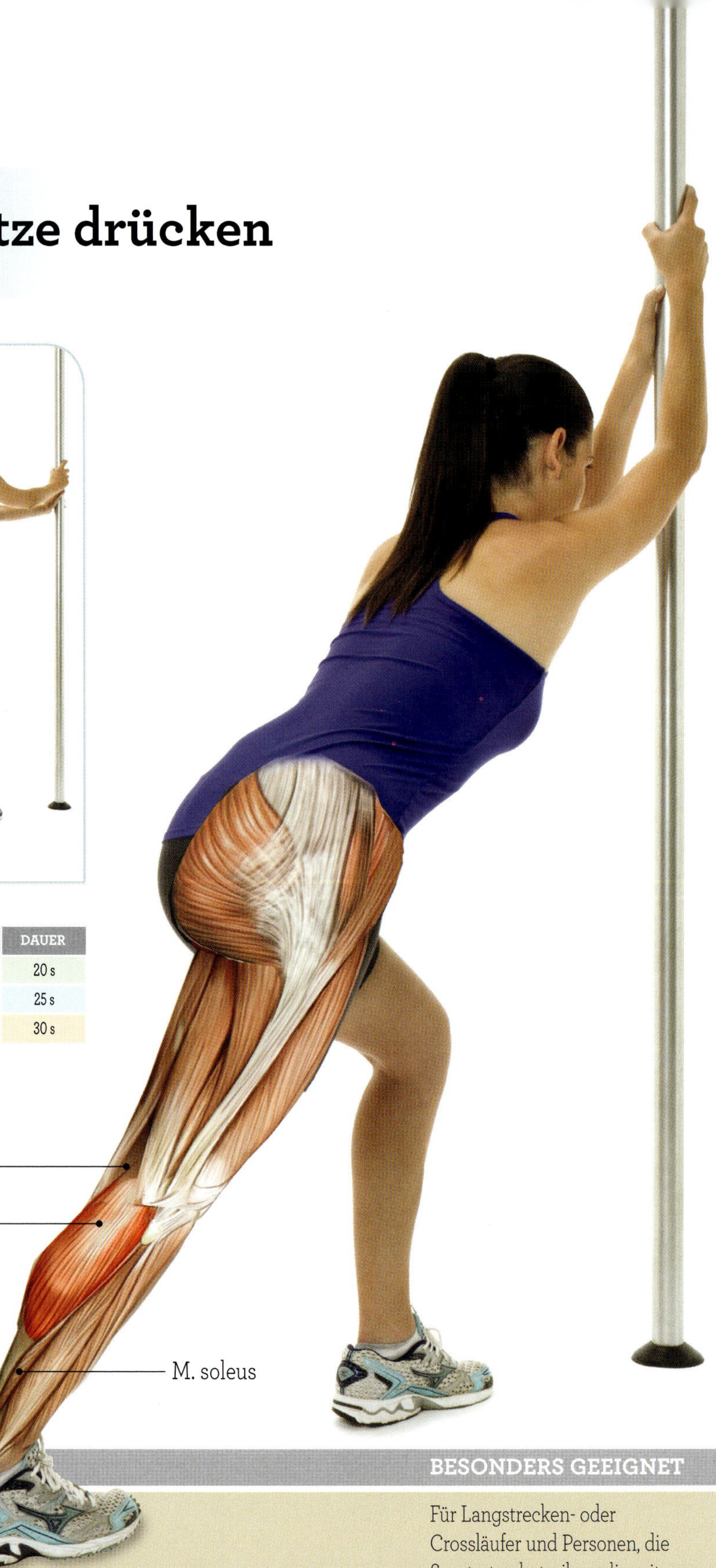

VORSICHT

Benutzen Sie eine stabile vertikale Stütze und halten Sie sich mit beiden Händen daran fest.

BESONDERS GEEIGNET

Für Langstrecken- oder Crossläufer und Personen, die Sportarten betreiben, die mit Laufen verbunden sind und deren Partien lange dauern.

Dorsalflexion des Sprunggelenks mit Unterstützung

AUSGANGSPOSITION
Legen Sie sich auf den Rücken und heben Sie ein Bein, sodass es einen Winkel von etwa 40° mit dem Boden bildet. Ihr Partner oder Assistent stellt sich neben Ihre Sprunggelenke und hält das angehobene Bein an Ferse und Fußspitze fest. Die Knie bleiben gestreckt und der Kopf liegt auf dem Boden.

AUSFÜHRUNG
Ihr Assistent drückt die Fußspitze nach unten und hält die Ferse dabei fest. Dadurch wird das Sprunggelenk dorsalflektiert. Das Knie bleibt während der Ausführung der Übung gestreckt, um den M. gastrocnemius und M. soleus optimal zu dehnen.

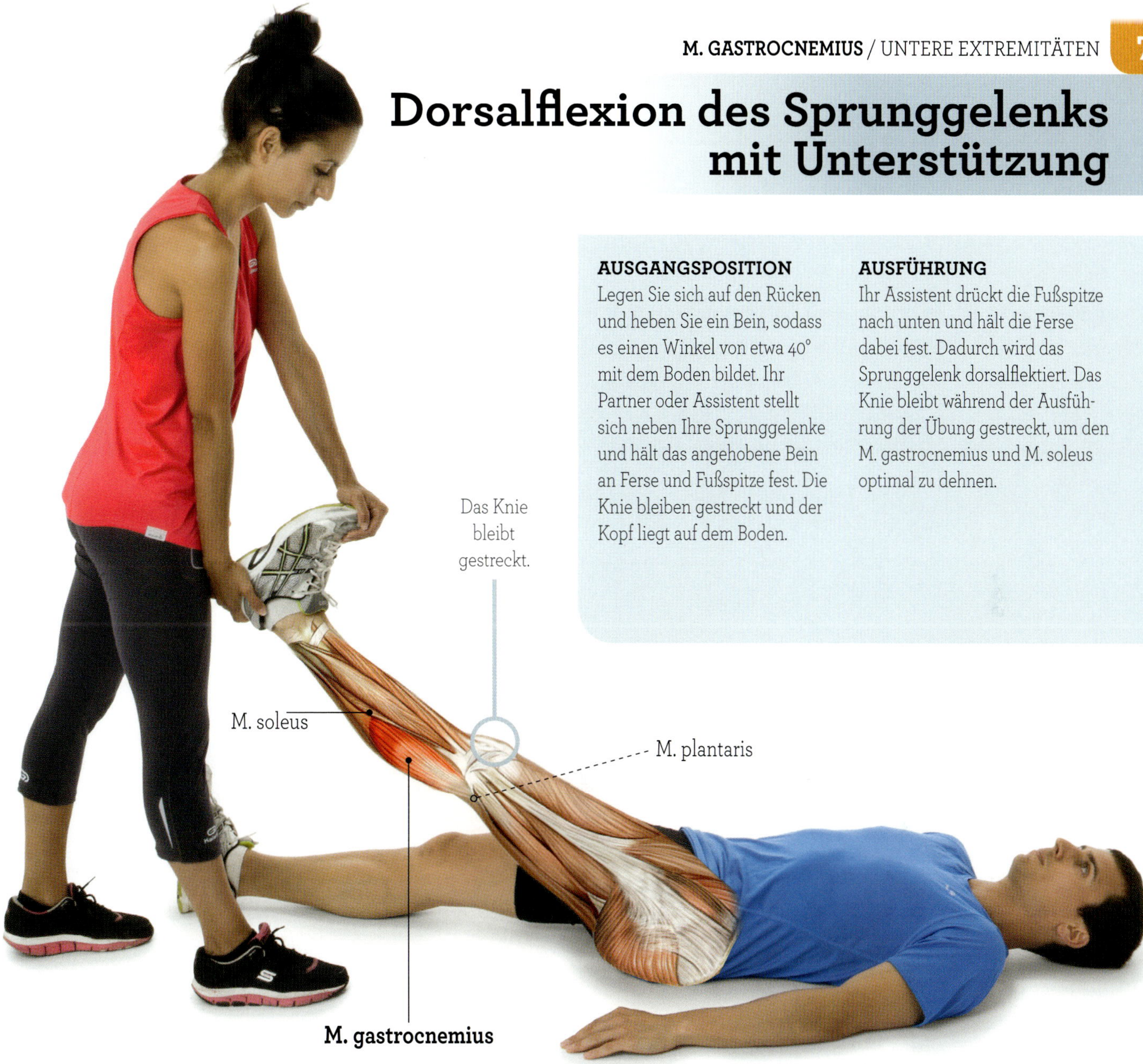

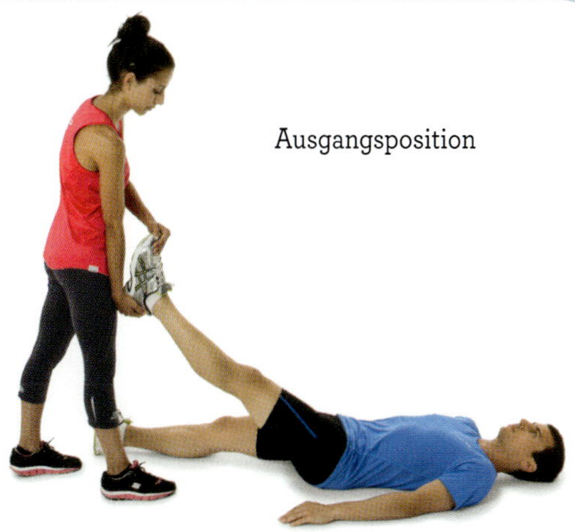

Ausgangsposition

LEISTUNGSSTUFE	WH	DAUER
ANFÄNGER	3	20 s
FORTGESCHRITTENE	3	25 s
ERFAHRENE	3	30 s

VORSICHT

Kommunizieren Sie ständig mit Ihrem Assistenten und sorgen Sie dafür, dass er die Dehnung sehr langsam ausführt, um das Verletzungsrisiko zu senken.

BESONDERS GEEIGNET

Für Langstreckenläufer, Sportler, deren Waden verspannt sind, und Athleten, die Individual- oder Mannschaftssportarten betreiben, die mit Laufen verbunden sind und deren Spiele oder Wettkämpfe lange dauern.

Flexion mit Neigung

AUSGANGSPOSITION
Stellen Sie sich vor eine feste Stütze, die nicht höher als Ihre Taille ist, wie die Rückenlehne einer Bank, einen Papierkorb oder einen anderen Gegenstand, der sich an Ihrer Trainingsstrecke befindet. Halten Sie sich mit beiden Händen an dieser Stütze fest und neigen Sie sich nach vorn. Rumpf und untere Extremitäten bilden dabei eine Linie. Die Fußsohlen stehen von den Fersen bis zu den Zehen auf dem Boden.

AUSFÜHRUNG
Beugen Sie langsam die Ellbogen. Dadurch vergrößert sich der Neigungswinkel des Rumpfs und der Beine, die weiterhin eine Linie bilden, als wären sie ein Brett. Die Fußsohlen sollten dabei komplett auf dem Boden bleiben und die Fersen dürfen sich zu keinem Zeitpunkt heben.

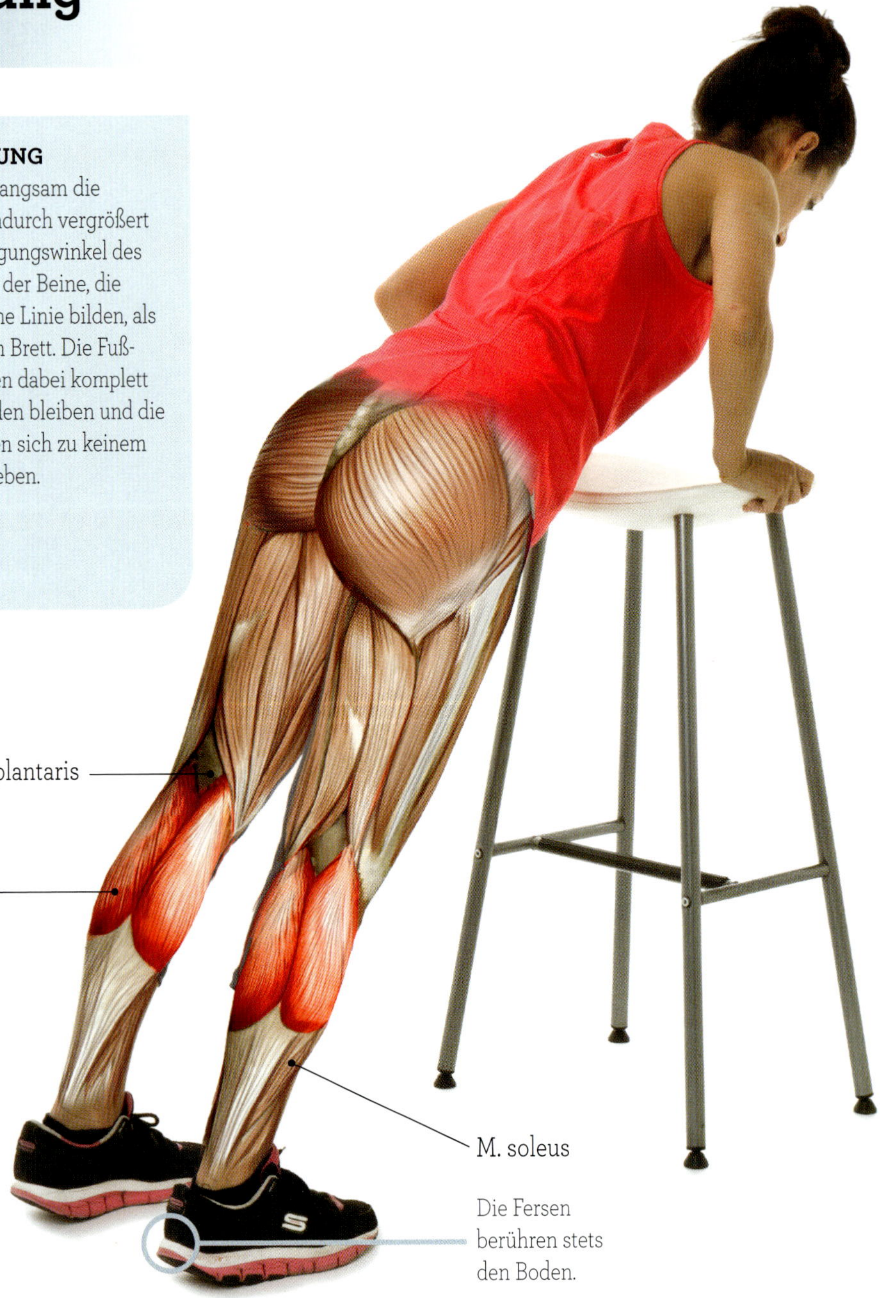

LEISTUNGSSTUFE	WH	DAUER
ANFÄNGER	3	20 s
FORTGESCHRITTENE	3	25 s
ERFAHRENE	3	30 s

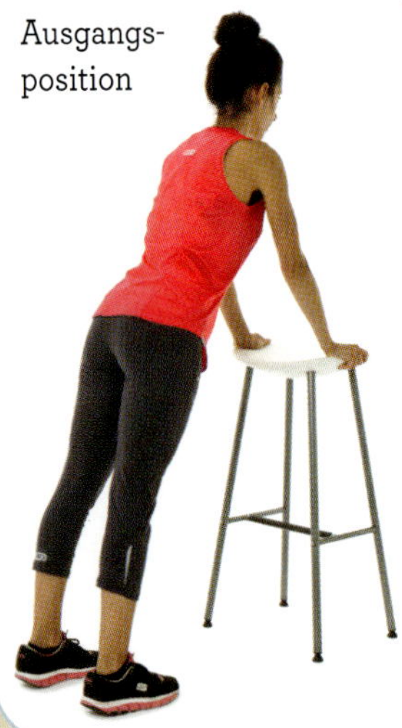

VORSICHT
Wählen Sie eine Stütze, die gut am Boden befestigt ist, und führen Sie diese Übung nicht auf einem Untergrund durch, auf dem Sie ausrutschen können, wie Sand, Schotter oder glattem Pflaster.

BESONDERS GEEIGNET
Für Sportler, deren Disziplinen mit Laufen verbunden sind, vor allem wenn deren Partien lange dauern, wie Tennisspieler oder Fußballer. Auch für Langstreckenläufer und -schwimmer.

„Fertig“-Stellung

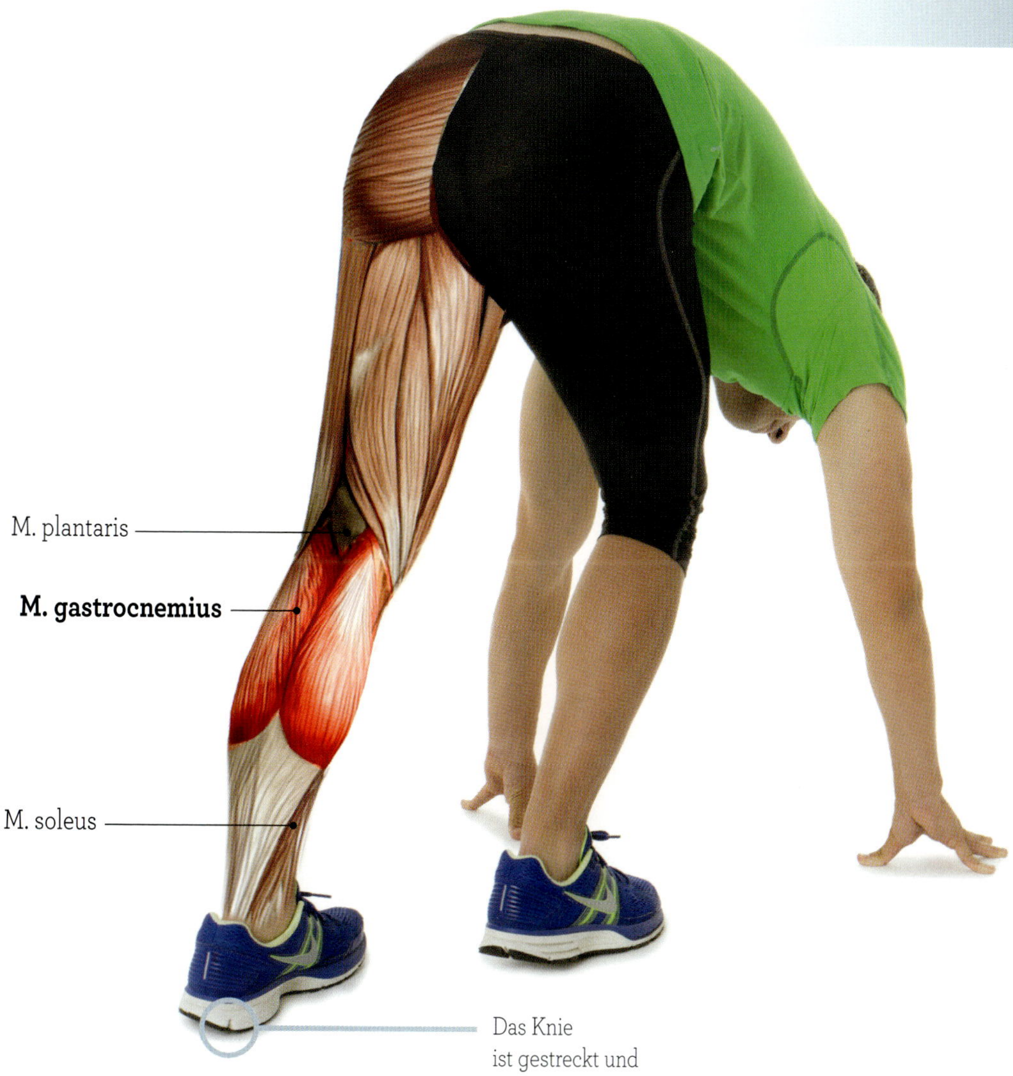

Ausgangsposition

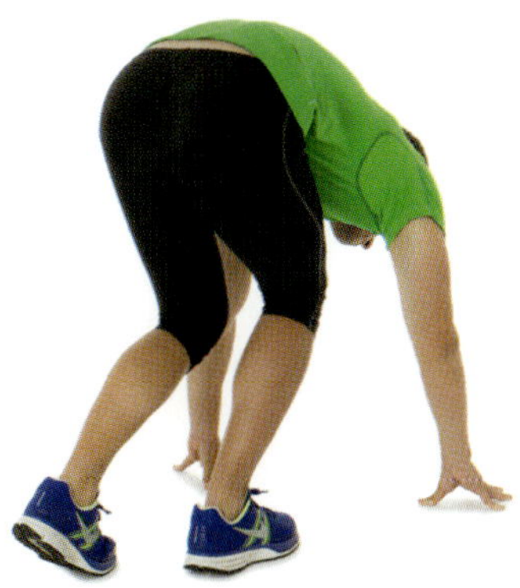

AUSGANGSPOSITION
Stützen Sie sich mit Händen und Füßen auf den Boden. Die Hände befinden sich auf einer Höhe, während ein Fuß vor dem anderen steht. Der Abstand zwischen der Spitze des hinteren und Ferse des vorderen Fußes beträgt etwa 10 cm. Die Ellbogen sind gestreckt und die Knie etwas mehr als 90° gebeugt. Ihre Position ähnelt dadurch der, die ein Sprinter beim Start auf das Kommando „Fertig!“ hin einnimmt.

AUSFÜHRUNG
Strecken Sie das Knie des hinteren Beins komplett und dorsalflektieren Sie das Sprunggelenk. Die Ferse bleibt dadurch auf dem Boden und Sie spüren eine Spannung in der Wade und auf der Knie- und Oberschenkelrückseite.

LEISTUNGSSTUFE	WH	DAUER
ANFÄNGER	3	20 s
FORTGESCHRITTENE	3	25 s
ERFAHRENE	3	30 s

VORSICHT
Führen Sie die Übung auf einem Untergrund durch, der nicht rutschig ist. Stellen Sie sicher, dass Sie in der Ausgangsposition das Gleichgewicht halten können.

BESONDERS GEEIGNET
Für Langstreckenläufer und -schwimmer sowie andere Sportler, deren Disziplinen mit Gehen oder Laufen verbunden sind und deren Trainingseinheiten und Wettkämpfe lange dauern.

Beidseitiges Ziehen mit Handtuch

AUSGANGSPOSITION
Setzen Sie sich und stellen Sie die Füße geschlossen vor sich. Beide Knie sind leicht gebeugt, damit Sie ein Handtuch oder Ähnliches um die Fußsohle legen können. Halten Sie beide Enden des Handtuchs fest.

AUSFÜHRUNG
Strecken Sie die Knie, sodass die Waden Bodenkontakt erhalten, und ziehen Sie die Handtuchenden nach hinten, damit die Sprunggelenke dorsalflektieren. Auch wenn diese Flexion nicht sehr ausgeprägt sein sollte, spüren Sie eine Spannung in der Wade und die Übung ist effektiv.

LEISTUNGSSTUFE	WH	DAUER
ANFÄNGER	3	20 s
FORTGESCHRITTENE	3	25 s
ERFAHRENE	3	30 s

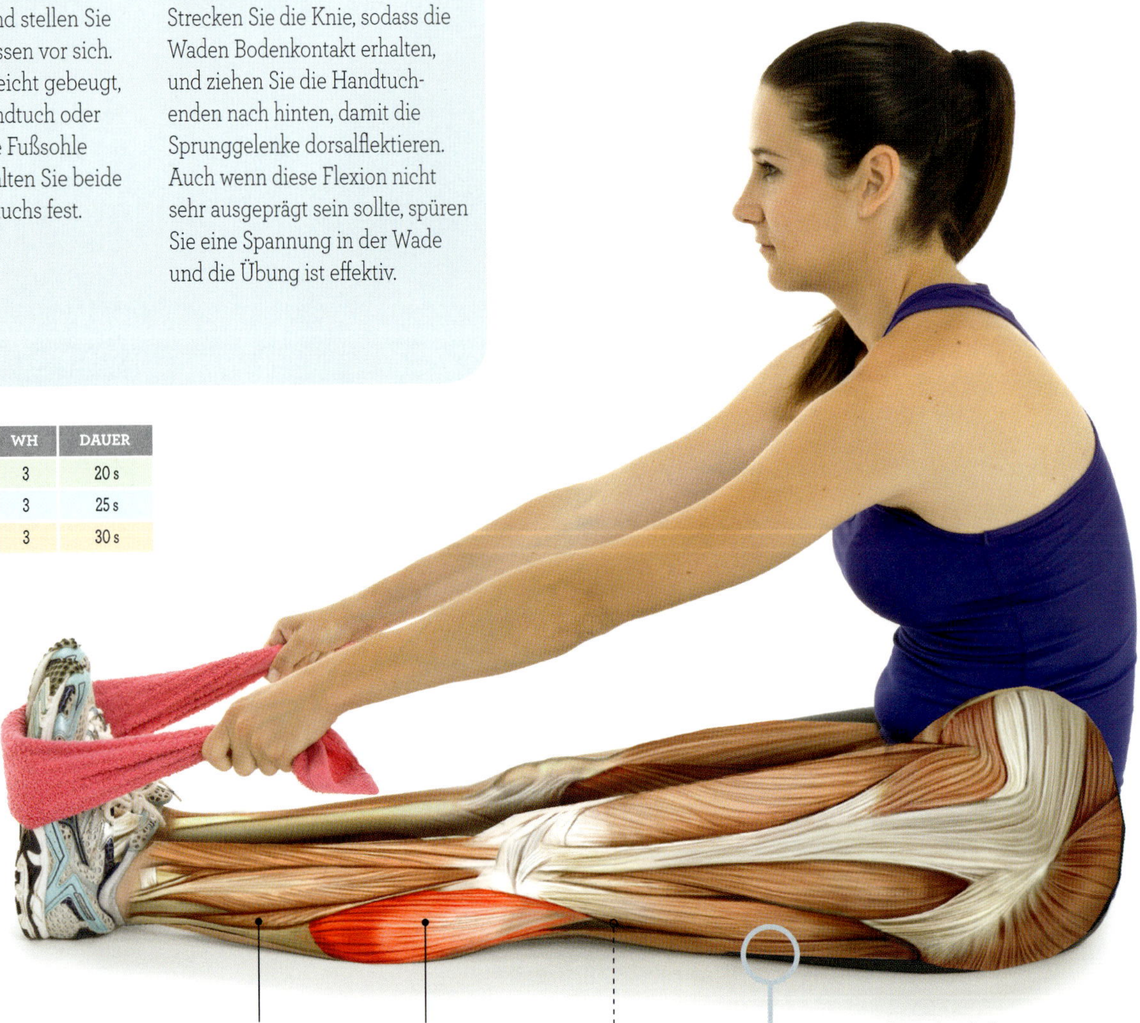

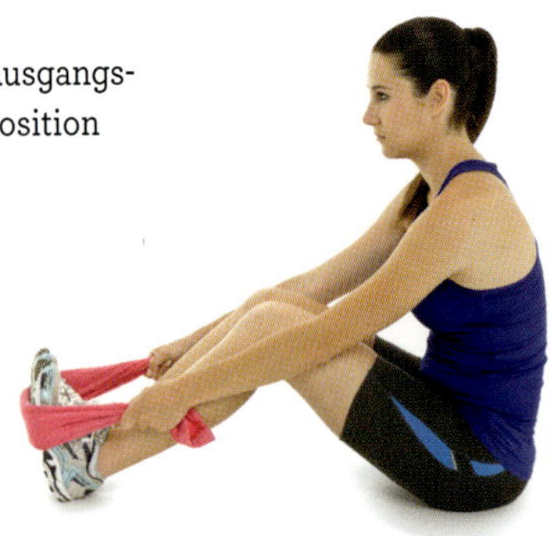

Ausgangs-position

VORSICHT
Je näher das Handtuch an der Fußspitze ist, desto effektiver ist die Übung. Sie müssen aber einen geeigneten Punkt finden, damit das Handtuch nicht nach oben wegrutscht.

BESONDERS GEEIGNET
Für Langstreckenläufer und Personen, deren Waden verspannt oder deren Sportarten mit Laufen verbunden sind, sowie für Athleten, deren Wettkämpfe oder Partien vergleichsweise lange dauern, wie beim Fußball, Tennis oder Basketball.

Hocke

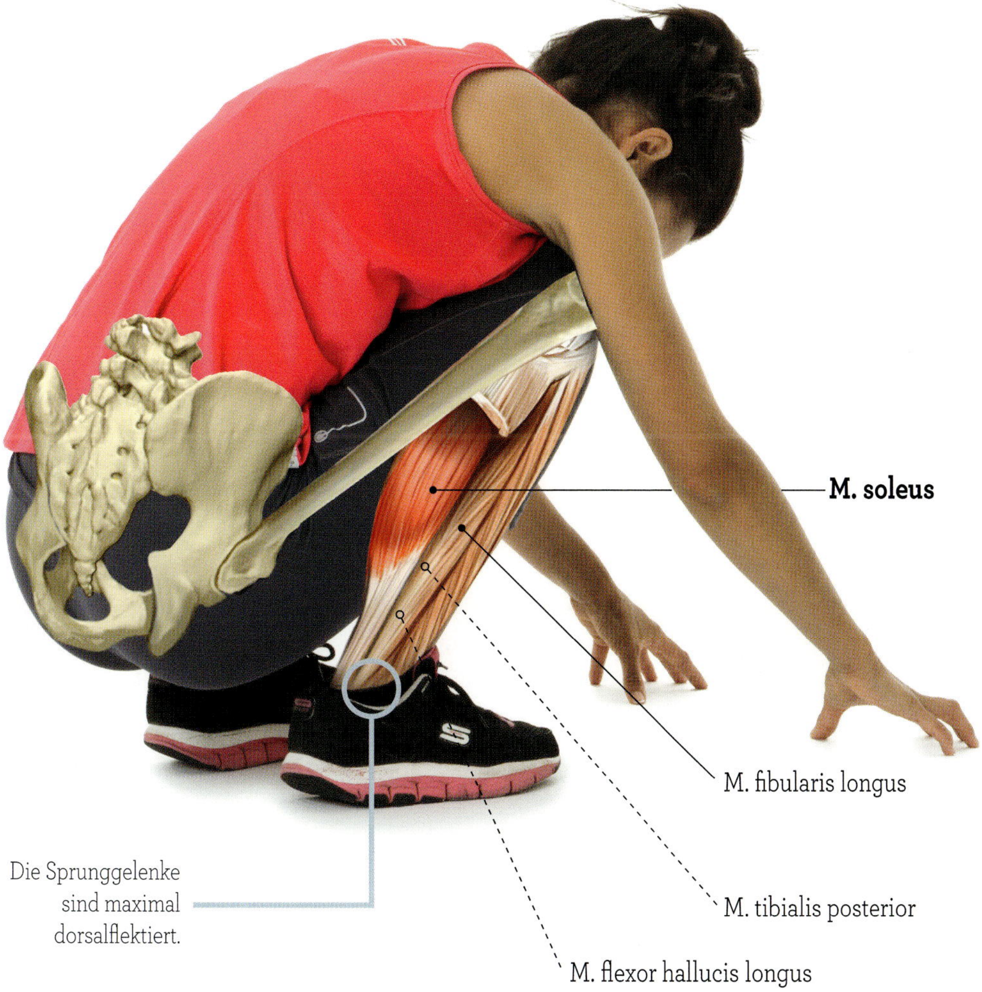

AUSGANGSPOSITION

Stellen Sie die Füße schulterbreit auseinander und neigen Sie sich nach vorn, bis Sie mit den Fingerspitzen den Boden berühren. Die Hände befinden sich vor den Füßen und die Knie sind etwa 90° gebeugt. An diesem Punkt sind die Hüftgelenke komplett gebeugt und die Sprunggelenke sind leicht dorsalflektiert.

AUSFÜHRUNG

Gehen Sie komplett in die Hocke und neigen Sie sich so weit wie möglich nach vorn, ohne dass die Fersen den Bodenkontakt verlieren. Auf diese Weise verstärken Sie die Dorsalflexion der Sprunggelenke und der M. soleus wird so stark gespannt, dass die Übung effektiv ist.

LEISTUNGSSTUFE	WH	DAUER
ANFÄNGER	2	20 s
FORTGESCHRITTENE	3	25 s
ERFAHRENE	3	30 s

Ausgangsposition

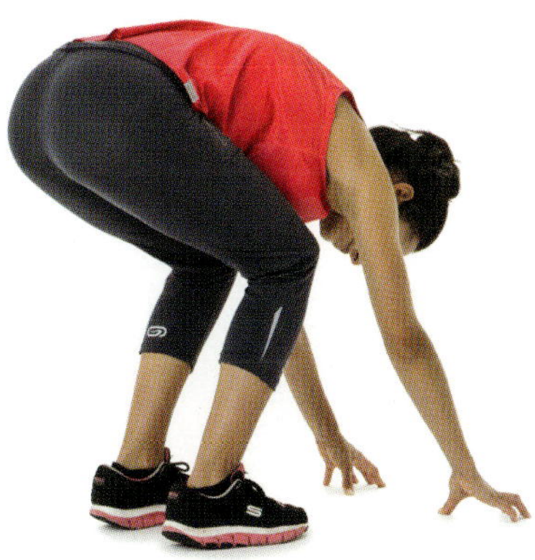

VORSICHT

Heben Sie nicht die Fersen vom Boden, um die Neigung des Körpers zu verstärken. Dadurch wird die Dehnung nicht intensiver, aber Sie können aus dem Gleichgewicht geraten.

BESONDERS GEEIGNET

Für Langstreckenläufer und Sportler, die Verspannungen oder Krämpfe im Wadenbereich spüren können, wie Schwimmer, Tennisspieler, Fußballer, Geher, Radfahrer usw.

„Auf die Plätze"-Stellung

AUSGANGSPOSITION

Stützen Sie sich auf beide Hände, einen Fuß und ein Knie. Die Arme sind vor den Schultern und etwas weiter als schulterbreit auseinander. Das Knie des Beins, dessen Fuß auf dem Boden steht, ist etwa 75-80° und das Hüftgelenk komplett gebeugt. Das hintere Knie ist leicht hinter der Ferse des Standfußes. Ihre Position ähnelt der, die ein Sprinter beim Start auf das Kommando „Auf die Plätze!" hin einnimmt.

AUSFÜHRUNG

Lassen Sie die Hände nach vorn gleiten, ohne Ihre übrigen Stützpunkte zu verändern. Der Körper schiebt sich dadurch nach vorn und das Sprunggelenk erreicht den maximalen Dorsalflexionsgrad, wodurch der M. soleus gedehnt wird.

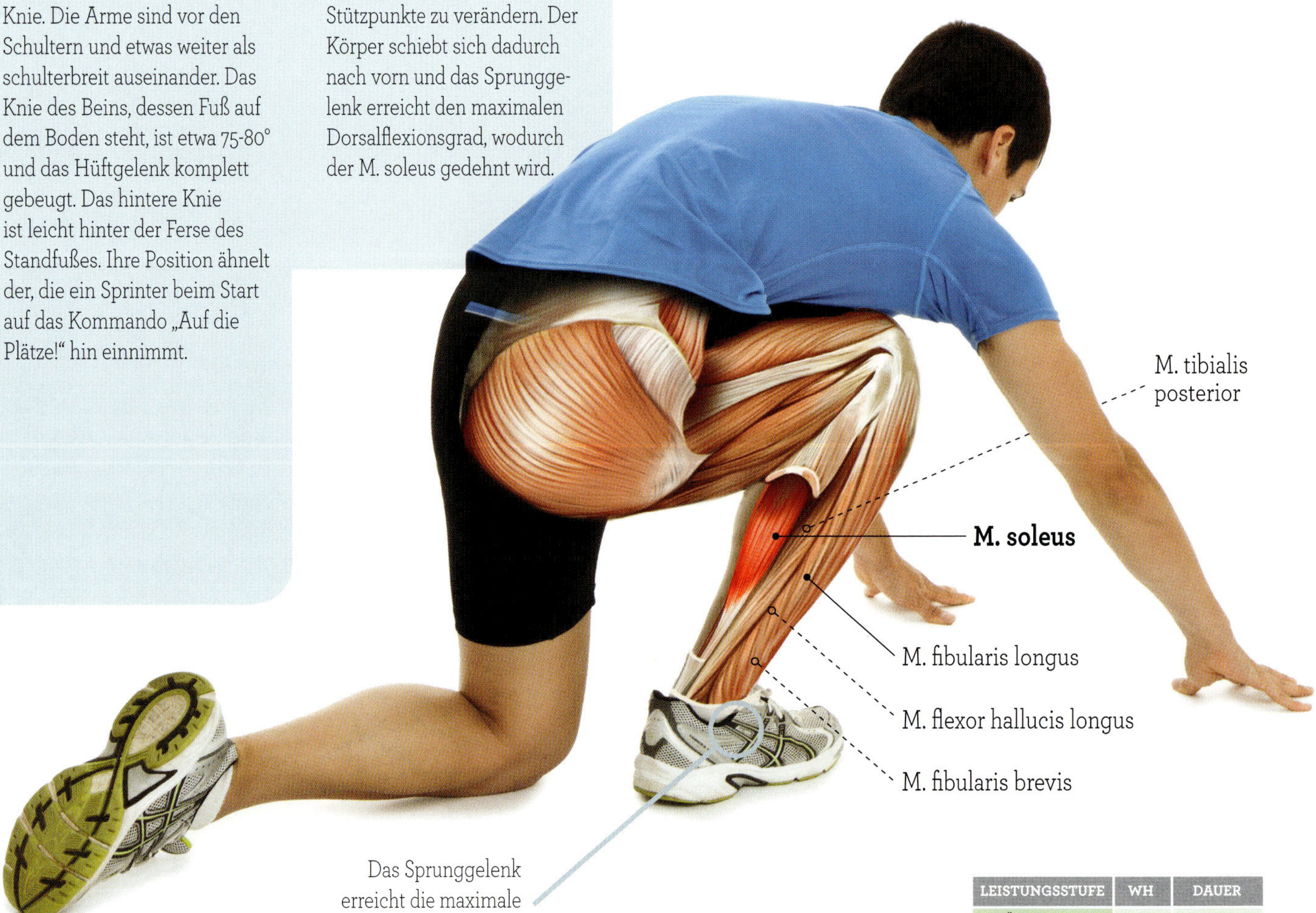

LEISTUNGSSTUFE	WH	DAUER
ANFÄNGER	2	25 s
FORTGESCHRITTENE	3	25 s
ERFAHRENE	3	30 s

Ausgangs-position

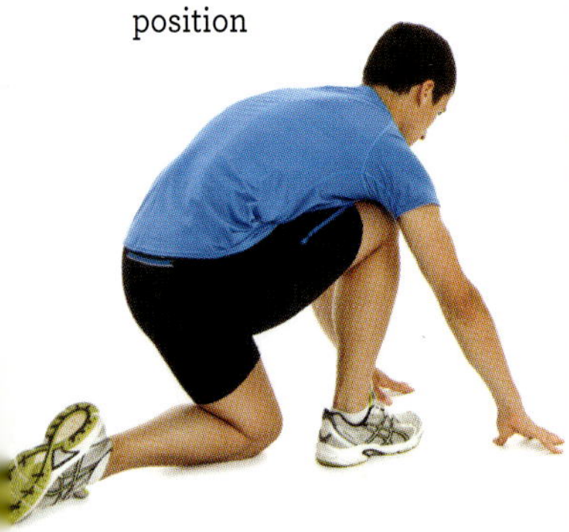

VORSICHT

Heben Sie nicht die Ferse des Standfußes, da es Ihnen keinen Vorteil bringt und Sie die Übung dadurch nicht korrekt ausführen.

BESONDERS GEEIGNET

Für Langstreckenläufer, Geher und andere Sportler, die vor allem die Muskeln belasten, die für die Plantarflexion des Sprunggelenks zuständig sind, wie Schwimmer oder Radfahrer.

Kugelstoßposition

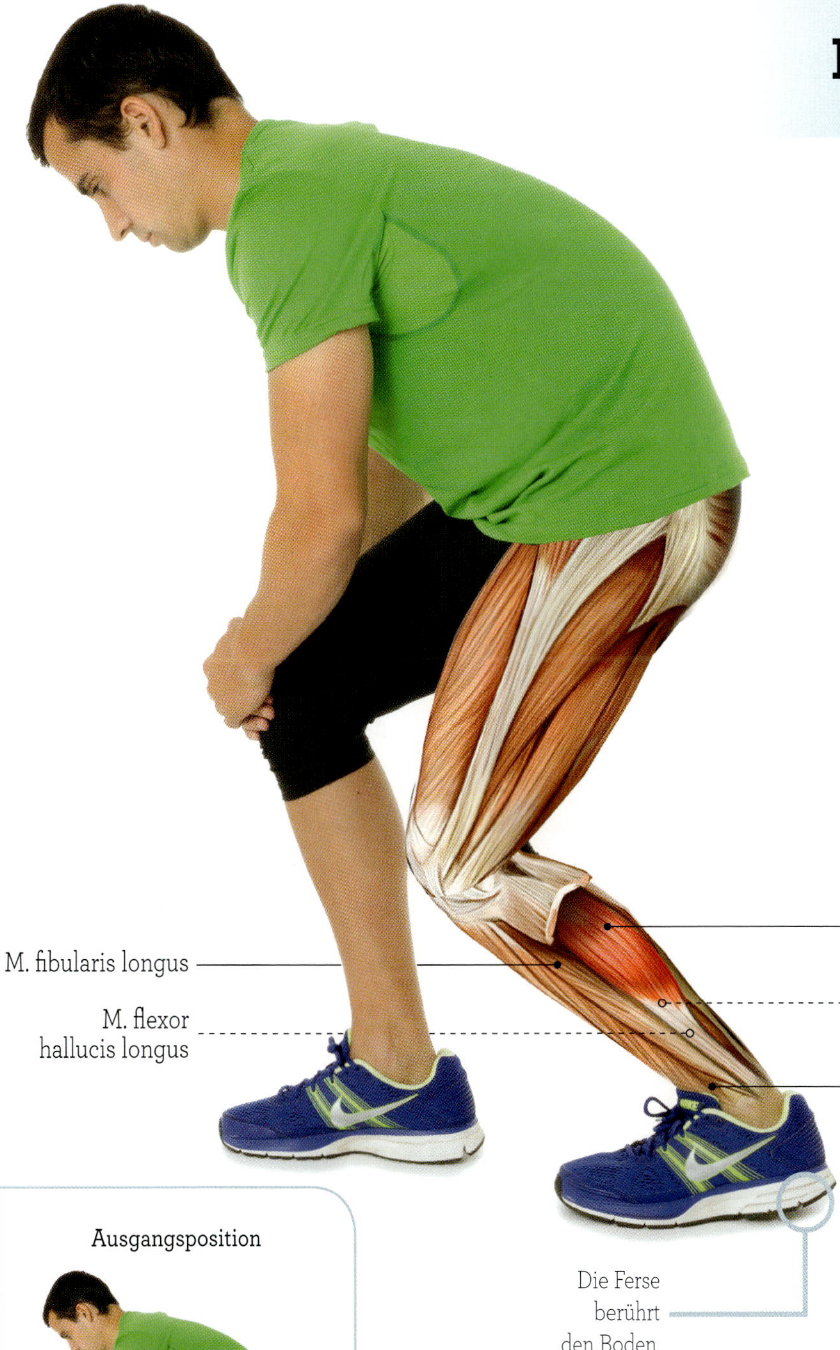

Ausgangsposition

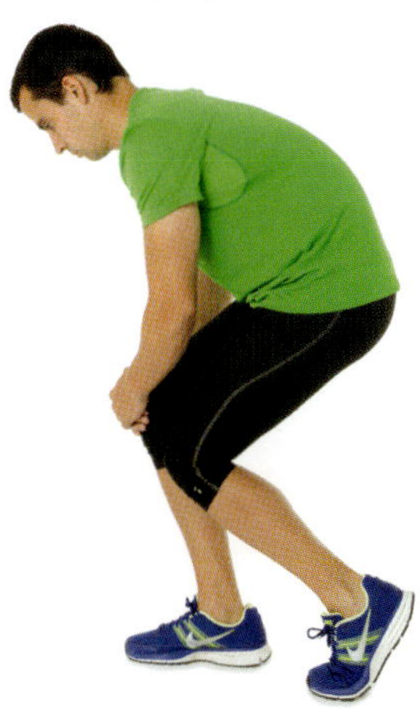

AUSGANGSPOSITION
Stellen Sie einen Fuß ein paar Zentimeter vor den anderen, der nur mit der Spitze den Boden berührt. Beugen Sie Knie und Hüfte, als wollten Sie in die Hocke gehen, und neigen Sie gleichzeitig den Rumpf nach vorn. Legen Sie beide Hände auf das vordere Knie.

AUSFÜHRUNG
Senken Sie die Ferse des hinteren Fußes, bis dessen gesamte Sohle den Boden berührt. Wenn Sie eine Spannung in der Wade spüren, führen Sie die Übung korrekt aus. Wenn Sie keine Spannung spüren, müssen Sie von vorn beginnen und das Bein, das Sie dehnen, weiter nach hinten stellen.

LEISTUNGSSTUFE	WH	DAUER
ANFÄNGER	2	25 s
FORTGESCHRITTENE	3	25 s
ERFAHRENE	3	30 s

VORSICHT

Sorgen Sie für eine stabile Ausgangsposition, damit Sie die Übung sicher durchführen können.

BESONDERS GEEIGNET

Für Langstreckenläufer, Geher und andere Sportler, die vor allem die Muskeln, die zur Plantarflexion des Sprunggelenks beitragen, überlasten könnten, wie Radfahrer, Fußballer oder Schwimmer.

Im Sitzen an den Füßen ziehen

AUSGANGSPOSITION
Setzen Sie sich mit geschlossenen Beinen auf den Boden. Die Knie sind etwa 100° gebeugt und die Füße auf die Fersen gestützt. Neigen Sie den Rumpf nach vorn und legen Sie die Finger auf die Fußrücken.

AUSFÜHRUNG
Umfassen Sie die Fußspitzen, ziehen Sie sie zu sich und versuchen Sie, die maximale Dorsalflexion der Sprunggelenke zu erreichen. Die Fersen dürfen sich dabei nicht von ihren Ausgangspunkten entfernen, aber Sie können die Knie etwas stärker beugen.

LEISTUNGSSTUFE	WH	DAUER
ANFÄNGER	2	25 s
FORTGESCHRITTENE	3	25 s
ERFAHRENE	3	30 s

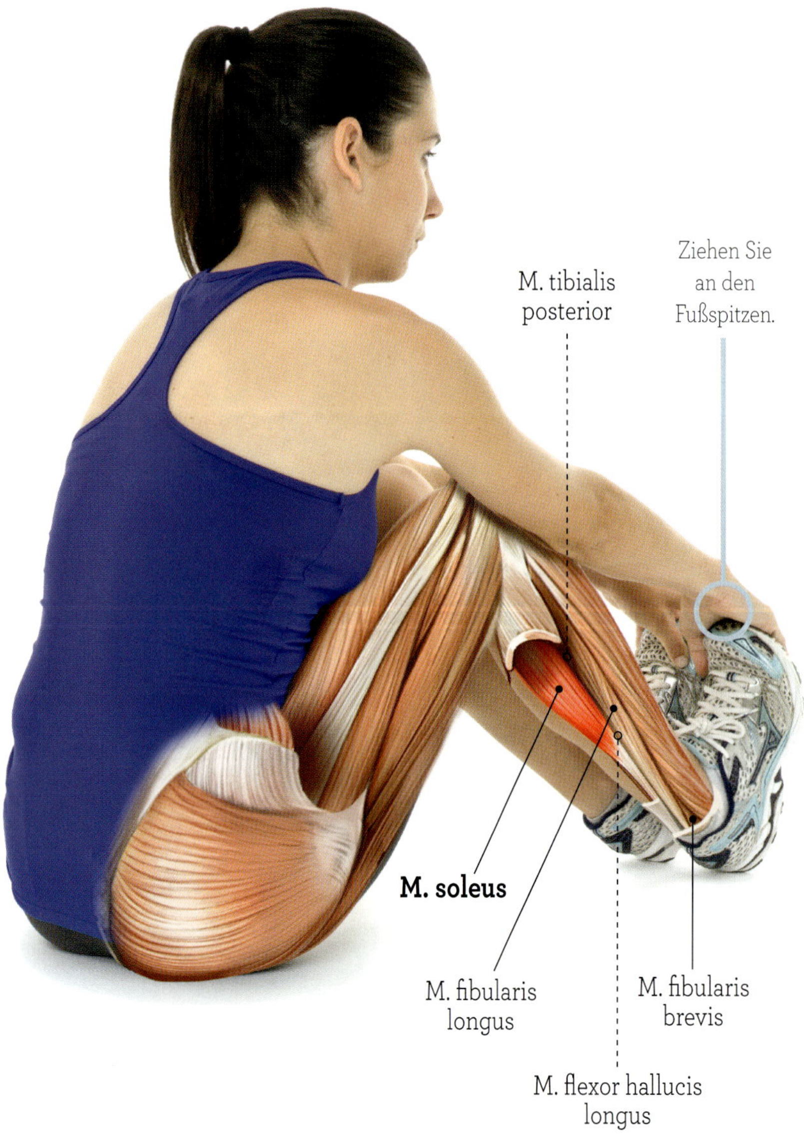

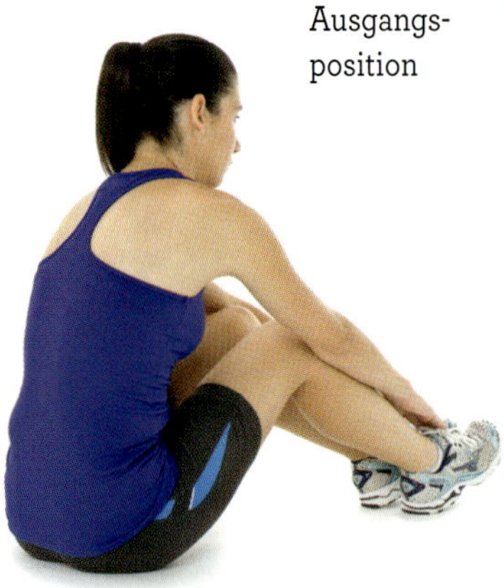

VORSICHT
Strecken Sie die Knie während der Übung nicht, da sie mit gebeugten Knien stärker auf den M. soleus wirkt.

BESONDERS GEEIGNET
Für Langstreckenläufer, Geher und Sportler im Allgemeinen, die vor allem die Muskulatur belasten, die zur Plantarflexion des Sprunggelenks beiträgt.

Senken mit Stütze

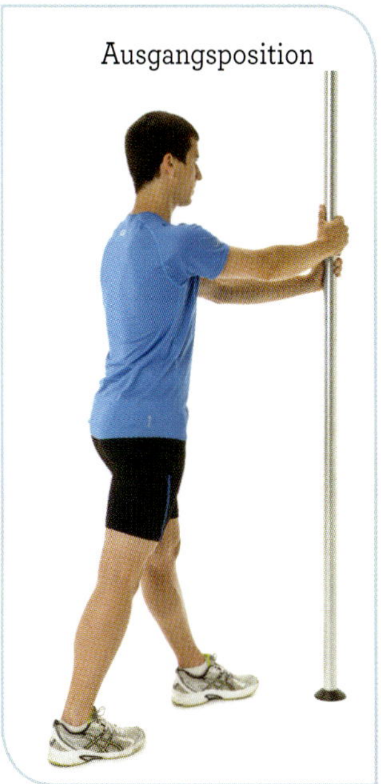

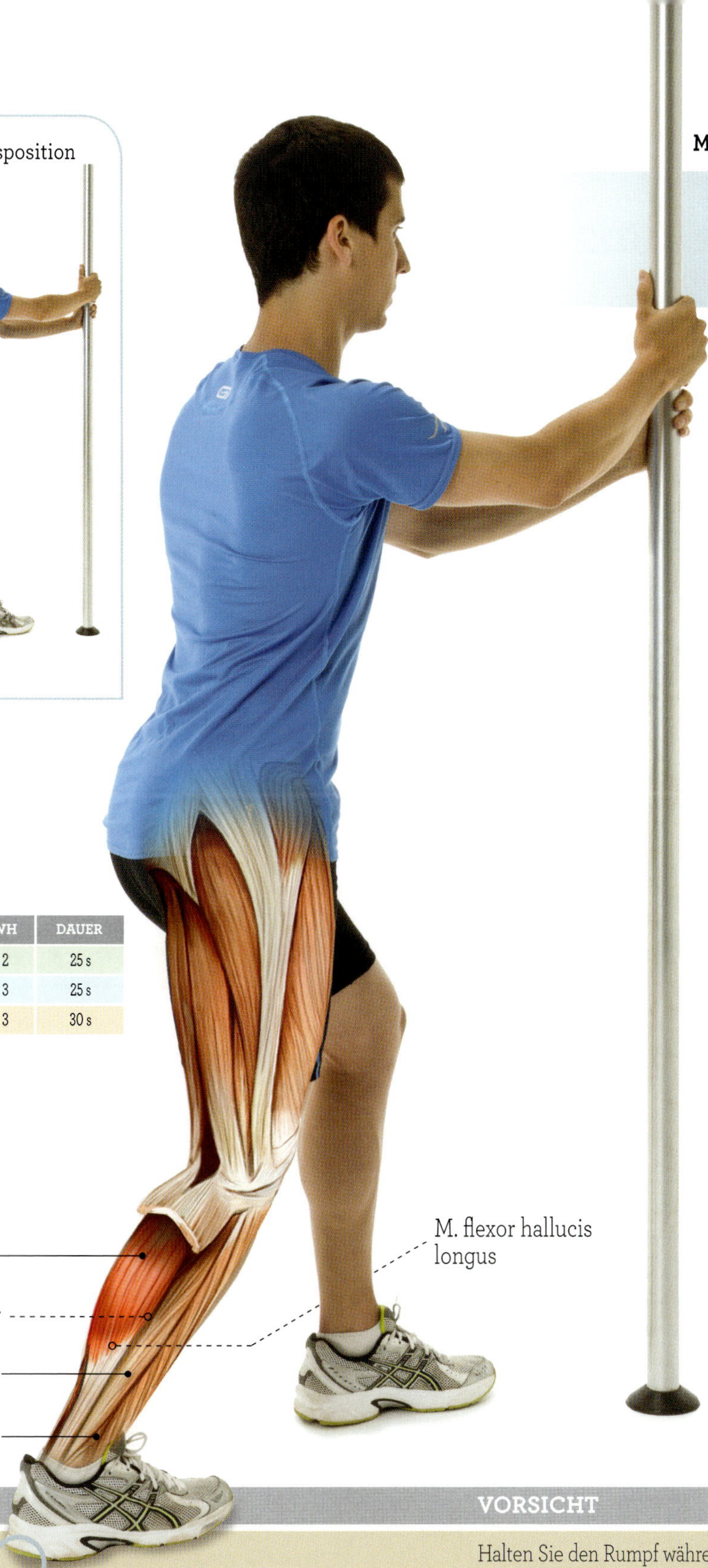

LEISTUNGSSTUFE	WH	DAUER
ANFÄNGER	2	25 s
FORTGESCHRITTENE	3	25 s
ERFAHRENE	3	30 s

AUSGANGSPOSITION

Stellen Sie sich vor eine Stütze, an der Sie sich festhalten können. Sie kann vertikal sein, wie ein Baum, eine Straßenlaterne oder ein Pfosten, oder horizontal. Sie darf nur nicht zu niedrig sein. Halten Sie sich mit beiden Händen daran fest und stellen Sie einen Fuß etwa 20 cm vor den anderen. Beugen Sie die Knie leicht, sodass sich der Körperschwerpunkt leicht senkt.

AUSFÜHRUNG

Beugen Sie die Knie stärker, sodass sich der Körperschwerpunkt weiter senkt, ohne die Stützpunkte zu verändern oder die Ferse des hinteren Fußes vom Boden zu heben. Das Sprunggelenk erreicht eine maximale Dorsalflexion und der M. soleus wird gedehnt, was Sie einige Sekunden lang halten sollten.

VORSICHT

Halten Sie den Rumpf während der Übungsausführung aufrecht und benutzen Sie eine stabile Stütze, an der Sie sich festhalten können.

BESONDERS GEEIGNET

Für Geher, Langstreckenläufer, Schwimmer, Radfahrer, Fußballer und andere Athleten, die aufgrund ihrer Sportart die Muskulatur, die die Plantarflexion des Sprunggelenks bewirkt, besonders intensiv und lange belasten.

Forcierte Dorsalflexion

AUSGANGSPOSITION
Stellen Sie sich auf ein Steppbrett, eine Stufe, einen Bordstein oder etwas Ähnliches, auf das Sie beim Sport zurückgreifen können. Stellen Sie einen Fuß nach vorn, sodass die Ferse auf der Kante des Steppbretts steht, und senken Sie die Fußspitze. Das Sprunggelenk wird dadurch plantarflektiert. Umfassen Sie die Fußspitze mit beiden Händen.

AUSFÜHRUNG
Ziehen Sie die Fußspitze nach oben, ohne die Ferse dieses Fußes anzuheben. Dadurch wird das Sprunggelenk maximal dorsalflektiert und der M. soleus gedehnt. Halten Sie die Spannung so lange, wie es Ihrer Leistungsstufe und Ihren Zielen entspricht.

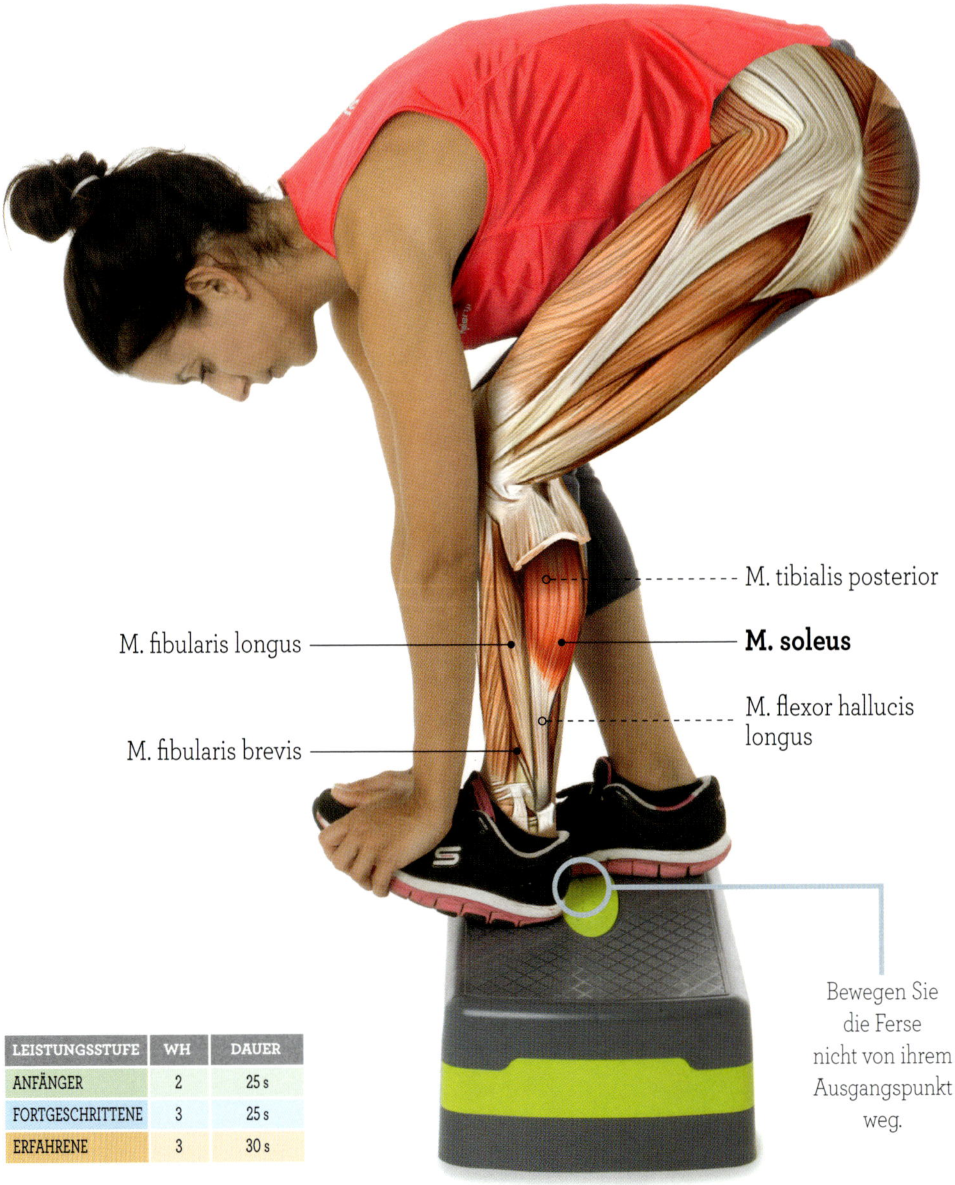

Ausgangsposition

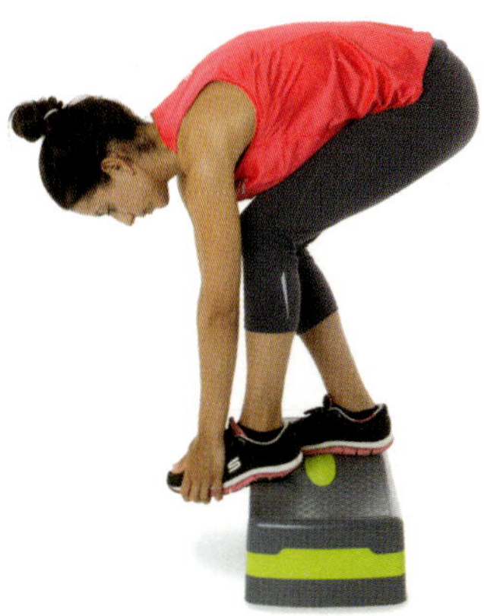

LEISTUNGSSTUFE	WH	DAUER
ANFÄNGER	2	25 s
FORTGESCHRITTENE	3	25 s
ERFAHRENE	3	30 s

VORSICHT

Stellen Sie eine ausreichend große Fläche der Ferse auf, damit sie während der Übungsausführung nicht wegrutschen kann.

BESONDERS GEEIGNET

Für Langstreckenläufer, Geher und andere Athleten, die aufgrund ihrer Sportart vor allem die Muskulatur überlasten, die für die Plantarflexion des Sprunggelenks zuständig ist.

Auf eine Stufe stützen

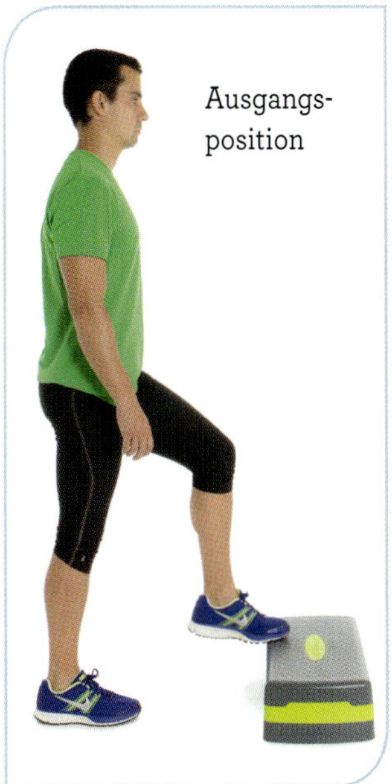

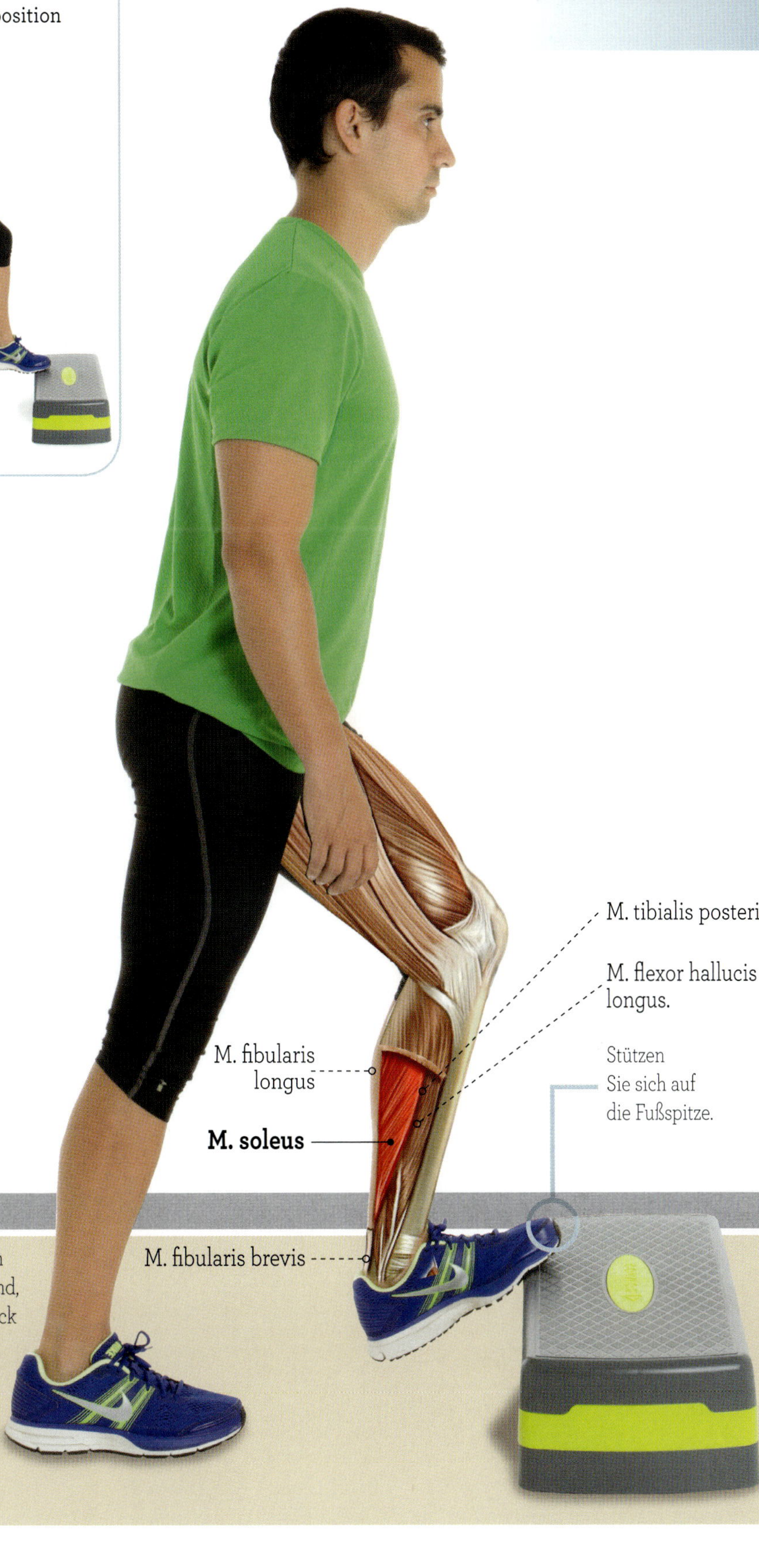

AUSGANGSPOSITION
Stellen Sie sich vor ein Steppbrett, eine Stufe, einen Bordstein oder einen anderen ähnlich hohen Gegenstand und stellen Sie die Fußspitze darauf. Der Rumpf ist senkrecht zum Boden, das hintere Bein und der Rumpf bilden eine Linie und das Knie ist gestreckt.

AUSFÜHRUNG
Neigen Sie sich nach vorn, sodass Rumpf und hinteres Bein weiterhin eine Linie bilden, und dorsalflektieren Sie das vordere Sprunggelenk maximal, ohne den Stützpunkt der Fußspitze zu verändern. Ihr Körpergewicht forciert die Dorsalflexion und die Übung wird dadurch effektiv.

LEISTUNGSSTUFE	WH	DAUER
ANFÄNGER	3	20 s
FORTGESCHRITTENE	5	30 s
ERFAHRENE	6	40 s

VORSICHT

Benutzen Sie einen stabilen Gegenstand, der durch den Druck nicht wegrutscht.

BESONDERS GEEIGNET

Für Schwimmer, Radfahrer, Geher und Langstreckenläufer sowie andere Sportler, die Verspannungen im Wadenbereich haben.

Die Beine anziehen

AUSGANGSPOSITION
Knien Sie sich hin und beugen Sie die Knie komplett, sodass sich Oberschenkelrückseite und Waden berühren. Neigen Sie den Rumpf leicht nach vorn und stützen Sie die Hände seitlich vom Körper auf den Boden.

AUSFÜHRUNG
Heben Sie die Knie vom Boden und stützen Sie sich auf Hände und Fußspitzen. Der Körper bewegt sich leicht nach hinten und der Großteil des Körpergewichts lastet auf den Armen. Die Sprunggelenke sind maximal plantarflektiert, wodurch der M. tibialis anterior gedehnt wird.

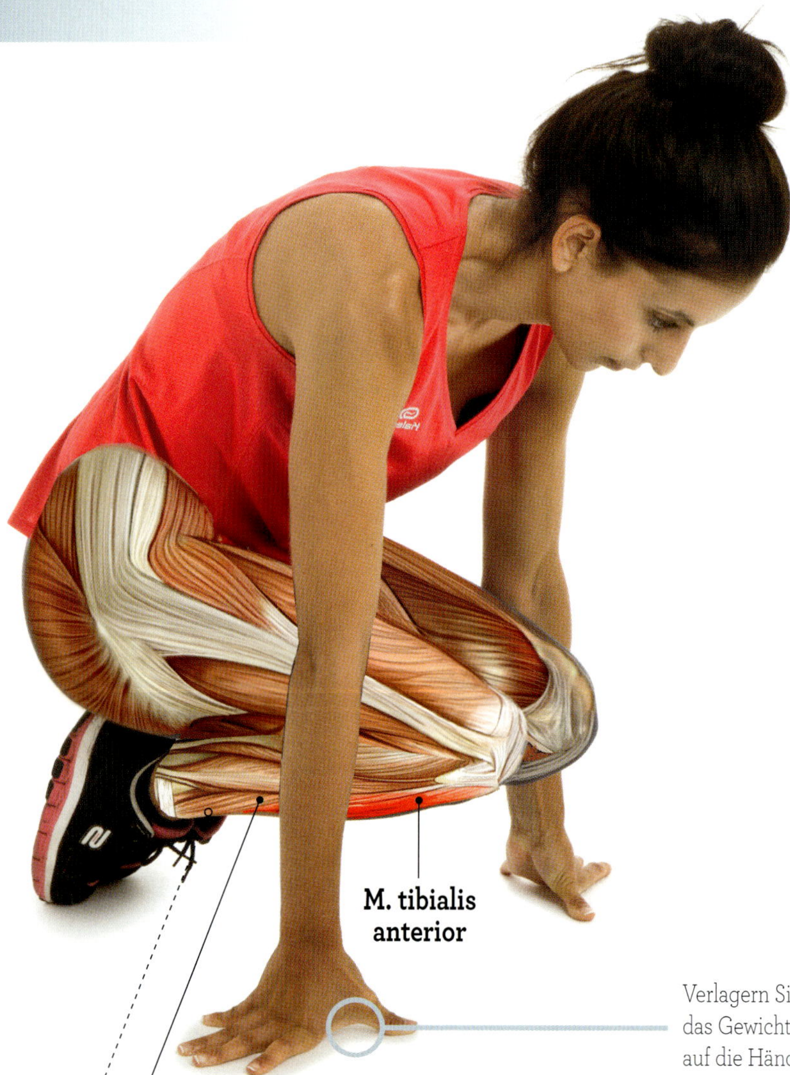

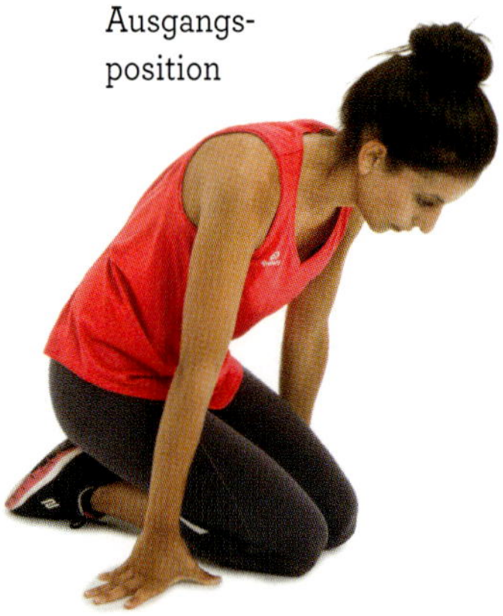
Ausgangs-position

LEISTUNGSSTUFE	WH	DAUER
ANFÄNGER	2	20 s
FORTGESCHRITTENE	2	25 s
ERFAHRENE	2	30 s

VORSICHT
Führen Sie diese Übung möglichst auf einer Matte oder einer anderen gepolsterten Oberfläche durch, um sich nicht die Hände, Knie oder Sprunggelenke zu verletzen.

BESONDERS GEEIGNET
Für Langstrecken- und Crossläufer oder Personen, die am M. tibialis anterior Beschwerden wie Tendinitis haben, die auf dessen intensive Belastung durch lange und häufige Trainingseinheiten zurückzuführen sind.

Sitzen mit einem Unterschenkel auf dem Oberschenkel

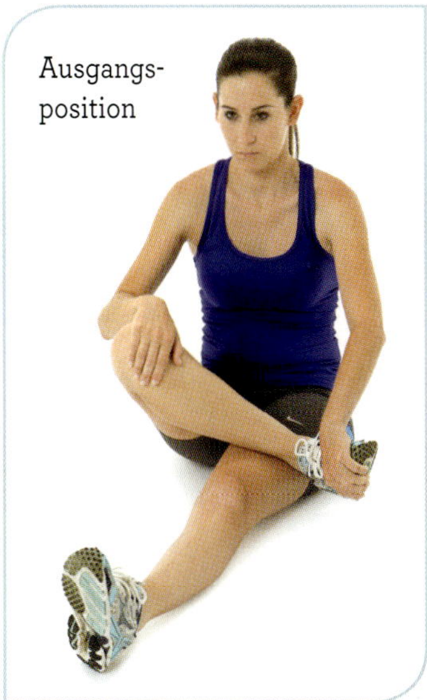

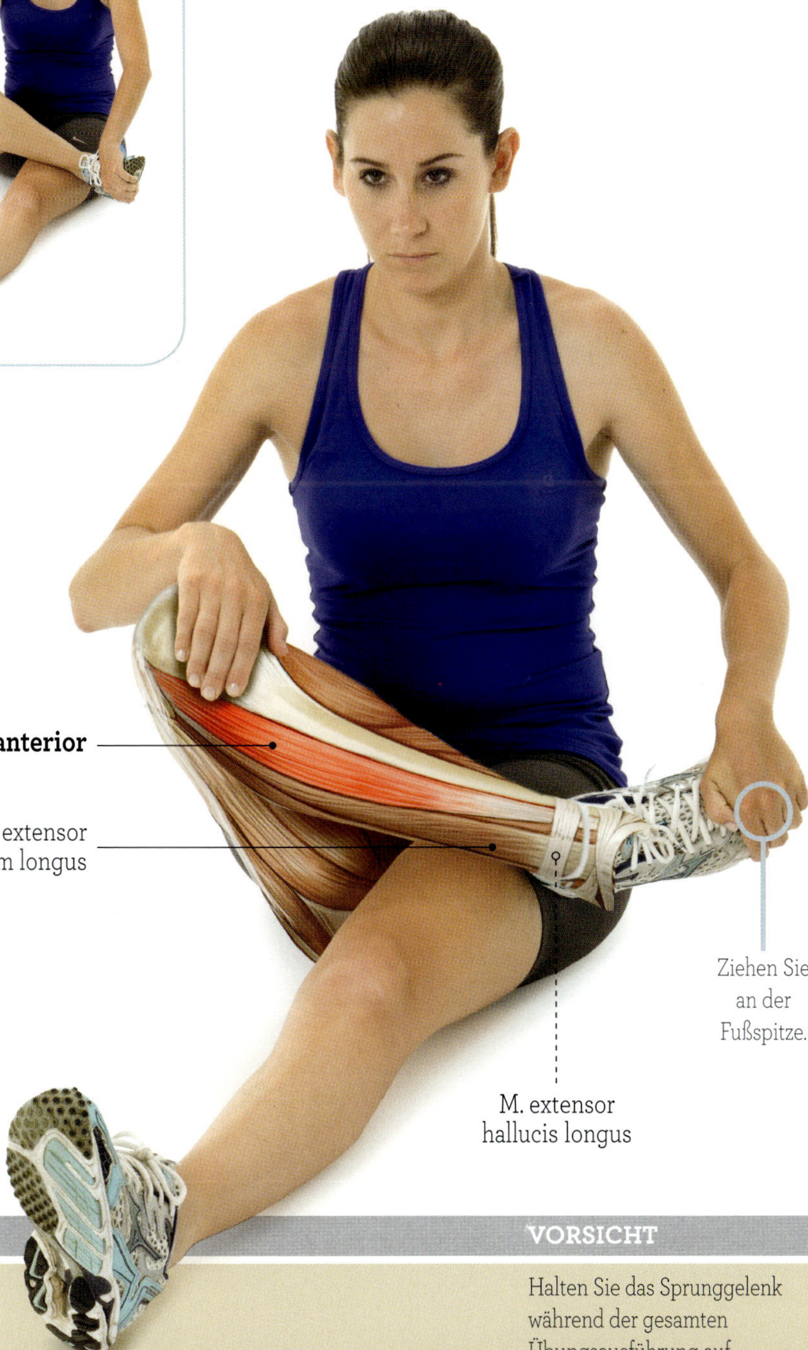

AUSGANGSPOSITION

Setzen Sie sich und strecken Sie ein Bein nach vorn. Beugen Sie das Knie des anderen Beins und schlagen Sie dieses Bein über das gestreckte. Legen Sie das Sprunggelenk auf dem Oberschenkel ab und halten Sie die Fußspitze mit einer Hand fest. Die andere Hand ruht auf dem gebeugten Knie und der Rücken ist senkrecht zum Boden.

AUSFÜHRUNG

Ziehen Sie die Fußspitze zu sich, sodass das Sprunggelenk plantarflektiert, ohne sich von seinem Ausgangspunkt zu entfernen. Dadurch wird der M. tibialis anterior gedehnt. Halten Sie die Dehnung so lange, wie für diese Übung und Ihre Leistungsstufe angegeben.

LEISTUNGSSTUFE	WH	DAUER
ANFÄNGER	2	20 s
FORTGESCHRITTENE	2	25 s
ERFAHRENE	2	30 s

VORSICHT

Halten Sie das Sprunggelenk während der gesamten Übungsausführung auf demselben Punkt auf dem Oberschenkel und verhindern Sie, dass es rotiert.

BESONDERS GEEIGNET

Für Langstreckenläufer, Athleten, die lange Trainingseinheiten durchführen oder auf unebenem Untergrund trainieren, und Personen, die Verspannungen im vorderen Bereich des Unterschenkels haben.

Bethaltung

AUSGANGSPOSITION
Knien Sie sich hin, sodass Sie sich auf Knie und Fußspitzen stützen. Die Beine sind geschlossen und die Hände ruhen auf den Oberschenkeln. Der Rücken ist aufrecht und senkrecht zum Boden.

AUSFÜHRUNG
Umfassen Sie ein Knie mit einer Hand und ziehen Sie daran. Dadurch hebt sich das Bein vom Boden und das Sprunggelenk geht von einer neutralen Position über in eine maximale Plantarflexion. Die Fußspitze bleibt dabei auf dem Boden. Neigen Sie den Rumpf leicht nach vorn und nutzen Sie die Hand, die auf dem Muskel ruht, um das Gleichgewicht zu halten.

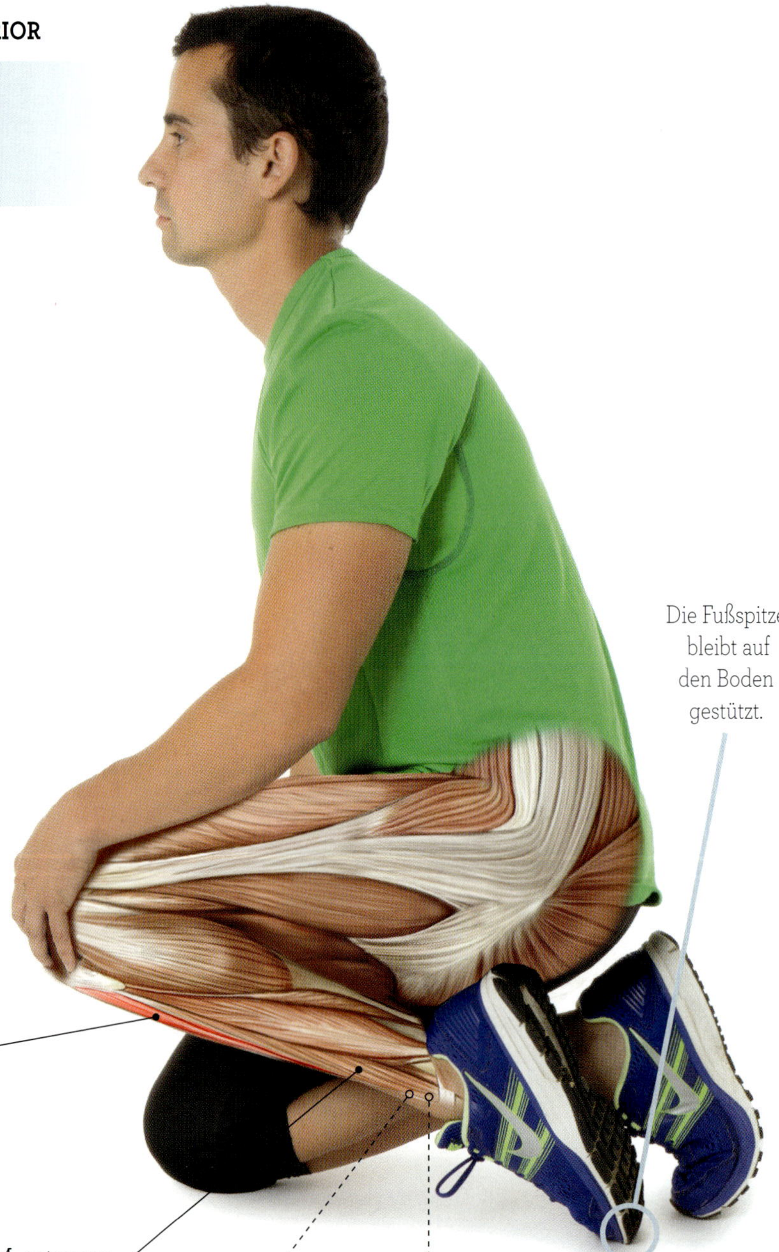

LEISTUNGSSTUFE	WH	DAUER
ANFÄNGER	2	20 s
FORTGESCHRITTENE	2	25 s
ERFAHRENE	2	30 s

Ausgangsposition

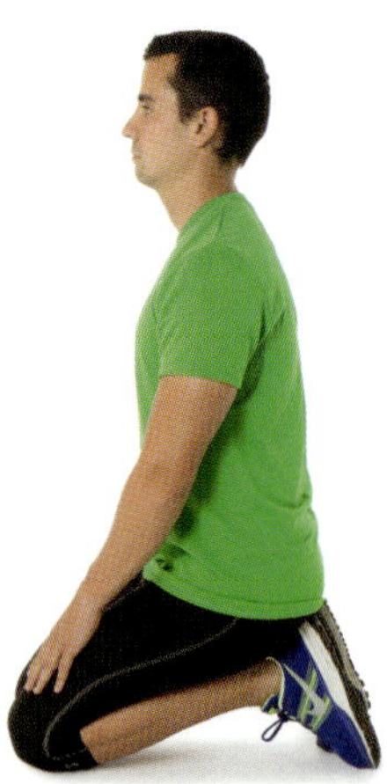

VORSICHT
Führen Sie die Bewegung langsam durch und verlagern Sie das Gewicht, das auf den verschiedenen Stützpunkten ruht, während Sie die Übung ausführen, um das Gleichgewicht zu halten.

BESONDERS GEEIGNET
Für Langstrecken- und Crossläufer sowie Sportler, die Verspannungen im vorderen Bereich des Unterschenkels haben.

Nach hinten verschobener Vierfüßlerstand

LEISTUNGSSTUFE	WH	DAUER
ANFÄNGER	2	20 s
FORTGESCHRITTENE	2	25 s
ERFAHRENE	2	30 s

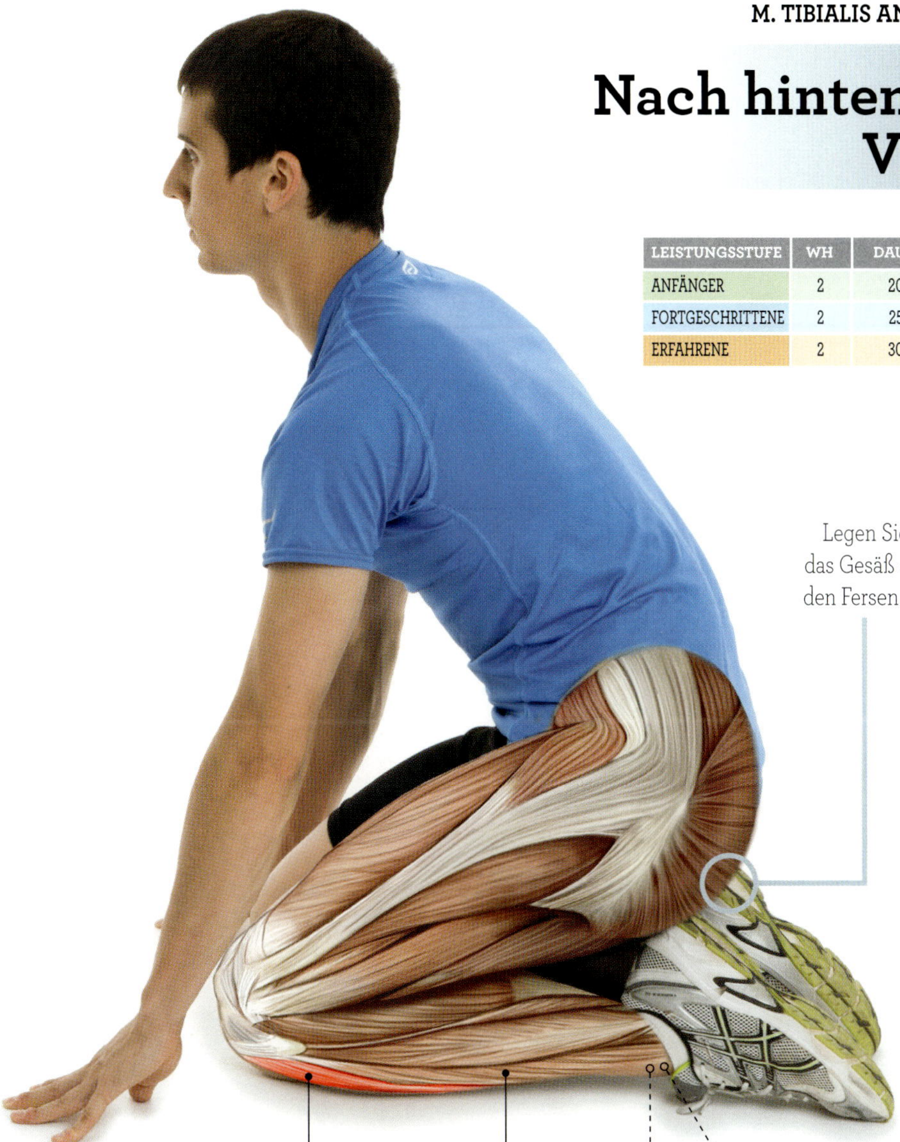

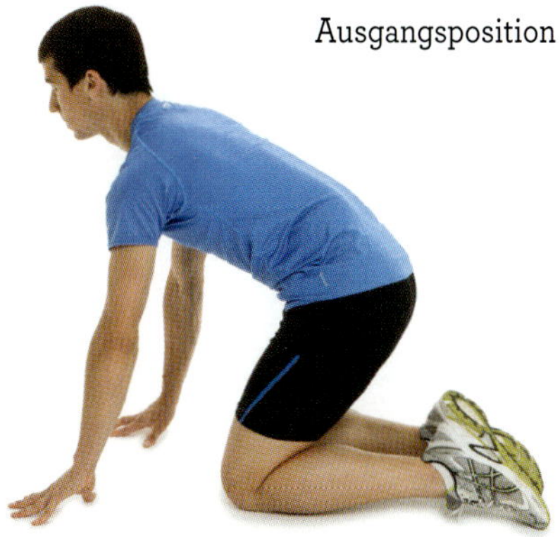
Ausgangsposition

AUSGANGSPOSITION

Gehen Sie in den Vierfüßlerstand und stützen Sie sich auf Hände und Knie. Die Knie sind dabei weniger als 90° gebeugt. Der Körper ist dadurch im Vergleich zu sonst etwas weiter hinten und die Hüfte tiefer. Die Fußspitzen berühren den Boden, auf ihnen lastet aber kein Gewicht.

AUSFÜHRUNG

Beugen Sie die Knie maximal, senken Sie die Hüfte und legen Sie die Oberschenkel auf den Waden ab. Bewegen Sie die Hände und den Rumpf dabei nach hinten. Das Körpergewicht ruht schließlich auf den Knien und Fußspitzen. Dadurch befinden sich die Sprunggelenke in maximaler Plantarflexion und der M. tibialis anterior wird gedehnt.

VORSICHT

Verlagern Sie das Gewicht langsam, um die Sprunggelenke nicht zu verletzen.

BESONDERS GEEIGNET

Für Läufer und Geher, deren Trainingseinheiten oder Wettkämpfe sowohl bezüglich der Zeitdauer als auch der Strecke lang sind.

Tanzschritt

AUSGANGSPOSITION

Stellen Sie einen Fuß etwa 40 cm vor den anderen. Die Fußspitzen zeigen nach vorn und die Arme sind in die Hüften gestemmt. Die Knie sind gestreckt und der Rumpf ist senkrecht zum Boden.

AUSFÜHRUNG

Bringen Sie den Körper durch Knieflexion nach vorn. Rollen Sie den hinteren Fuß von der Fußsohle auf die Fußspitze, sodass das Sprunggelenk plantarflektiert und der Fußrücken zum Boden zeigt. Das Absenken des Rumpfs verstärkt die Plantarflexion des Sprunggelenks und erleichtert die Dehnung.

Ausgangsposition

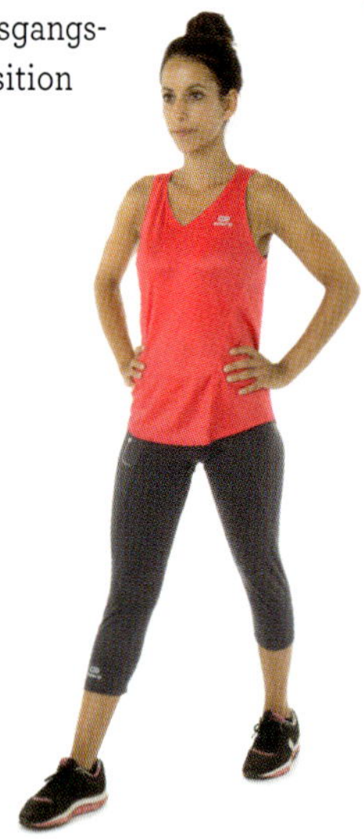

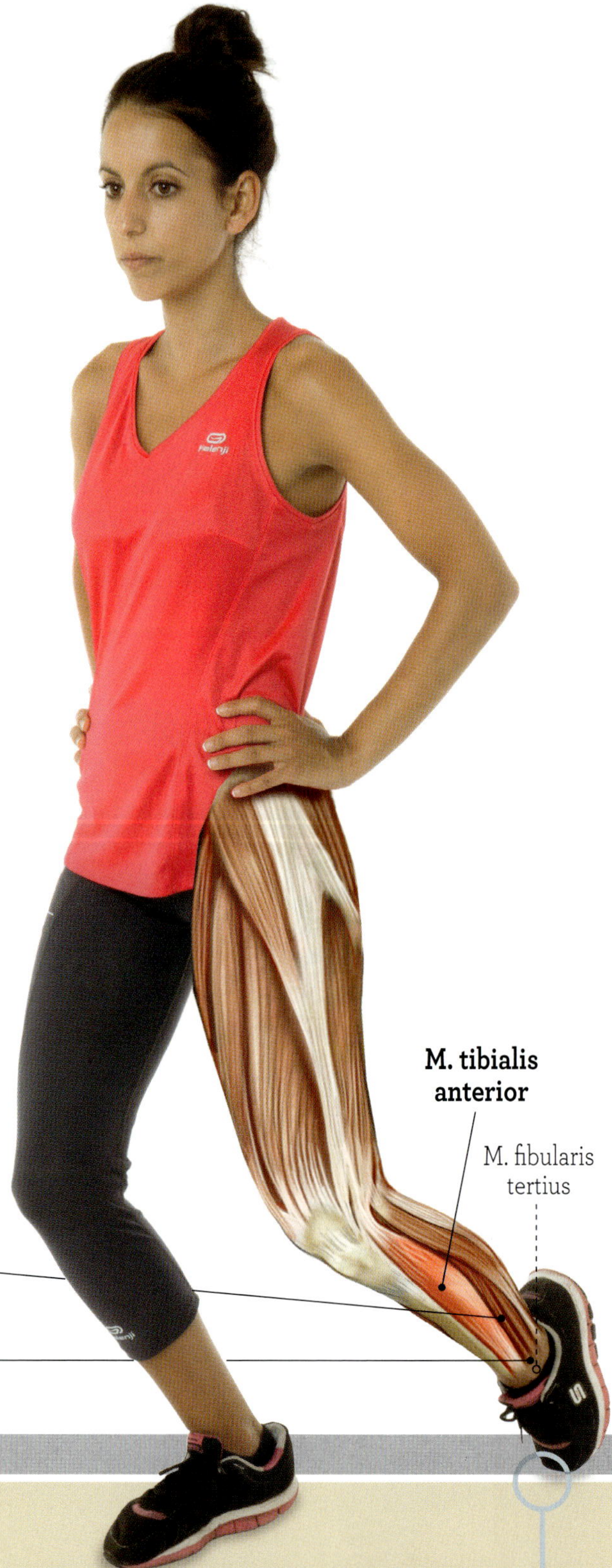

LEISTUNGSSTUFE	WH	DAUER
ANFÄNGER	2	20 s
FORTGESCHRITTENE	2	25 s
ERFAHRENE	2	30 s

VORSICHT

Führen Sie die Übung nicht zu schnell oder abrupt durch, um das Gleichgewicht nicht zu verlieren.

BESONDERS GEEIGNET

Für Langstreckenläufer, Geher und Crossläufer, da sie den M. tibialis stark beanspruchen, sowie für andere Sportler, die Verspannungen im vorderen Bereich des Unterschenkels haben.

Erhöhte Stütze hinten

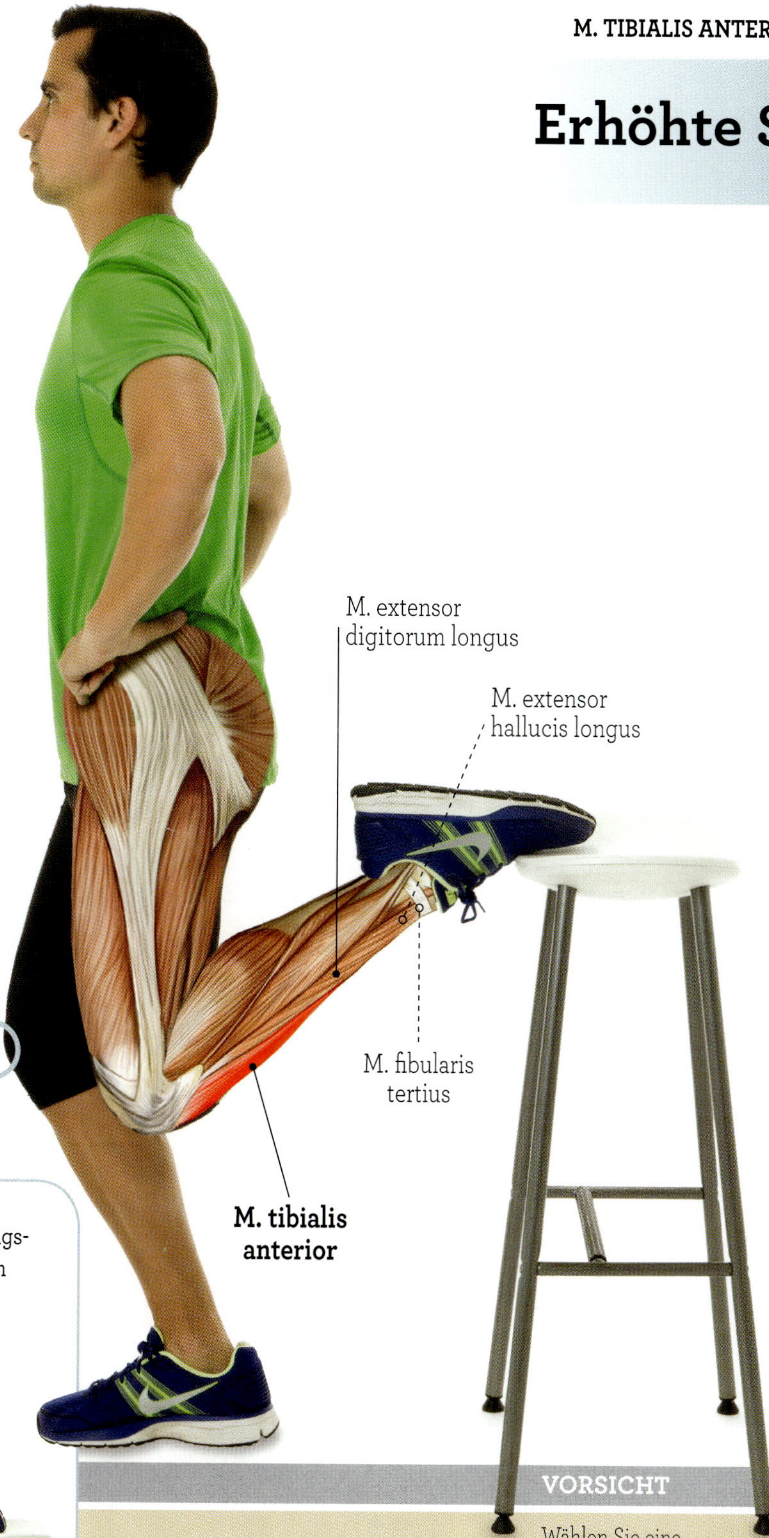

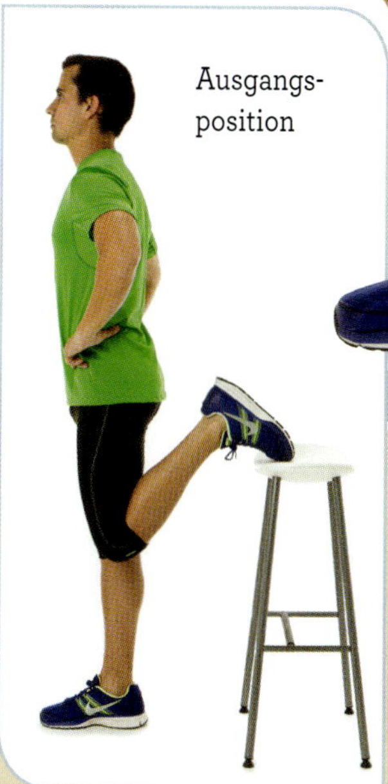

AUSGANGSPOSITION
Stellen Sie sich mit dem Rücken zu einer erhöhten Stütze, auf die Sie den Fuß legen können. Legen Sie die Spitze des Fußes darauf ab, sodass das Sprunggelenk in einer neutralen Stellung und das Knie gebeugt ist. Das andere Bein wird zum Hauptstandbein, sein Knie ist gestreckt. Der Rumpf und das Standbein bilden eine Linie. Sie können die Arme in die Hüften stemmen, falls es für Sie angenehmer ist.

AUSFÜHRUNG
Beugen Sie das Knie des Standbeins und senken Sie so den Körper ab, während das andere Bein weiterhin auf der Stütze liegt. Dadurch wird das Sprunggelenk in die Plantarflexion gezwungen und der M. tibialis anterior gedehnt.

LEISTUNGSSTUFE	WH	DAUER
ANFÄNGER	2	20 s
FORTGESCHRITTENE	2	25 s
ERFAHRENE	2	30 s

VORSICHT
Wählen Sie eine stabile Stütze und nutzen Sie, wenn nötig, die Hände, um das Gleichgewicht zu halten.

BESONDERS GEEIGNET
Für Langstreckenläufer oder solche, die an Wettbewerben teilnehmen, die sich durch Höhenunterschiede oder unebenen Untergrund auszeichnen, wie Skyruns.

Im zweifüßigen Stand die Beine überkreuzen

AUSGANGSPOSITION
Überkreuzen Sie die Beine. Auf dem hinteren lastet der Großteil des Körpergewichts und sein Knie ist gestreckt. Das Knie des vorderen Beins ist gebeugt, damit die Fußspitze dieses Beins neben der Außenseite des anderen Fußes aufgestützt werden kann.

AUSFÜHRUNG
Beugen Sie das Knie des Beins, auf dem der Großteil des Gewichts lastet. Dadurch muss auch das andere Knie stärker gebeugt werden. Die Füße bewegen sich dabei jedoch nicht von ihren Ausgangspunkten weg. Das Sprunggelenk des vorderen Beins muss sich strecken und die Fußsohle ist senkrecht zum Boden.

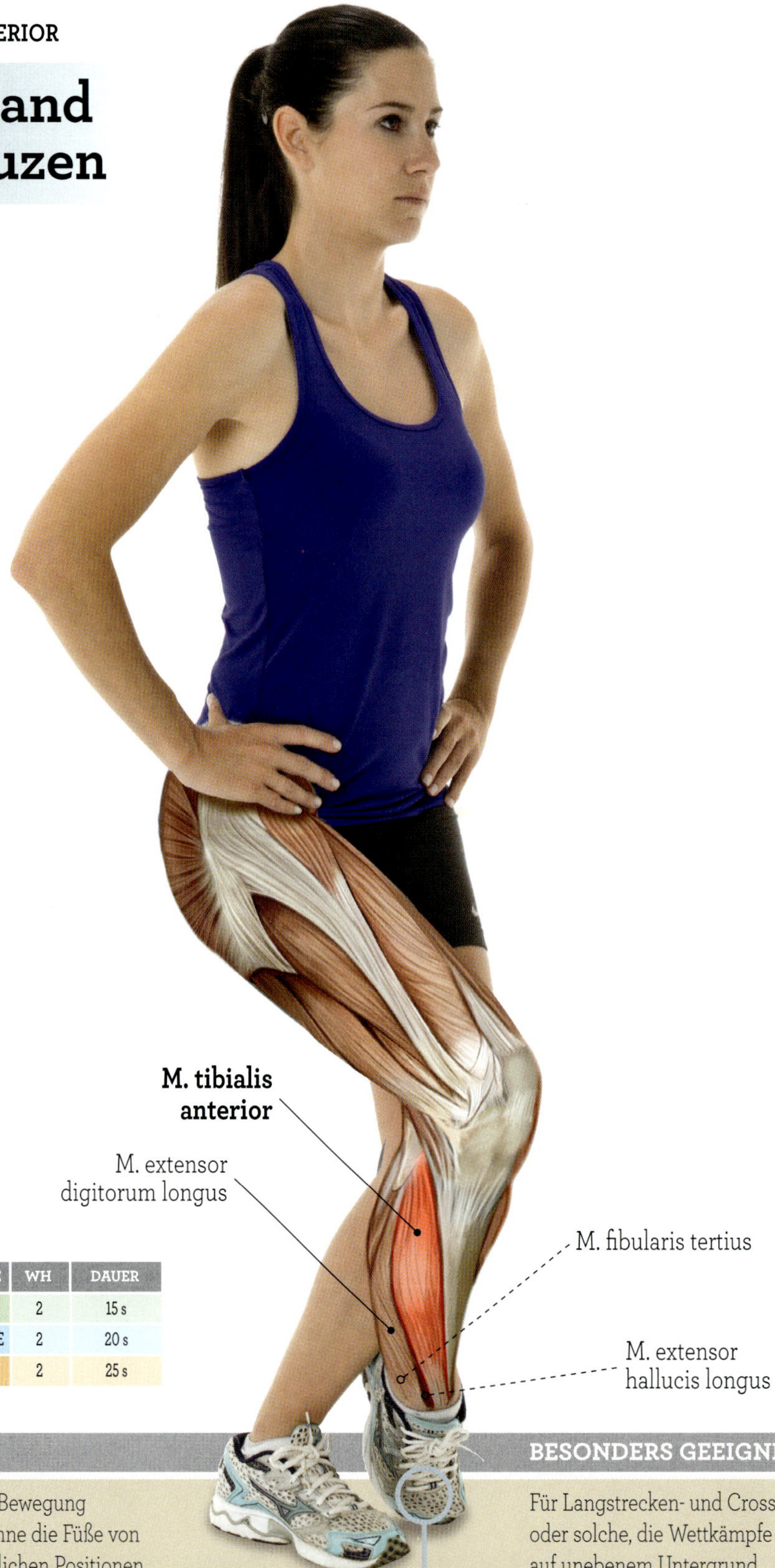

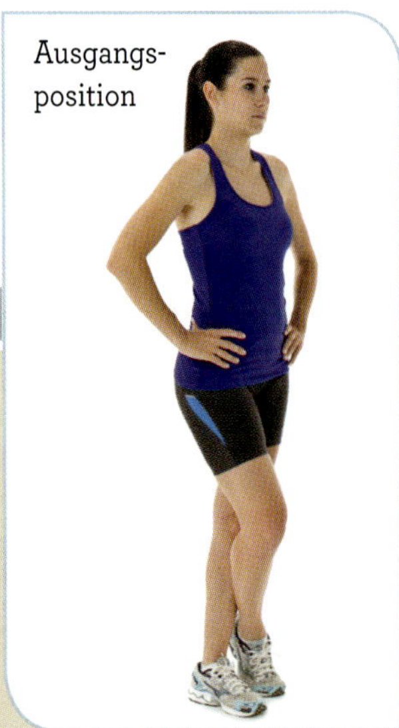

LEISTUNGSSTUFE	WH	DAUER
ANFÄNGER	2	15 s
FORTGESCHRITTENE	2	20 s
ERFAHRENE	2	25 s

VORSICHT

Führen Sie die Bewegung langsam aus, ohne die Füße von ihren ursprünglichen Positionen wegzubewegen, und setzen Sie die Priorität bei der Übungsausführung auf Ihre Stabilität.

BESONDERS GEEIGNET

Für Langstrecken- und Crossläufer oder solche, die Wettkämpfe auf unebenem Untergrund absolvieren. Auch für Geher oder Personen, deren Wettkämpfe oder Trainingseinheiten von mittlerer oder langer Dauer sind.

Inversion des Sprunggelenks im Sitzen

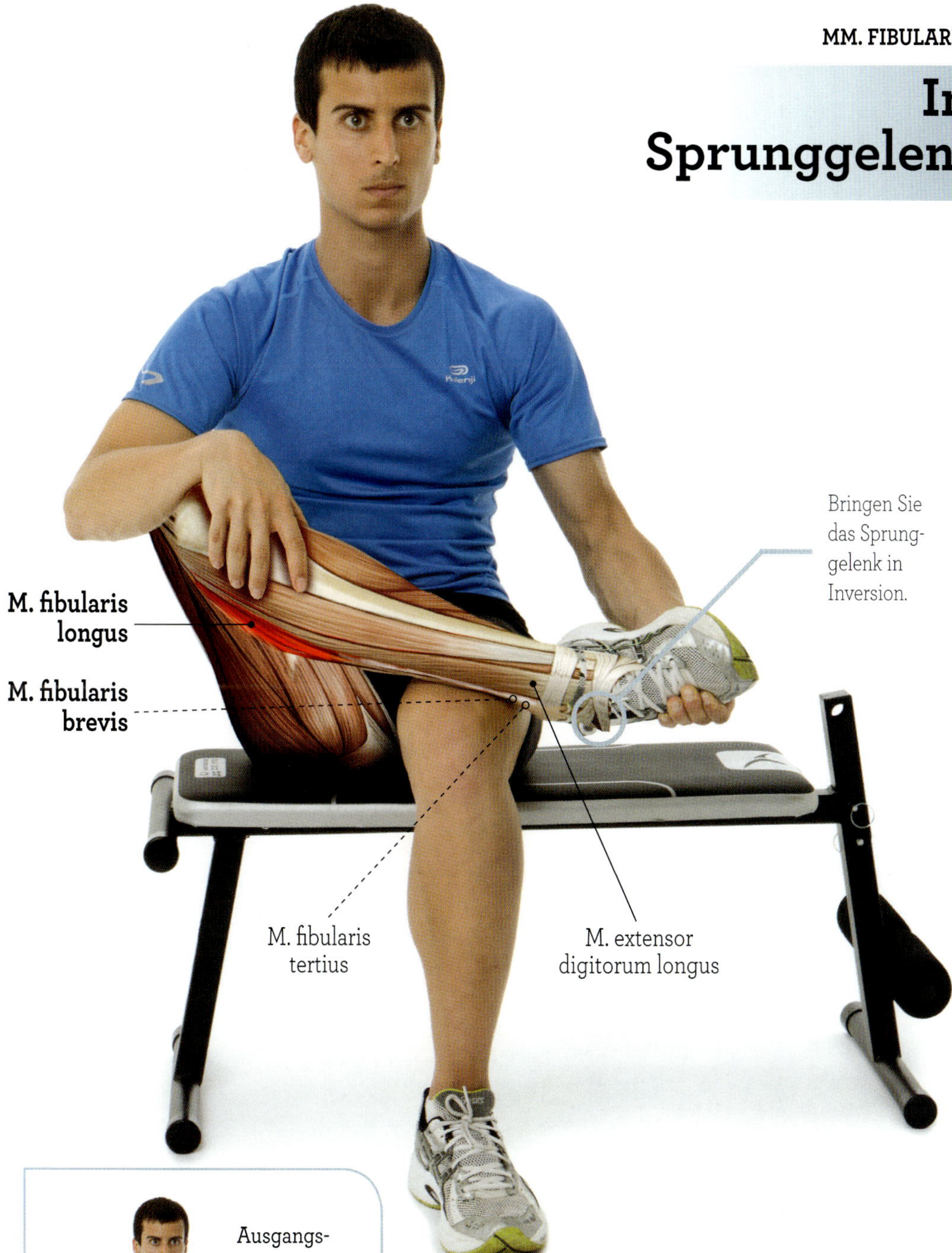

AUSGANGSPOSITION

Setzen Sie sich auf eine etwas erhöhte Stütze, wie einen Stuhl, Hocker, Schemel oder Ähnliches. Schlagen Sie ein Bein über das andere, sodass der Bereich über dem Sprunggelenk auf dem gegenüberliegenden Oberschenkel ruht. Halten Sie den Fuß außen mit einer Hand fest und legen Sie die andere auf das Knie.

AUSFÜHRUNG

Ziehen Sie an der Außenkante des Fußes, um das Sprunggelenk in Inversion zu bringen, bis Sie eine Spannung an der Außenseite des Unterschenkels spüren. Das Spannungsgefühl ist nicht so stark wie bei anderen Muskelgruppen, z. B. der rückseitigen Oberschenkelmuskulatur oder dem M. quadriceps femoris. Dies bedeutet jedoch nicht, dass die Muskeln nicht gedehnt werden.

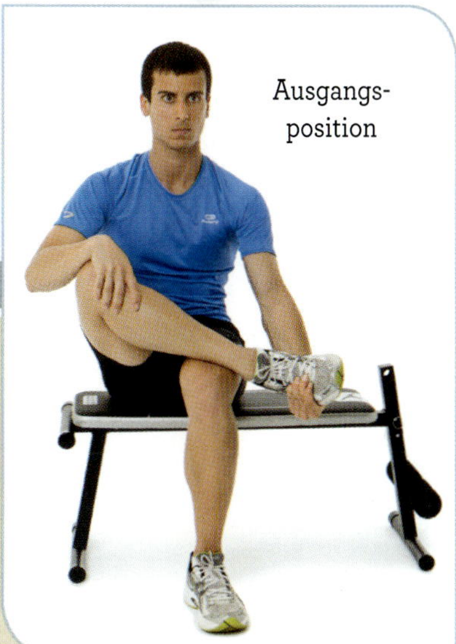

LEISTUNGSSTUFE	WH	DAUER
ANFÄNGER	2	15 s
FORTGESCHRITTENE	2	20 s
ERFAHRENE	2	25 s

VORSICHT

Dehnen Sie nicht länger, als bei dieser Übung empfohlen, da diese Muskeln in hohem Maße die Stabilität des Sprunggelenks bestimmen.

BESONDERS GEEIGNET

Für *Cross-* oder *Trailläufer* sowie andere *Läufer* oder Walker, deren Disziplinen auf unebenem Untergrund durchgeführt werden.

Stütze in Inversion

AUSGANGSPOSITION
Stellen Sie die Füße etwas weiter als schulterbreit auseinander. Die Fußspitzen zeigen nach vorn, die Knie sind gestreckt und die Arme für Ihren Komfort in die Hüften gestemmt.

AUSFÜHRUNG
Bewegen Sie den Körper ein paar Zentimeter zur Seite, um eines der Sprunggelenke in Inversion zu bringen, aber ohne die Füße von ihren ursprünglichen Positionen wegzubewegen. Halten Sie die Spannung im äußeren Bereich des Unterschenkels wenige Sekunden lang.

Ausgangsposition

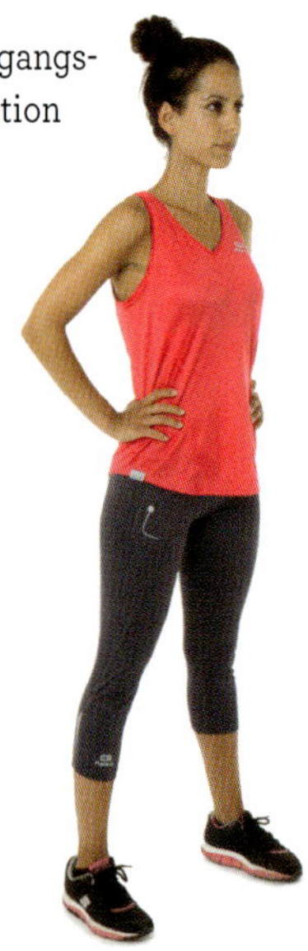

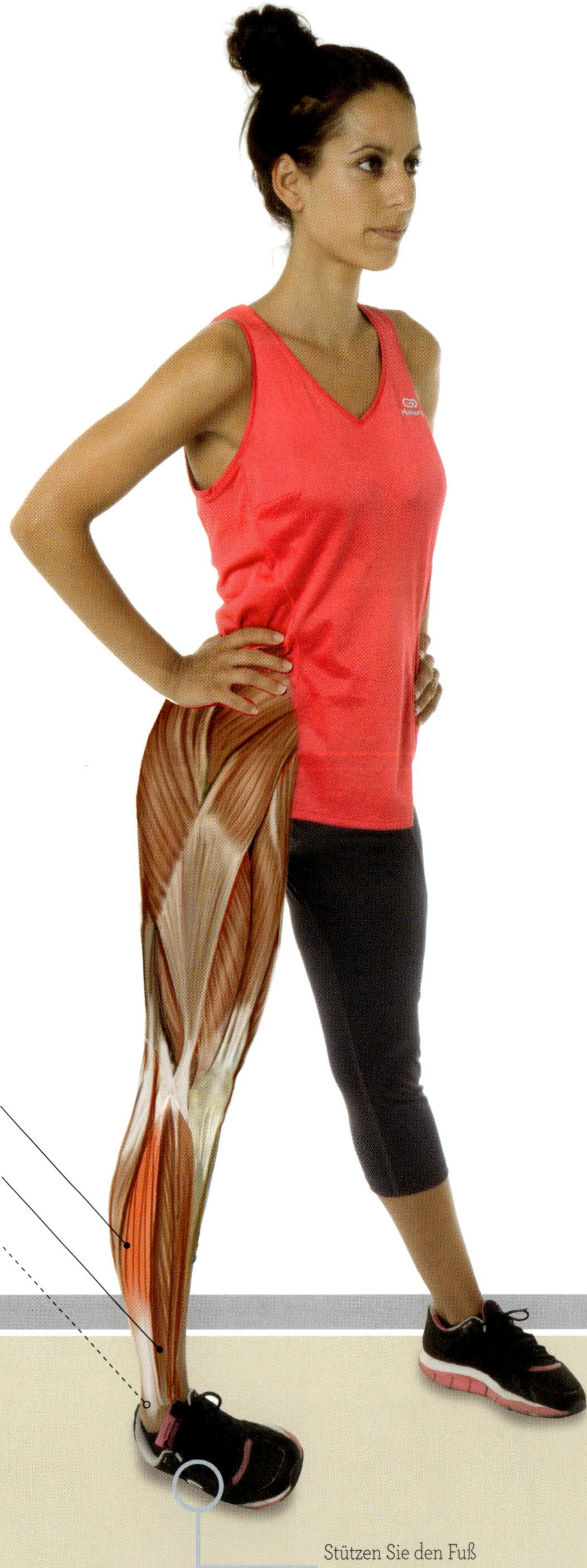

LEISTUNGSSTUFE	WH	DAUER
ANFÄNGER	2	15 s
FORTGESCHRITTENE	2	20 s
ERFAHRENE	2	25 s

VORSICHT

Führen Sie die Bewegung langsam aus und gleichen Sie die Gewichtsbelastung zwischen den beiden Füßen aus, um eine Zerrung im Bereich des Sprunggelenks zu verhindern.

BESONDERS GEEIGNET

Für Läufer, die Trainingseinheiten oder Wettkämpfe auf unebenem Untergrund durchführen, z. B. Trailruns.

Ziehen mit gestrecktem Bein

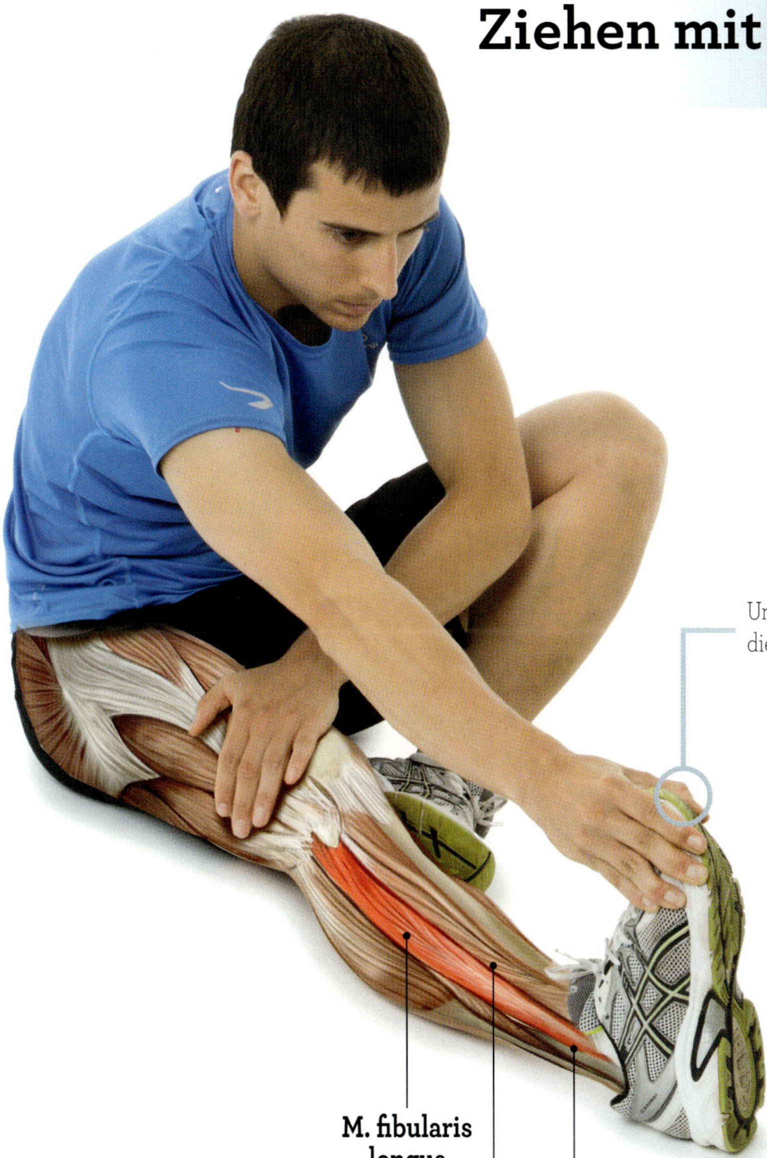

AUSGANGSPOSITION

Setzen Sie sich hin, strecken Sie ein Bein und beugen Sie das Knie des anderen Beins. Neigen Sie den Rumpf nach vorn und umfassen Sie die Spitze des vorderen Fußes mit einer Hand. Die andere Hand können Sie auf den Oberschenkel legen.

AUSFÜHRUNG

Bringen Sie das Sprunggelenk des vorderen Fußes mithilfe der Hand in Inversion. Der Rest des Körpers bleibt in seiner Ausgangsposition. Dadurch ist die Bewegung nur sehr begrenzt und das Spannungsgefühl nicht sehr stark, obwohl eine Dehnung erzeugt wird.

LEISTUNGSSTUFE	WH	DAUER
ANFÄNGER	2	15 s
FORTGESCHRITTENE	2	20 s
ERFAHRENE	2	25 s

Ausgangsposition

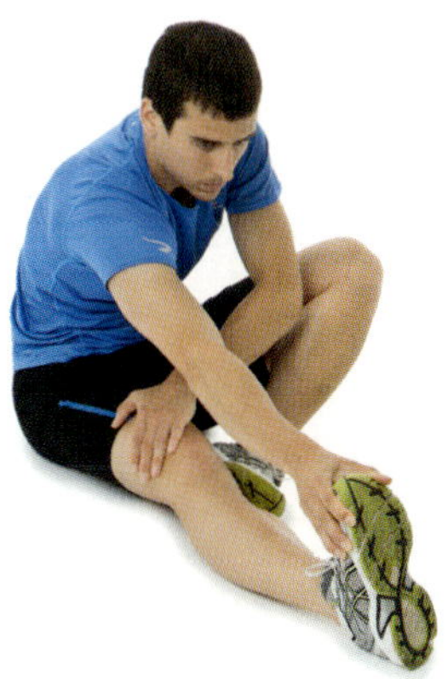

VORSICHT

Versuchen Sie, den Rumpf nach vorn zu neigen und die Wirbelsäule dabei nicht übermäßig zu beugen, vor allem wenn Sie in diesem Bereich eine Erkrankung oder Beschwerden haben oder hatten.

BESONDERS GEEIGNET

Für Läufer, Geher oder Walker, die auf unebenem Untergrund trainieren oder Wettkämpfe bestreiten, wie bei Trailruns oder beim Trekking.

Vorrücken mit gebeugten Knien

AUSGANGSPOSITION
Stellen Sie einen Fuß vor den anderen. Beide werden gleich stark belastet, die Knie sind gestreckt und der Rumpf ist senkrecht zum Boden. Die Arme können seitlich am Körper hängen oder Sie können sie, wenn es angenehmer ist, in die Hüften stemmen.

AUSFÜHRUNG
Beugen Sie die Knie etwa 135°, ohne die Füße von ihren ursprünglichen Positionen wegzubewegen. Dadurch verlagert sich Ihr Körperschwerpunkt nach vorn und senkt sich. Der vordere Fuß sollte weiterhin komplett auf dem Boden stehen, während der hintere nur auf die Zehen gestützt ist, wodurch er gestreckt wird.

Ausgangs-
position

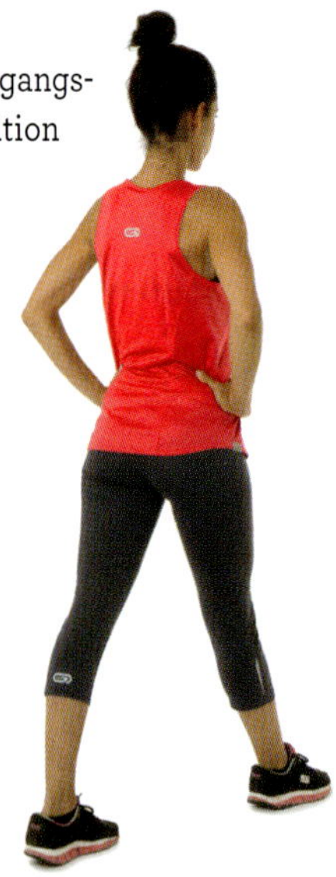

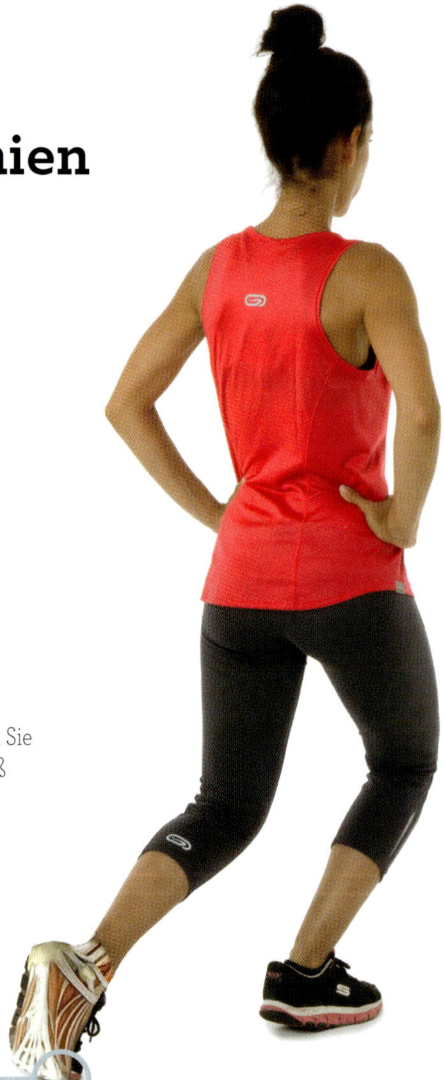

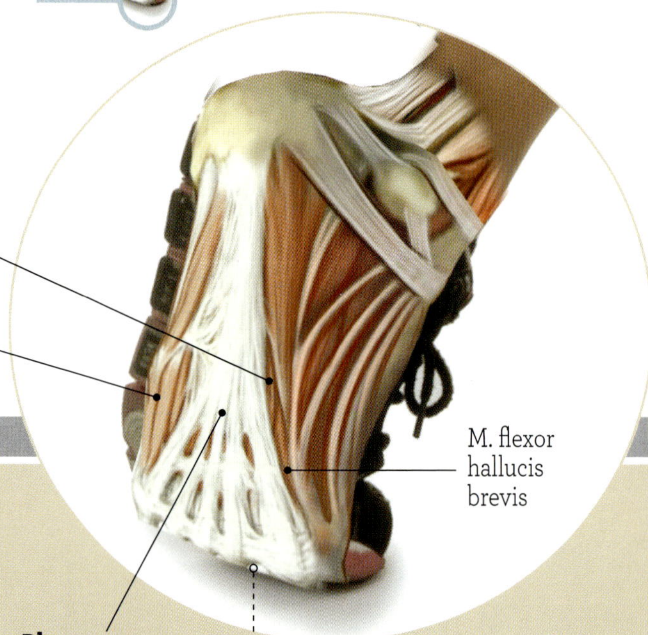

LEISTUNGSSTUFE	WH	DAUER
ANFÄNGER	2	25 s
FORTGESCHRITTENE	3	30 s
ERFAHRENE	3	35 s

VORSICHT
Konzentrieren Sie sich darauf, während der Übungsausführung das Gleichgewicht zu halten.

BESONDERS GEEIGNET
Für Läufer, die unter Plantarfasziitis und Schmerzen in der Fußsohle leiden oder gelitten haben. Auch für Geher, Trekkingsportler, Crossläufer und andere Langstreckenläufer.

Auf die Zehen stützen

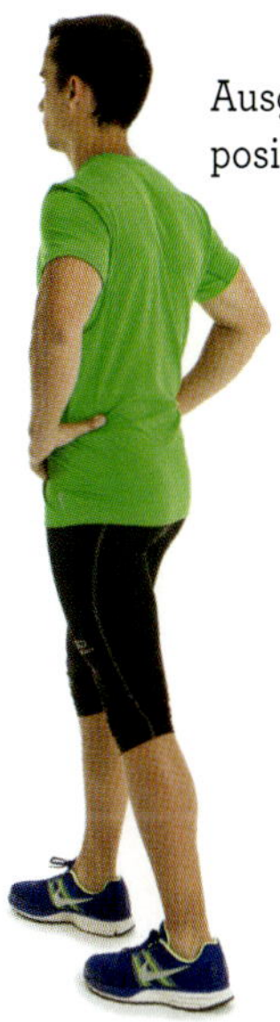

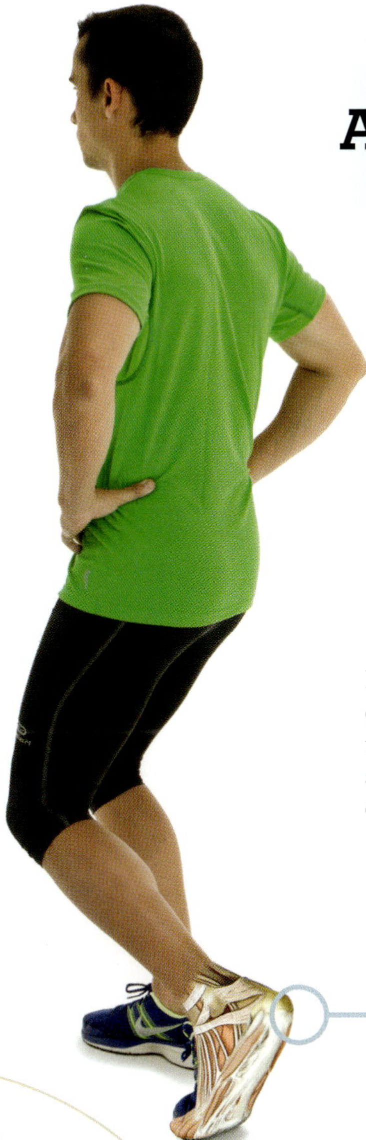

AUSGANGSPOSITION
Stellen Sie einen Fuß vor den anderen. Der Abstand zwischen Ferse des vorderen und Spitze des hinteren Fußes sollte weniger als 20 cm betragen. Das Knie des vorderen Beins ist leicht gebeugt, das des hinteren komplett gestreckt. Beide Fußsohlen stehen komplett auf dem Boden.

AUSFÜHRUNG
Beugen Sie beide Knie etwa 90°, sodass sich der Körperschwerpunkt senkt, und heben Sie die Ferse des hinteren Fußes. Dieser stützt sich nun auf die Zehen, die gestreckt werden, was die Plantaraponeurose dehnt.

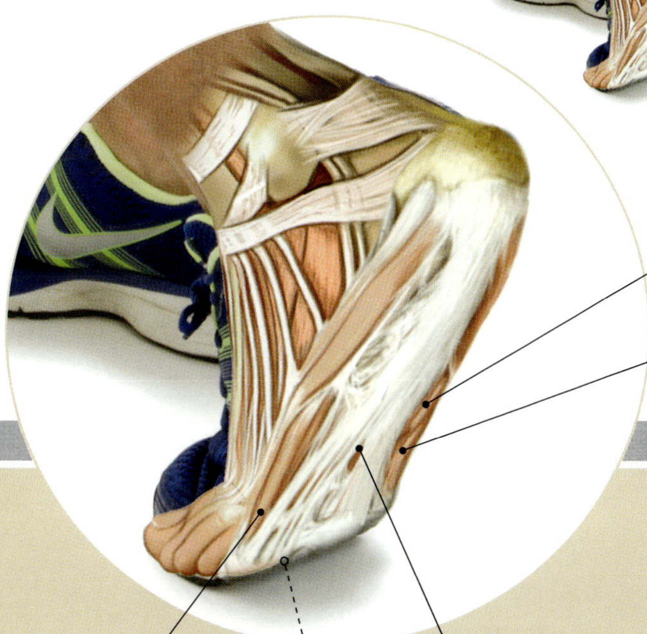

LEISTUNGSSTUFE	WH	DAUER
ANFÄNGER	2	25 s
FORTGESCHRITTENE	3	30 s
ERFAHRENE	3	35 s

VORSICHT

Bei dieser Dehnübung besteht lediglich das Risiko, das Gleichgewicht zu verlieren. Daher reicht es, eine stabile Ausgangsposition einzunehmen und die Übung progressiv auszuführen.

BESONDERS GEEIGNET

Für Läufer, Geher und Walker, vor allem wenn sie lange Strecken zurücklegen und den Sport auf unebenem Untergrund ausüben, wie bei Trailruns oder beim Trekking.

Mit einer Hand ziehen

AUSGANGSPOSITION
Stellen Sie einen Fuß weniger als 20 cm vor den anderen. Beugen Sie die Knie leicht und neigen Sie den Rumpf nach vorn, bis er parallel zum Boden ist. Umfassen Sie mit einer Hand die Fußspitze.

AUSFÜHRUNG
Ziehen Sie die Fußspitze nach oben, sodass die Zehen gestreckt werden und eine Spannung in der Plantaraponeurose entsteht. Lassen Sie die Lendenwirbelsäule während der Übungsausführung gestreckt, um sich nicht den Rücken zu verletzen. Wenn Sie Beschwerden haben, können Sie die Übung auch im Sitzen durchführen.

Ausgangsposition

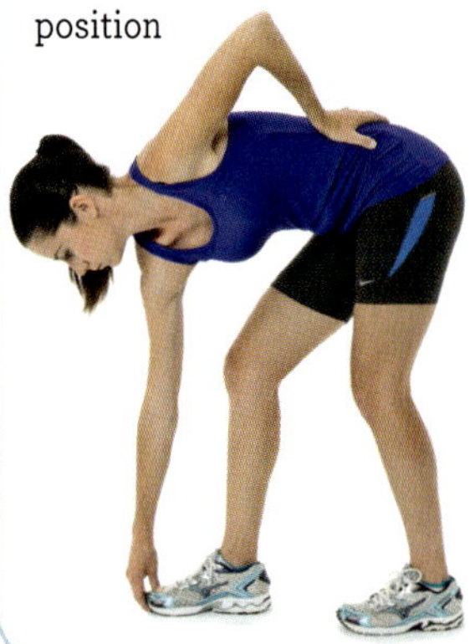

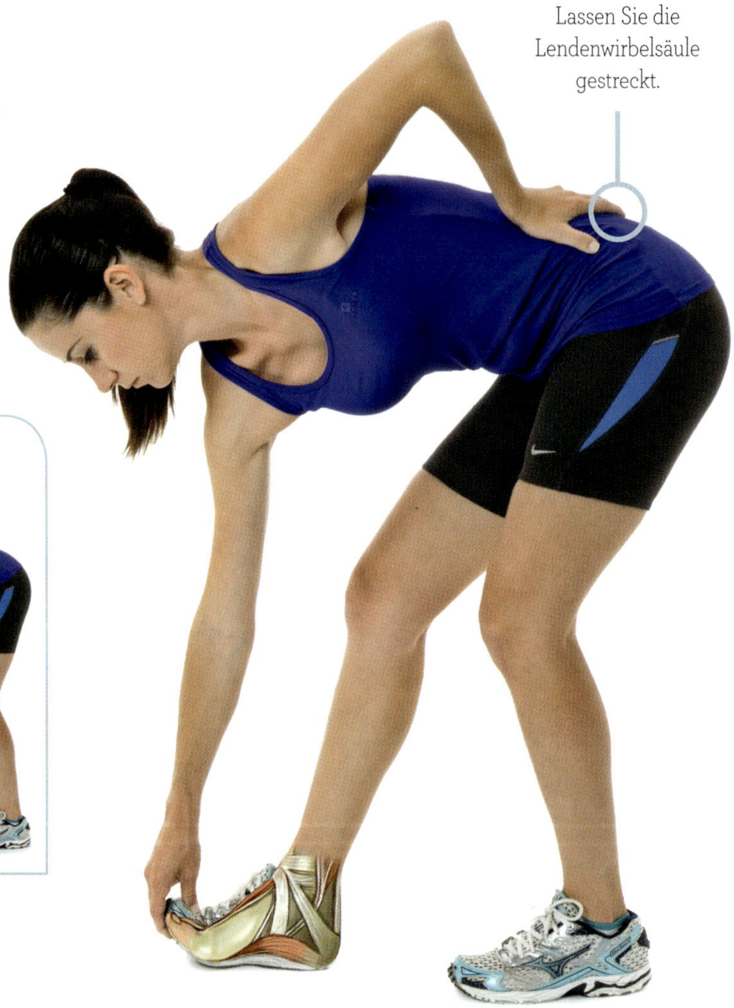

Lassen Sie die Lendenwirbelsäule gestreckt.

LEISTUNGSSTUFE	WH	DAUER
ANFÄNGER	2	25 s
FORTGESCHRITTENE	3	30 s
ERFAHRENE	3	35 s

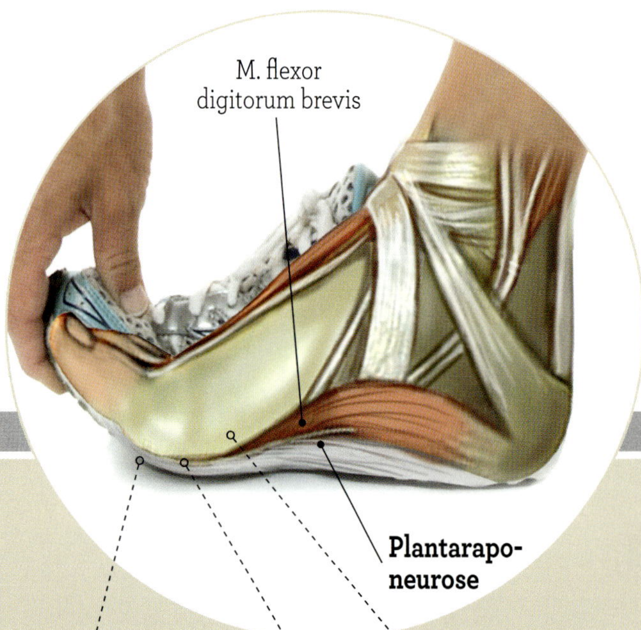

VORSICHT
Üben Sie keine übermäßige oder abrupte Spannung auf die Zehen aus, da ihre Gelenke nur sehr klein und bis zu einem gewissen Punkt fragil sind.

BESONDERS GEEIGNET
Für Läufer, Geher und Walker, deren Trainingseinheiten oder Wettkämpfe lange dauern, vor allem, wenn sie auf unebenem Untergrund Sport treiben.

Kniestütz

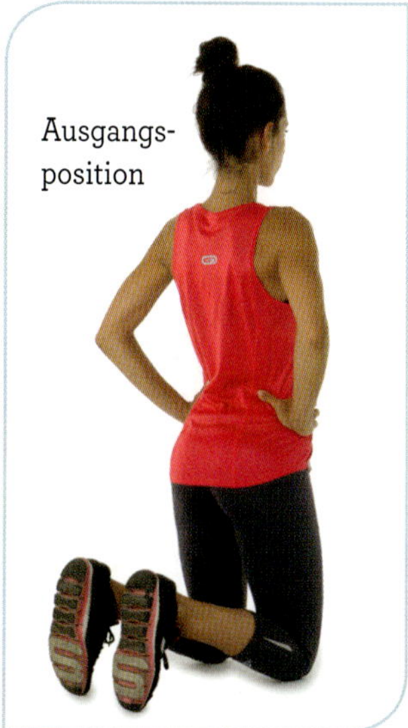

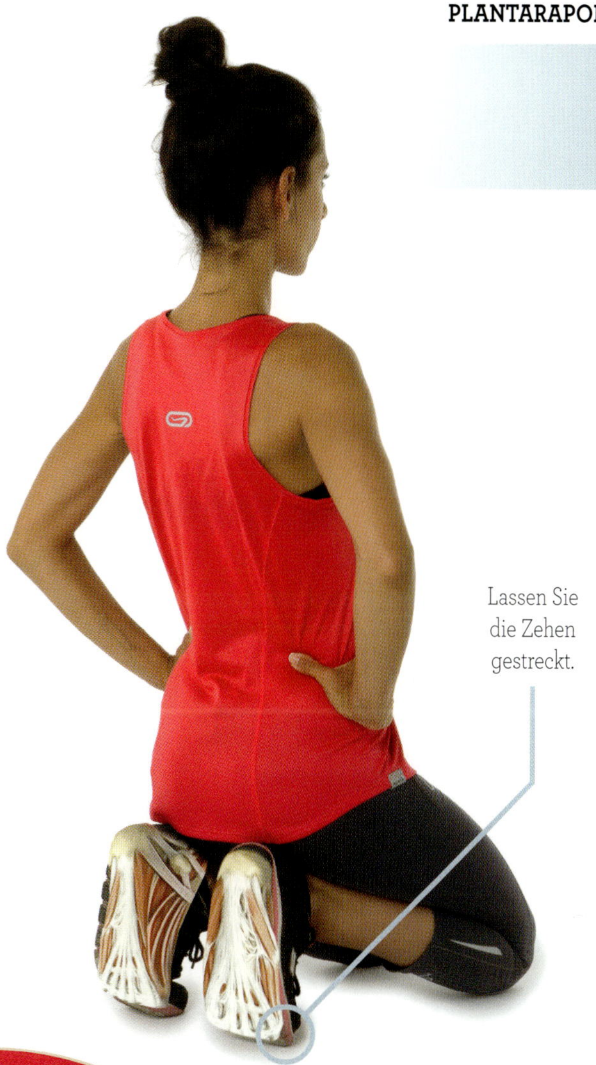

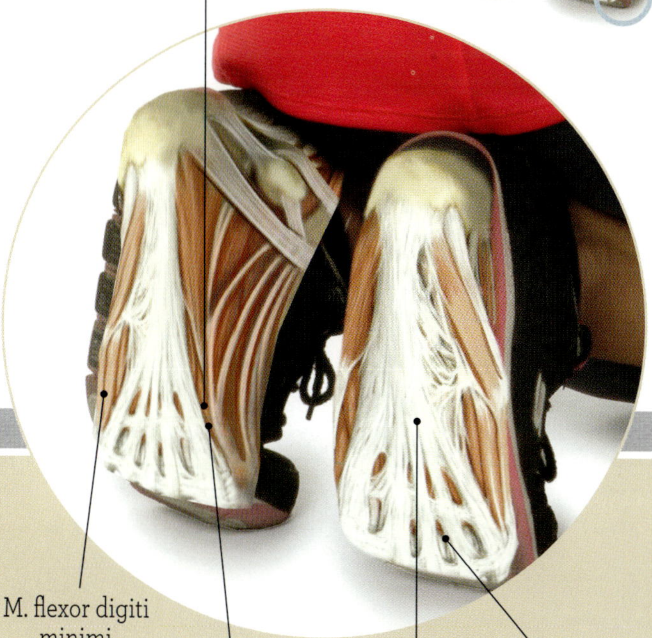

AUSGANGSPOSITION

Knien Sie sich hin und beugen Sie die Knie etwa 80°. Rumpf und Oberschenkel bilden eine Linie. Die Füße sind auf die Fußspitzen gestützt und die Zehen befinden sich in einer Neutralstellung. Sie können die Arme in die Hüften stemmen oder seitlich am Körper hängen lassen.

AUSFÜHRUNG

Beugen Sie die Knie stärker, bis sich Oberschenkel und Waden berühren und Sie auf Ihren Fersen sitzen. Das Körpergewicht verlagert sich nach hinten. Wenn es auf Ihren Füßen lastet, werden die Zehen gestreckt und die Plantaraponeurose wird gedehnt.

LEISTUNGSSTUFE	WH	DAUER
ANFÄNGER	2	25 s
FORTGESCHRITTENE	3	30 s
ERFAHRENE	3	35 s

VORSICHT

Wenn Sie Schmerzen in den Zehen spüren, verkürzen Sie die Dauer der Übung oder führen Sie stattdessen eine der anderen drei Übungen zur Dehnung der Plantaraponeurose durch, die in diesem Kapitel vorgestellt werden.

BESONDERS GEEIGNET

Für Läufer, Geher oder Trekkingsportler, vor allem, wenn sie sich auf unebenem Untergrund fortbewegen, sowie für Athleten, die unter Plantarfasziitis oder Schmerzen an der Fußsohle leiden oder gelitten haben.

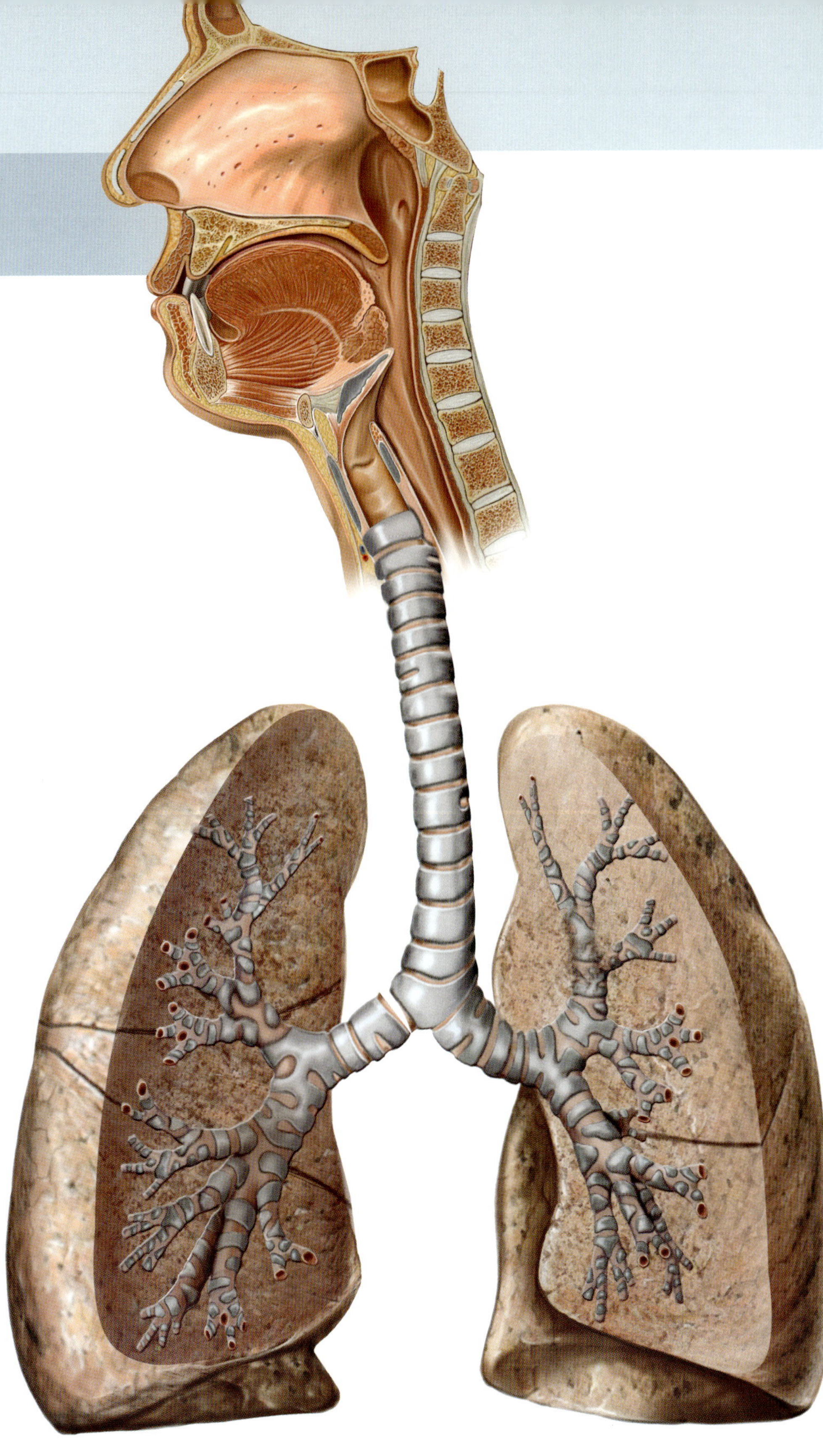

STRETCHING DER ATEMMUSKULATUR

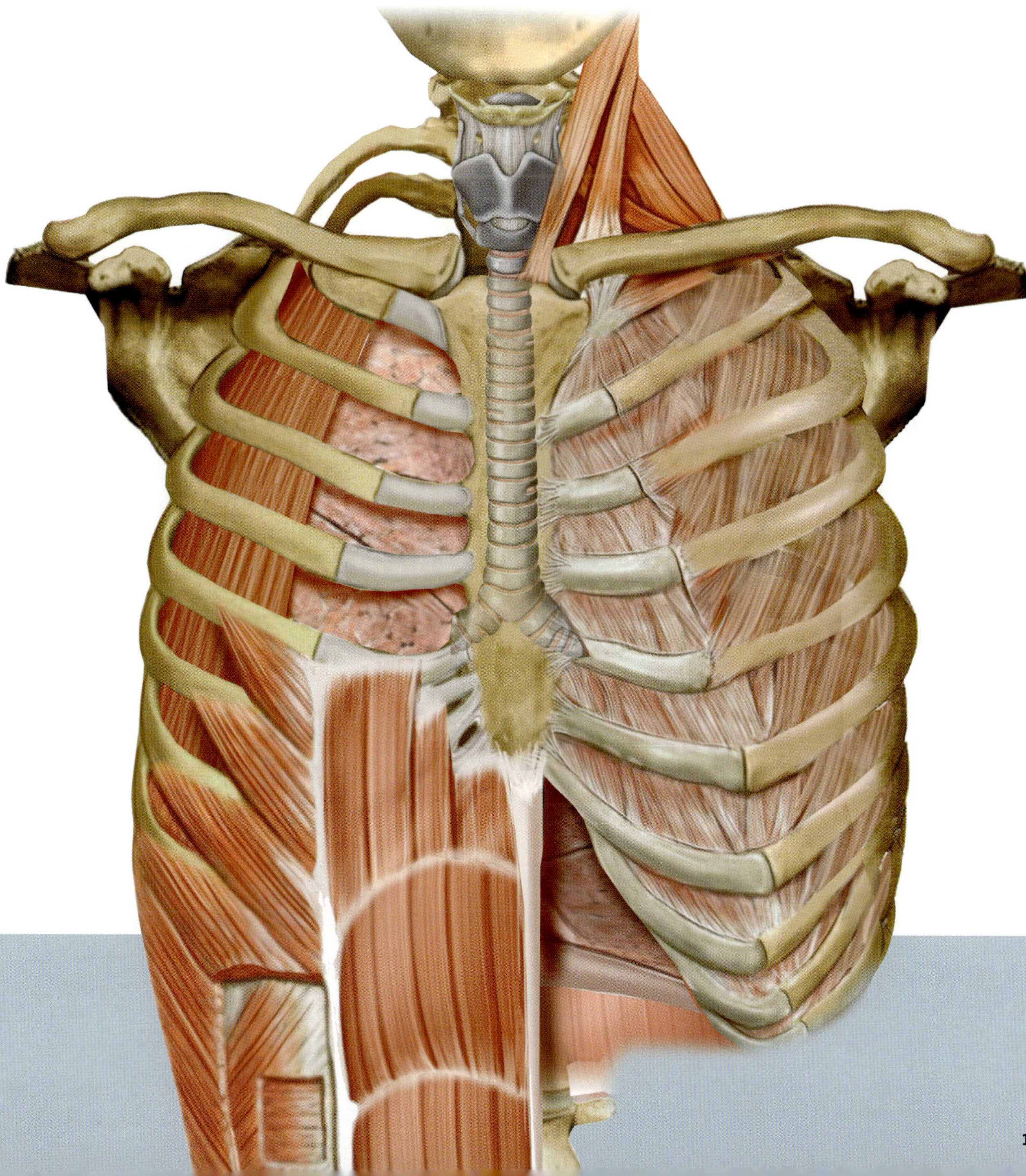

Grundlagen des Stretchings der Atemmuskulatur

Eine gute Verfassung der Muskulatur, die bei der Atmung eine Rolle spielt, trägt in hohem Maße zur Effektivität der Atemmechanik des Läufers bei und bestimmt daher seine Leistungsfähigkeit. Bei Ausdauerwettbewerben steht die Versorgung der Muskulatur mit ausreichend Sauerstoff im Vordergrund. Deshalb ist ein entscheidender Faktor, zu wissen, wie man während der Anstrengung atmen sollte, und dieses Wissen auch korrekt umsetzen zu können.

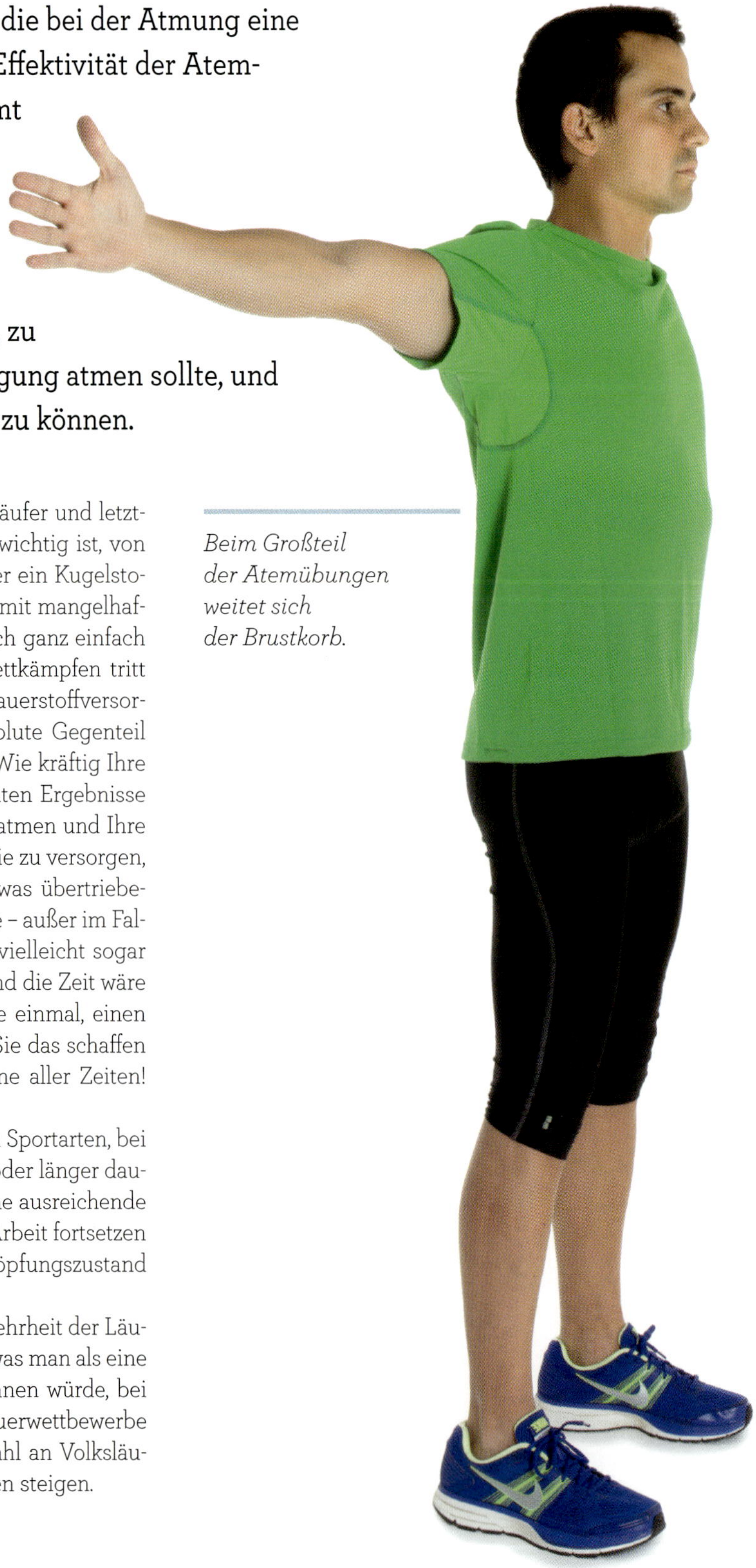

Beim Großteil der Atemübungen weitet sich der Brustkorb.

Eine korrekte Atmung ist für den Großteil der Läufer und letztendlich für alle, bei deren Sportarten Ausdauer wichtig ist, von grundlegender Bedeutung. Ein 100-m-Läufer oder ein Kugelstoßer können in ihren jeweiligen Disziplinen auch mit mangelhafter Atmung als Sieger hervorgehen. Das lässt sich ganz einfach erklären: Bei allen kurzen oder sehr kurzen Wettkämpfen tritt kein Erschöpfungszustand ein, weshalb die Sauerstoffversorgung kein einschränkender Faktor ist. Das absolute Gegenteil gilt, wenn Sie begeisterter Marathonläufer sind: Wie kräftig Ihre Muskulatur auch sein mag, Sie werden keine guten Ergebnisse erzielen, wenn Sie es nicht schaffen, effizient zu atmen und Ihre Muskeln mit der Menge an Sauerstoff und Energie zu versorgen, die sie benötigen. Ein einfaches (wenn auch etwas übertriebenes) Beispiel: Die Mehrheit der Menschen könnte – außer im Falle einer Verletzung oder Behinderung – 100 m, vielleicht sogar 200 m laufen, ohne ein einziges Mal zu atmen, und die Zeit wäre nicht oder kaum schlechter. Aber versuchen Sie einmal, einen Marathon zu laufen, ohne dabei zu atmen. Falls Sie das schaffen würden, wären Sie die effizienteste Laufmaschine aller Zeiten! (Ich rate Ihnen dennoch, es nicht zu versuchen.)

Wie wir bereits gesehen haben, ist es bei allen Sportarten, bei denen die körperliche Aktivität einige Minuten oder länger dauert, unerlässlich, den beanspruchten Muskeln eine ausreichende Menge an Sauerstoff zuzuführen, damit sie ihre Arbeit fortsetzen können; falls das nicht geschieht, tritt ein Erschöpfungszustand ein und der Sportler muss abbrechen.

Beim Laufen ist genau das der Fall und die Mehrheit der Läufer, von Sprintern abgesehen, überschreitet das, was man als eine sportliche Betätigung von kurzer Dauer bezeichnen würde, bei Weitem. Ausdauerwettbewerbe oder Ultraausdauerwettbewerbe werden sogar immer populärer, sodass die Anzahl an Volksläufen, Triathlons usw. sowie deren Teilnehmerzahlen steigen.

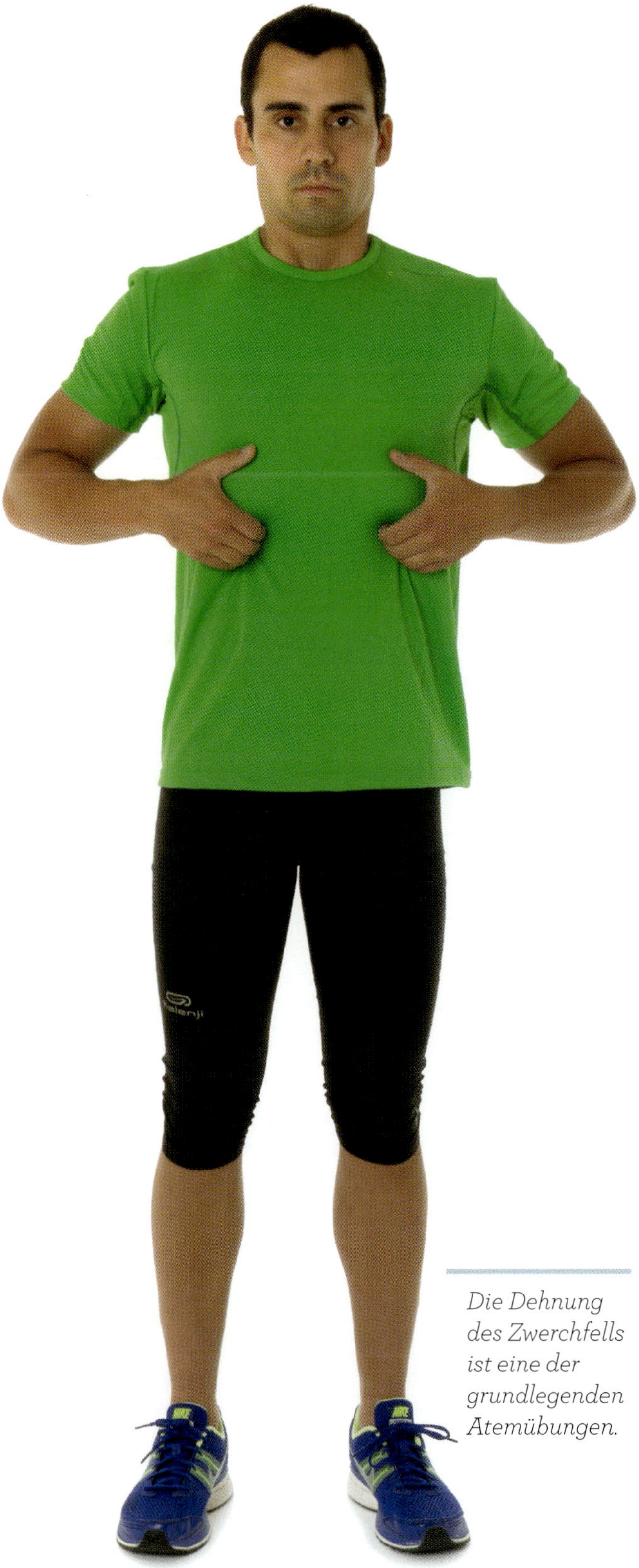

Die Dehnung des Zwerchfells ist eine der grundlegenden Atemübungen.

Um an diesen Wettbewerben mit guten Aussichten teilnehmen zu können, muss man also über eine gute Atemtechnik verfügen und die Muskeln, die an der Atmung beteiligt sind, sollten in einer mindestens ebenso guten Verfassung sein wie die der Beine.

Wie Sie sicher wissen werden, füllt sich die Lunge nicht allein wie durch Zauberei mit Luft, sondern sie ist mit dem Inneren des Brustkorbs verbunden. Wenn sich dieser aufgrund der Tätigkeit bestimmter Muskeln dehnt, dehnt sich auch die Lunge. Ein Beweis dafür ist, dass die Lunge bei einem Pneumothorax keinen Kontakt mehr zum Brustkorb hat. Gleichgültig, wie stark man in diesem Fall den Brustkorb dehnt, die Lunge wird daran gehindert und füllt sich nicht mit Luft. Es gibt allerdings nicht nur Muskeln, die dafür sorgen, dass Luft in die Lunge eintritt, sondern auch solche, die dafür zuständig sind, dass die Luft wieder austritt, wenn wir verstärkt atmen müssen oder beispielsweise wenn wir eine Kerze auspusten oder einen Luftballon aufblasen. Diese Muskeln, die für die Atmung verantwortlich sind, müssen in einem guten Zustand sein, wenn Sie sie intensiv nutzen wollen, um eine Mittel- oder Langstrecke zu laufen, so wie die Brustmuskeln gut trainiert sein müssen, wenn Sie versuchen wollen, 100 kg beim Bankdrücken zu heben. Daher ist es gut, die besagten Muskeln regelmäßig zu trainieren und zu dehnen, sodass ihre Funktion möglichst komplett ist sowie Ausdehnung und Verengung des Brustkorbs bei jedem Atemzyklus maximal sind und es uns erlauben, mehr Luft und mehr Sauerstoff zu nutzen. Außerdem ist es angebracht, zu wissen, wie man atmen sollte. An dieser Stelle können wir denjenigen, für die Laufen eine Freizeitbeschäftigung, ein Hobby oder sogar eine Leidenschaft ist, Folgendes empfehlen:

- Atmen Sie rhythmisch durch Mund und Nase ein und auf dieselbe Weise wieder aus. Nutzen Sie als Referenz für Ihren Atemrhythmus eine konkrete Schrittfrequenz. Üblicherweise wählt man einen Rhythmus von 2/2, das heißt, man atmet zwei Schritte lang ein und zwei Schritte lang aus.

- Setzen Sie die Bauchatmung ein, bei der die Tätigkeit des Zwerchfells verstärkt wird. Dies erlaubt es Ihnen, die maximale Lungenkapazität auszunutzen und bei jedem Einatmen eine größere Menge an Sauerstoff aufzunehmen.

Diese allgemeinen Ratschläge können nützlich sein, aber bei jedem können sich Rhythmus und Formen unterscheiden, die sich am besten für sein Wesen und seine Art des Laufens eignen.

Schließlich sollten Sie noch bedenken, dass die Dehnübungen, die im Folgenden vorgestellt werden, statisch sind. Daher sollten sie im Einklang mit den Richtlinien durchgeführt werden, die im vorherigen Kapitel erläutert wurden.

Dehnung des Brustkorbs

AUSGANGSPOSITION
Legen Sie die Hände auf den Rumpf, sodass die Handflächen auf jeder Seite etwa auf der letzten Rippe sind. Der Rücken ist dabei senkrecht zum Boden. Atmen Sie langsam, tief und entspannt.

AUSFÜHRUNG
Atmen Sie tief ein und greifen Sie mit den Fingern, abgesehen vom Daumen, unter die Rippen. Stoßen Sie die Luft wieder aus und versuchen Sie, die Dehnung des Brustkorbs aufrechtzuerhalten, indem Sie mit den Fingern ziehen, damit die Rippen sich nicht bis zu ihrer ursprünglichen Position senken.

LEISTUNGSSTUFE	WH	DAUER
ANFÄNGER	4	5 s
FORTGESCHRITTENE	5	8 s
ERFAHRENE	5	10 s

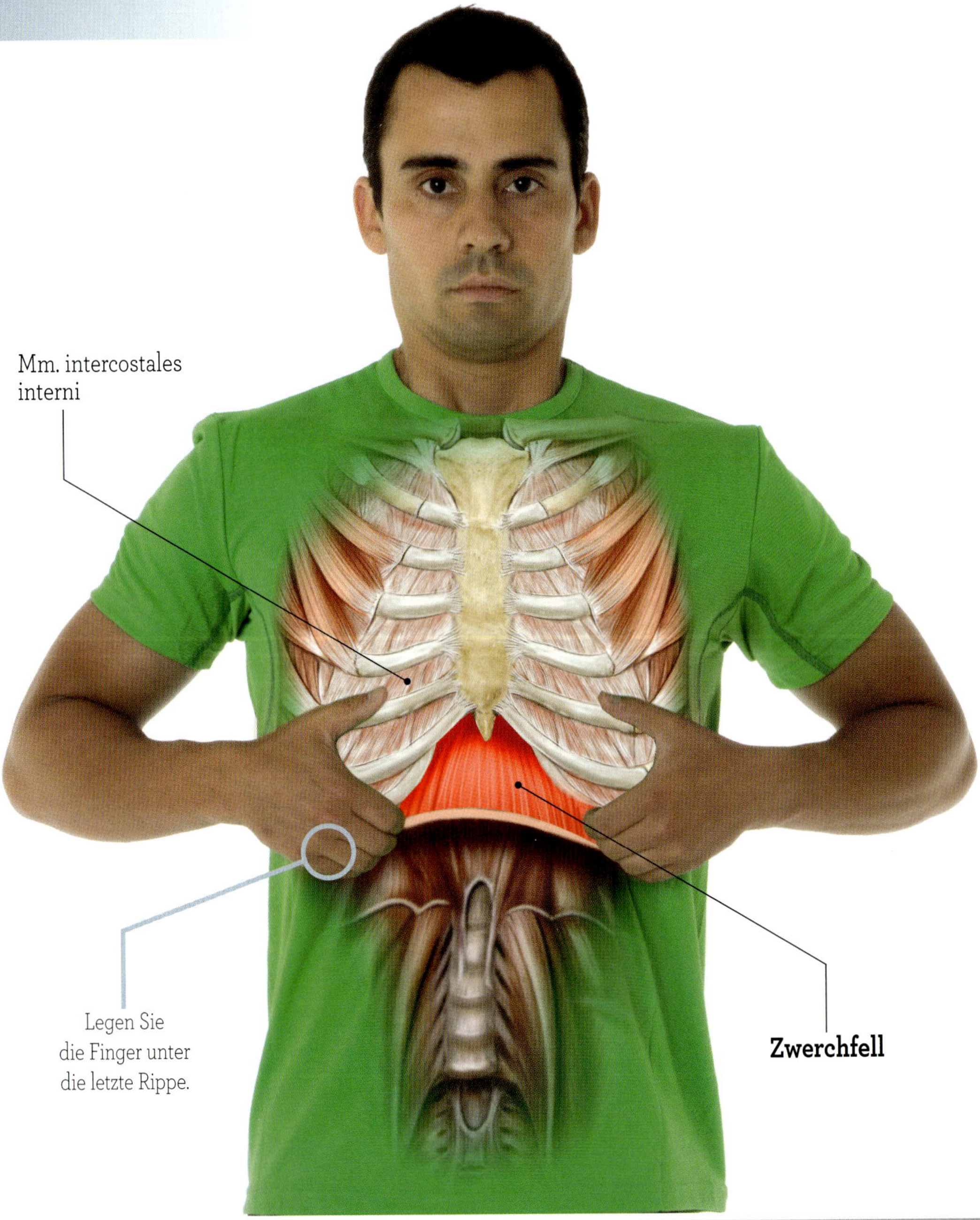

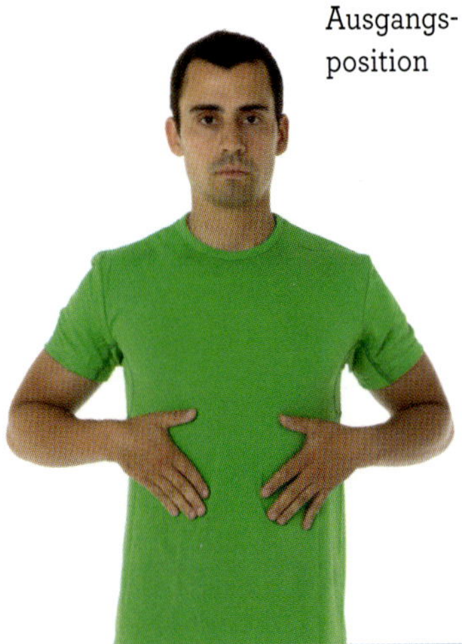
Ausgangsposition

VORSICHT
Aus verschiedenen Gründen kann es manchmal schwierig oder schmerzhaft sein, mit den Fingern unter der Rippe einen Zug auszuüben. Falls das bei Ihnen der Fall ist, verringern Sie Dauer und Intensität jeder Wiederholung.

BESONDERS GEEIGNET
Für Langstrecken- und Ultraläufer, da die Atmung bei ihren Disziplinen besonders wichtig ist und das Zwerchfell dabei eine große Rolle spielt.

An den Ellbogen ziehen mit Unterstützung

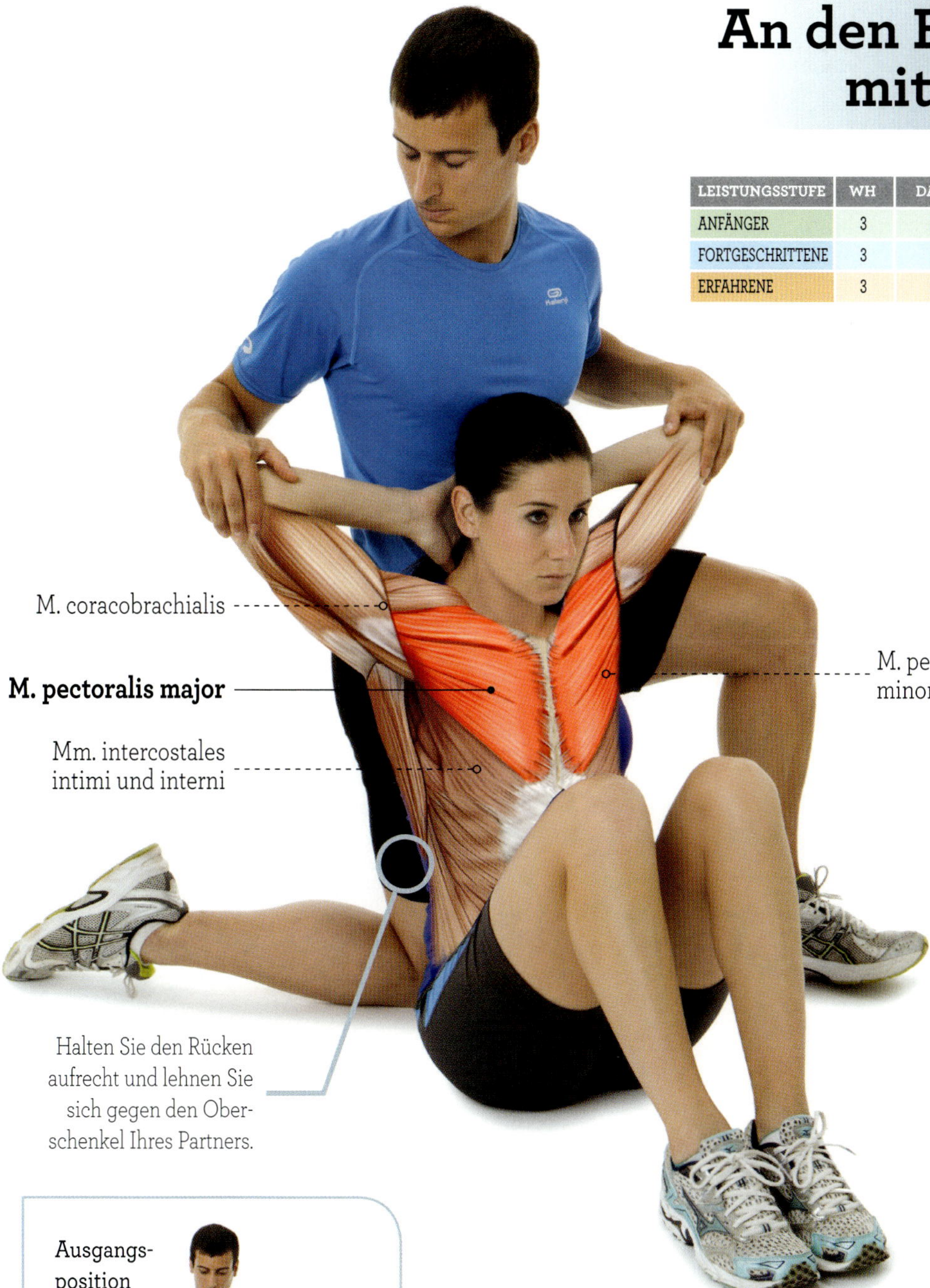

LEISTUNGSSTUFE	WH	DAUER
ANFÄNGER	3	20 s
FORTGESCHRITTENE	3	25 s
ERFAHRENE	3	30 s

AUSGANGSPOSITION

Um diese Übung auszuführen, benötigen Sie Hilfe von einem Partner, Trainer oder Assistenten. Setzen Sie sich mit geschlossenen Beinen auf den Boden. Die Knie sind etwa 90° gebeugt und die Füße stehen vor Ihnen auf dem Boden. Legen Sie die Hände in den Nacken und führen Sie die Ellbogen auseinander. Ihr Partner positioniert sich in seitlicher Ritterstellung hinter Ihnen. Sein Oberschenkel befindet sich hinter Ihrem Rücken und er umfasst Ihre Ellbogen.

AUSFÜHRUNG

Ihr Helfer zieht Ihre Ellbogen nach hinten und fixiert Ihren Rücken dabei mit seinem Oberschenkel. Dadurch werden der Brustkorb und die Brustmuskeln gedehnt. Lassen Sie die Hände im Nacken liegen und kommunizieren Sie ständig mit Ihrem Partner.

Ausgangsposition

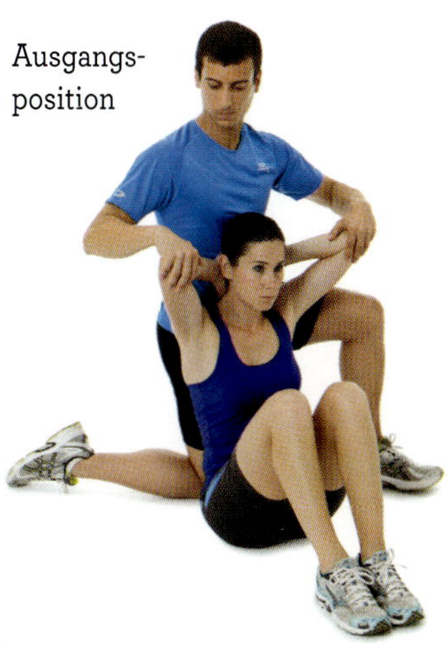

VORSICHT

Stellen Sie sicher, dass Ihr Partner die Übung langsam ausführt und auf Ihre Anweisungen achtet, damit er weiß, wann er weiter dehnen und wann er aufhören soll.

BESONDERS GEEIGNET

Für Läufer und andere Sportler, gleichgültig, ob sie einzelne oder kombinierte Disziplinen betreiben, die Langstrecken- und Ultrawettkämpfe bestreiten, wie auch Schwimmer, Radfahrer, Geher oder Triathleten.

Schwimmerposition

AUSGANGSPOSITION

Stellen Sie sich aufrecht hin und strecken Sie die Arme in einem Winkel von 90° mit dem Rumpf nach vorn. Halten Sie die Ellbogen gestreckt und legen Sie eine Hand auf die andere.

AUSFÜHRUNG

Versuchen Sie, die Fingerspitzen nach vorn zu bringen, ohne dabei den ganzen Körper zu bewegen. Dazu müssen Sie die Schultern nach vorn bringen, die Brust nach innen wölben und den oberen Rücken dehnen. Dort werden Sie eine Spannung spüren, die Sie einige Sekunden lang halten sollten.

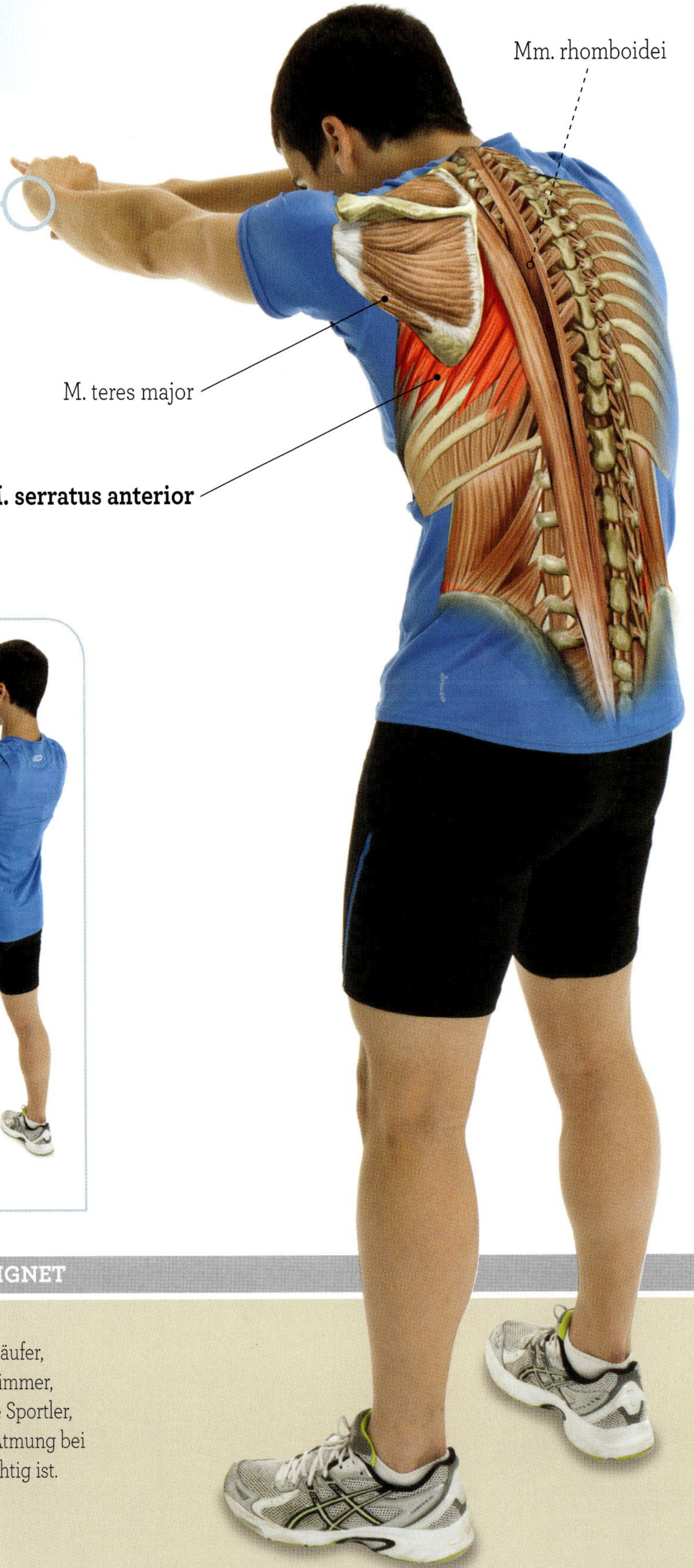

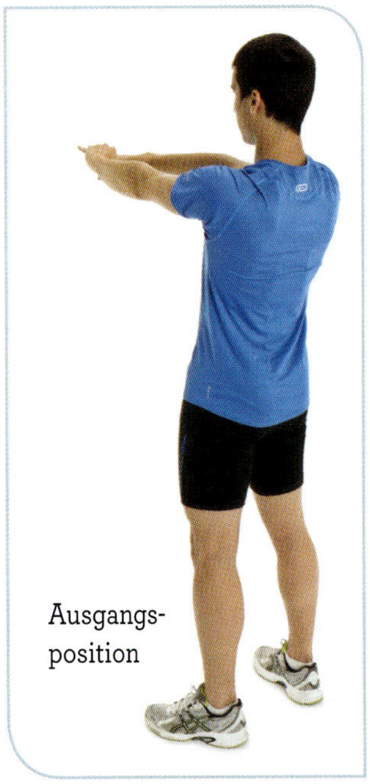

LEISTUNGSSTUFE	WH	DAUER
ANFÄNGER	3	20 s
FORTGESCHRITTENE	3	25 s
ERFAHRENE	3	30 s

VORSICHT

Bei dieser Übung gibt es keine Schwierigkeiten oder Risiken. Daher sollten Sie sich einfach darauf konzentrieren, die Schultern in Bezug auf die Wirbelsäule nach vorn zu bringen, bis Sie ein Spannungsgefühl im oberen Rücken spüren.

BESONDERS GEEIGNET

Für Langstrecken- und Ultrasportler, seien es Läufer, Radfahrer, Geher, Schwimmer, Triathleten oder andere Sportler, da eine angemessene Atmung bei ihren Wettkämpfen wichtig ist.

An den Beinen ziehen

Ausgangs-
position

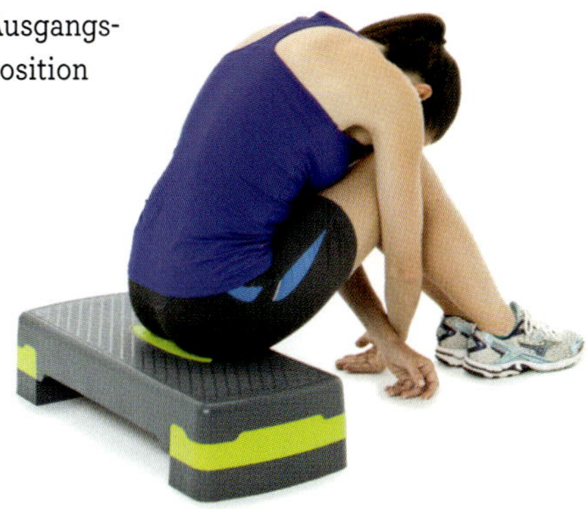

LEISTUNGSSTUFE	WH	DAUER
ANFÄNGER	3	20 s
FORTGESCHRITTENE	3	25 s
ERFAHRENE	3	30 s

AUSGANGSPOSITION

Setzen Sie sich auf einen niedrigen Gegenstand, wie ein Steppbrett, oder, falls Sie keines haben, auf den Boden. Beugen Sie die Knie etwa 90° und halten Sie Beine und Füße geschlossen. Neigen Sie den Rumpf nach vorn, bis Sie die Brust auf die Oberschenkel stützen, und überkreuzen Sie die Hände darunter.

AUSFÜHRUNG

Halten Sie mit jeder Hand den gegenüberliegenden Ellbogen unter den Oberschenkeln fest, sodass diese ein Hindernis bilden. Ziehen Sie den Körper nach hinten, bis die Oberschenkel die Unterarme stoppen, die Brust nach innen gewölbt ist und die Schultern in Bezug auf den mittleren Bereich des oberen Rückens nach vorn gezogen sind.

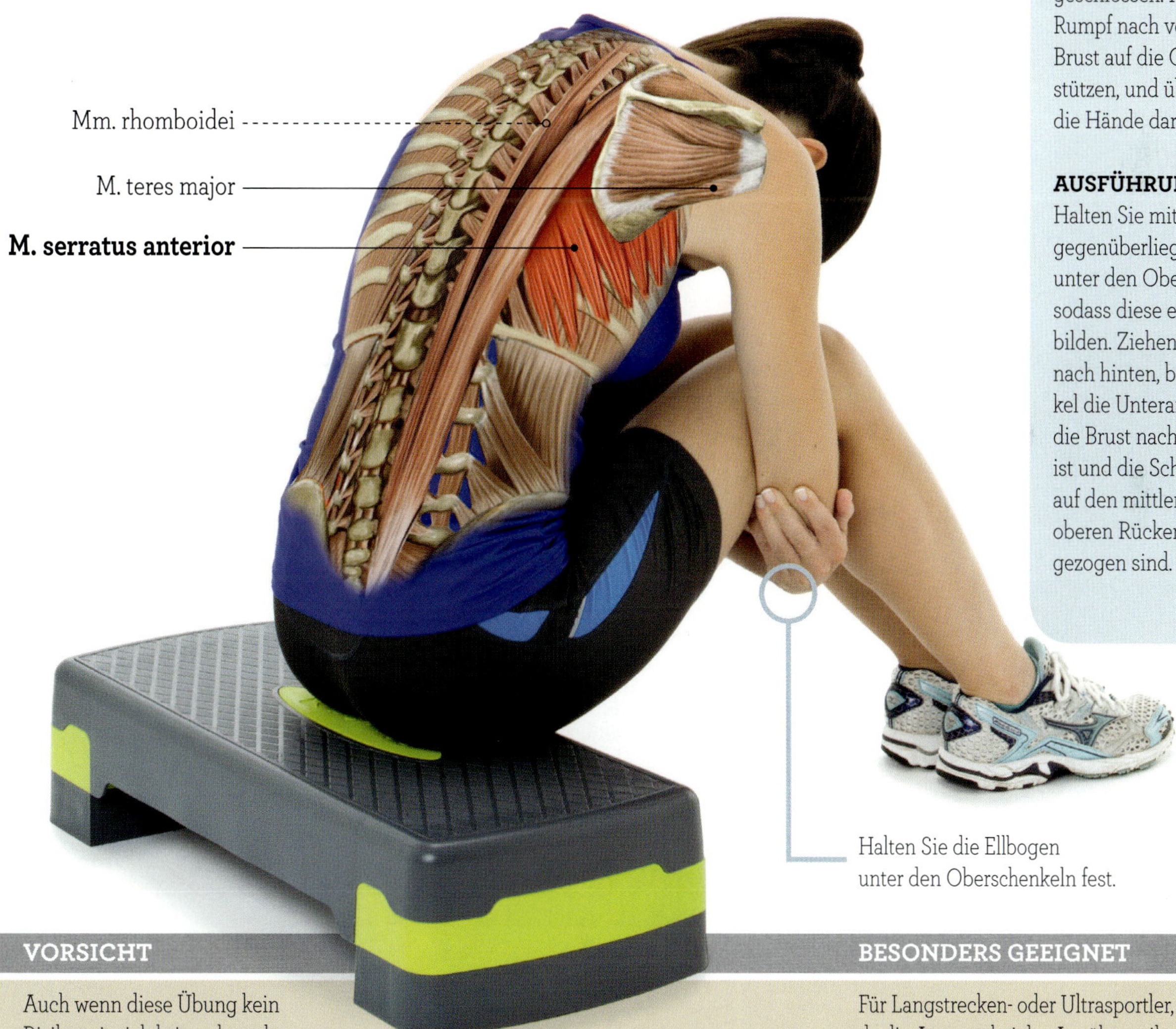

VORSICHT

Auch wenn diese Übung kein Risiko mit sich bringt, besteht eine minimale Möglichkeit, dass Sie Beschwerden in der Lendengegend spüren. Falls das bei Ihnen so ist, machen Sie stattdessen die Schwimmerposition (Nr. 97).

BESONDERS GEEIGNET

Für Langstrecken- oder Ultrasportler, da die Atmung bei der Ausübung ihrer Disziplinen sehr wichtig ist. Diese Gruppe umfasst Geher, Triathleten, Rennradfahrer, Marathonläufer, Langstreckenschwimmer und Crossläufer.

Den Kopf zur Seite neigen

AUSGANGSPOSITION

Diese Übung können Sie im Sitzen oder Stehen ausführen. Legen Sie eine Hand auf den oberen Brustbereich und das Schlüsselbein. Diese Hand muss dort fest aufliegen, um als Begrenzer zu dienen und zu verhindern, dass sich das Schlüsselbein hebt. Daher können Sie den Unterarm mit der anderen Hand festhalten, um mehr Druck auszuüben.

AUSFÜHRUNG

Neigen Sie den Kopf zu der Seite, auf der Sie nicht auf das Schlüsselbein drücken, und heben Sie gleichzeitig das Kinn leicht an. Während Sie diese Bewegung machen, drücken Sie auf das Schlüsselbein und verhindern Sie so weit wie möglich, dass es sich hebt.

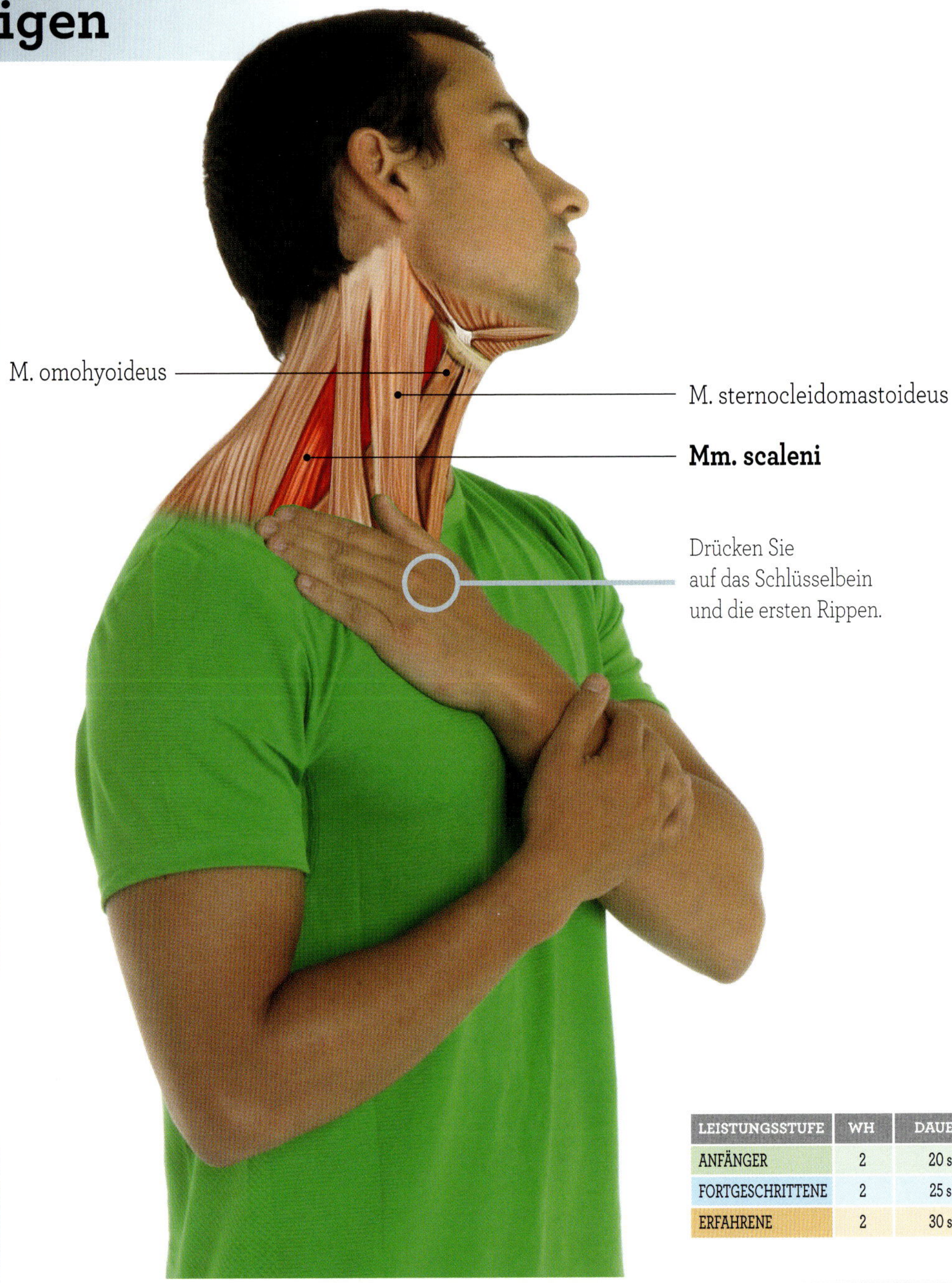

LEISTUNGSSTUFE	WH	DAUER
ANFÄNGER	2	20 s
FORTGESCHRITTENE	2	25 s
ERFAHRENE	2	30 s

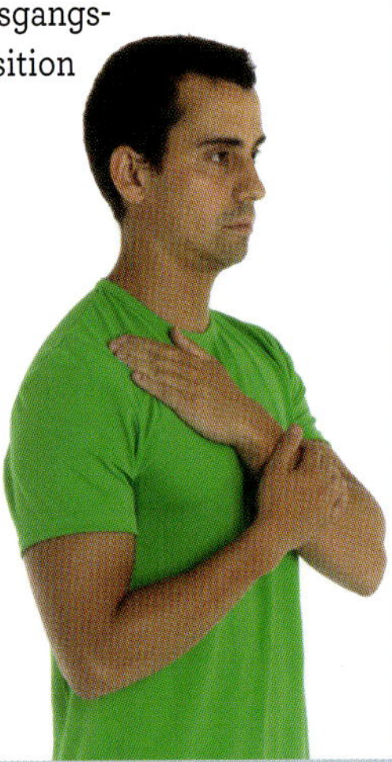
Ausgangsposition

VORSICHT

Führen Sie die Bewegung sehr langsam aus, um die Spannung im vorderen äußeren Bereich des Halses wahrzunehmen. Wenn Sie Schmerzen im Bereich der Halswirbelsäule oder sogar Instabilität oder Übelkeit spüren, brechen Sie die Übung sofort ab.

BESONDERS GEEIGNET

Für Sportler, die Trainingseinheiten oder Wettkämpfe im Bereich der Langstrecken oder Ultralangstrecken absolvieren, wie Geher, Marathonläufer, Triathleten, Langstreckenschwimmer, Skyrunner und andere Läufer im Ausdauerbereich.

Das Kinn anheben

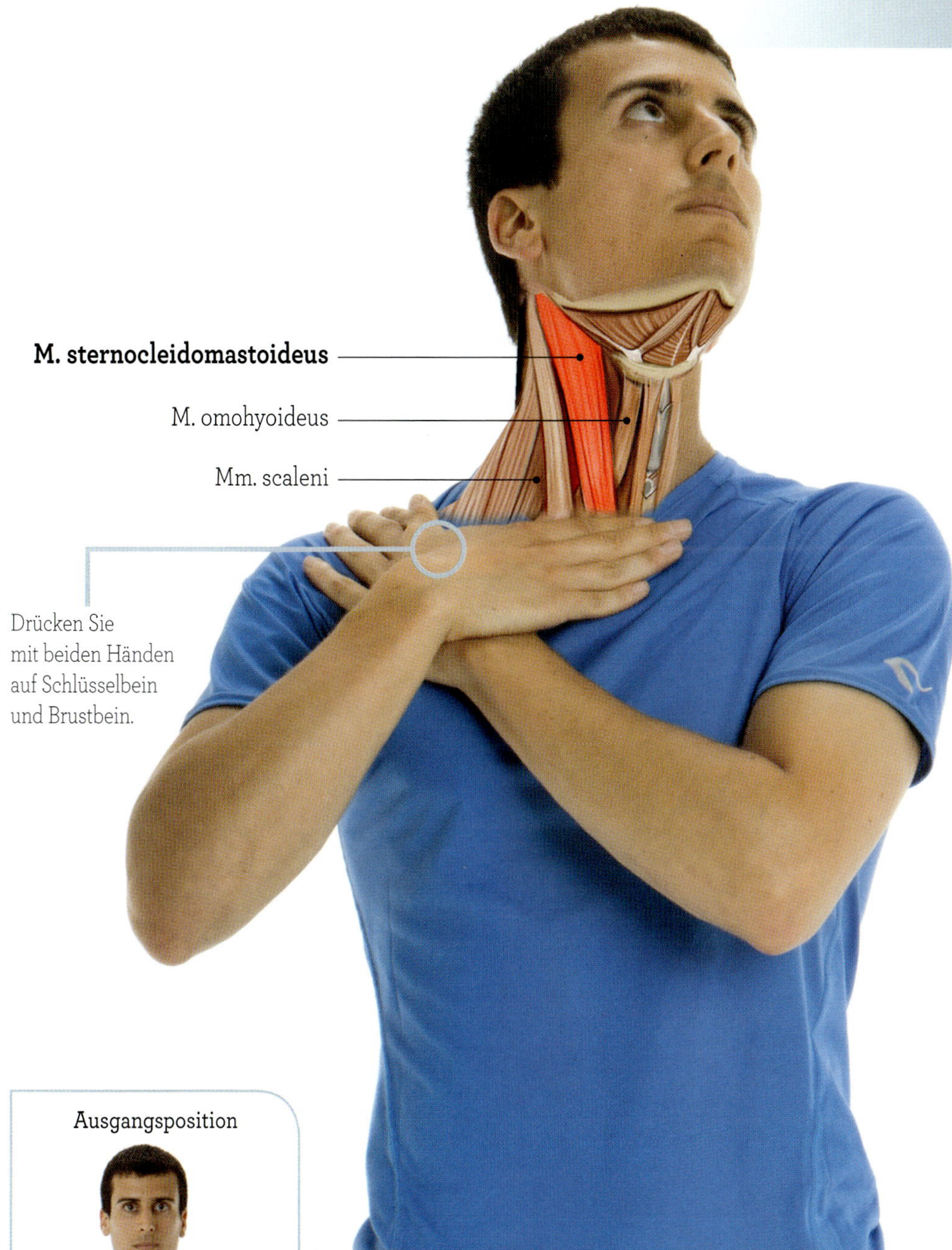

AUSGANGSPOSITION

Legen Sie die Hände überkreuzt auf das proximale Drittel eines Schlüsselbeins und den oberen Teil des Brustbeins (das Manubrium sterni). Üben Sie auf diesen Bereich Druck aus, richten Sie den Blick nach vorn und halten Sie den Rücken aufrecht.

AUSFÜHRUNG

Heben Sie das Kinn, als wollten Sie den Himmel ansehen, und drehen Sie gleichzeitig den Hals leicht zu der Seite, die Ihren Händen gegenüberliegt. Drücken Sie mit den Händen auf Schlüsselbein und Brustbein. Bei dieser Übung werden Sie schnell eine Spannung im vorderen Halsbereich spüren, die Ihnen anzeigt, dass die Ausführung korrekt ist.

LEISTUNGSSTUFE	WH	DAUER
ANFÄNGER	2	20 s
FORTGESCHRITTENE	2	25 s
ERFAHRENE	2	30 s

Ausgangsposition

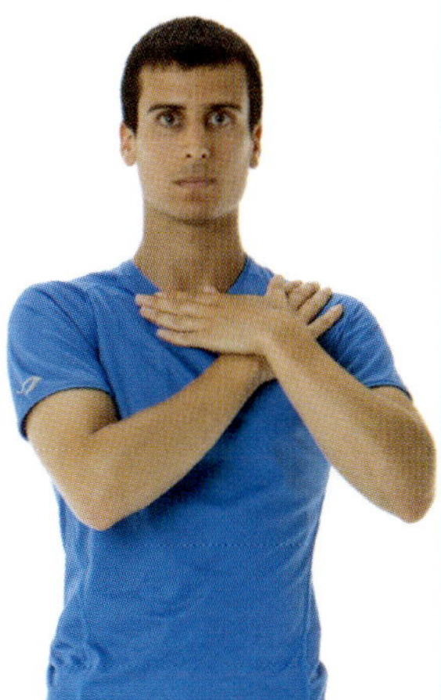

VORSICHT

Brechen Sie die Ausführung der Übung bei Beschwerden im Bereich der Halswirbelsäule, Schwindel oder Übelkeit ab.

BESONDERS GEEIGNET

Für Ausdauersportler, bei deren Disziplinen die Atmung entscheidend ist, z. B. Geher, Marathonläufer, Triathleten, Schwimmer, Taucher, Radfahrer usw.

Basisprogramm zum Aufwärmen

Dieses Programm enthält einige Dehnübungen, die Sie beim Aufwärmen vor einem Laufwettkampf oder einer intensiven Trainingseinheit durchführen sollten. Wie Sie wahrscheinlich schon wissen, ist für diesen Zeitpunkt dynamisches Stretching am geeignetsten. Zuvor sollten Sie sich immer 5-10 Minuten lang sehr langsam einlaufen.

7 Seite 36

ZIRKUMDUKTION DER HÜFTE

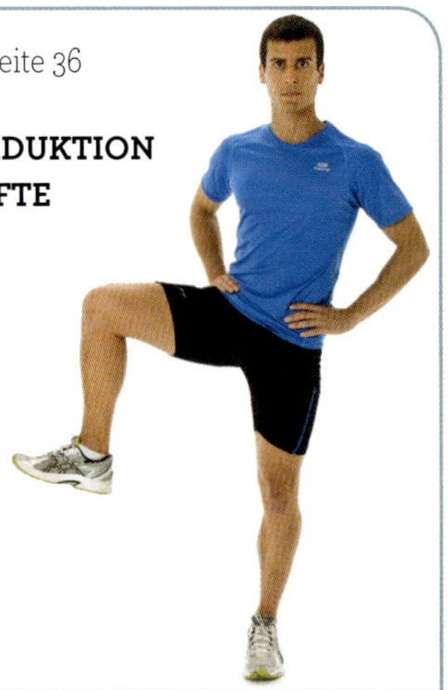

12 Seite 41

SLALOM

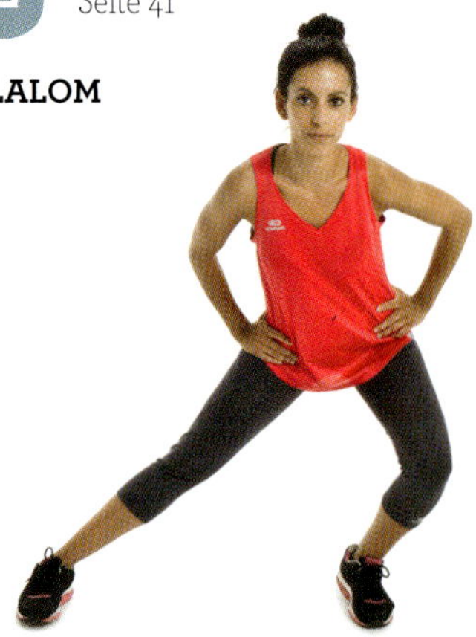

14 Seite 43

HÜFTFLEXION MIT UNTERSTÜTZUNG

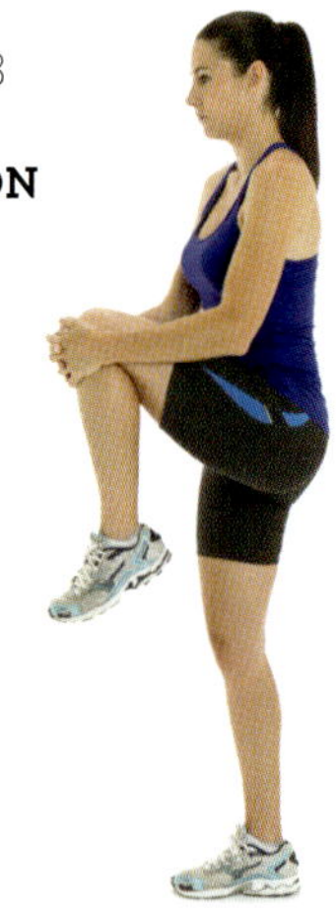

16 Seite 45

MILITÄRSCHRITT

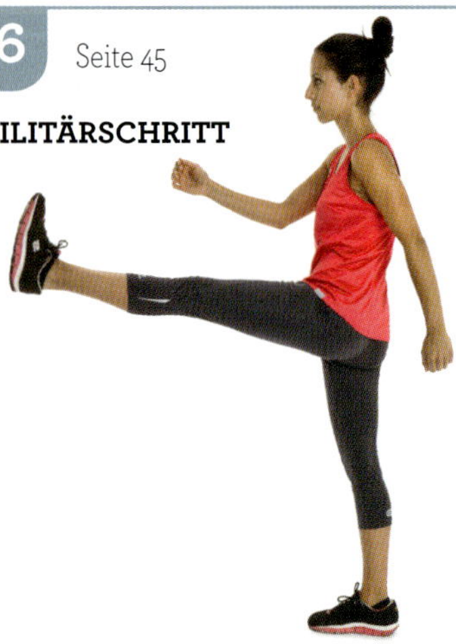

13 Seite 42

ZIRKUMDUKTION DES SPRUNGGELENKS

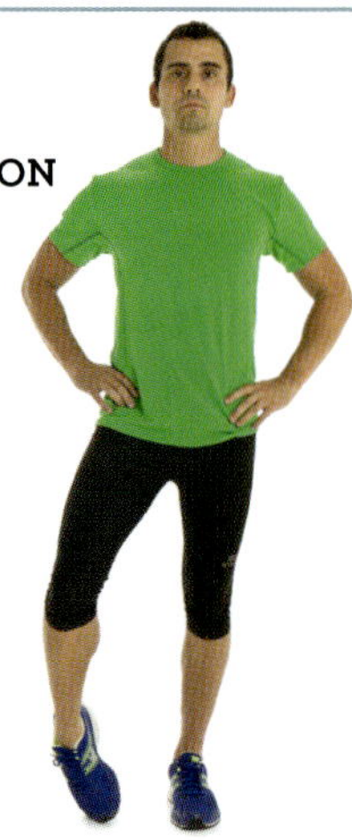

15 Seite 44

TREPPENSTEIGEN

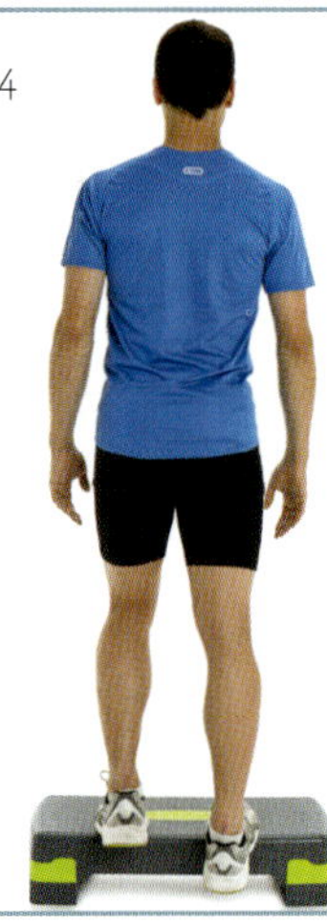

Basisprogramm nach dem Training

Dieses Programm beinhaltet einige Dehnübungen, die Sie nach dem Sport, sei es nach einem Wettkampf oder einer Trainingseinheit, durchführen sollten. Es besteht aus statischem Stretching, das zur Entspannung und Regeneration der Muskulatur beiträgt, die bei Läufen am meisten erschöpft. Vergessen Sie nicht, dass Sie nach sportlicher Belastung von hoher oder mittlerer Intensität maximale Dehnungen vermeiden sollten.

37 Seite 76

STATISCHER SCHMETTERLING

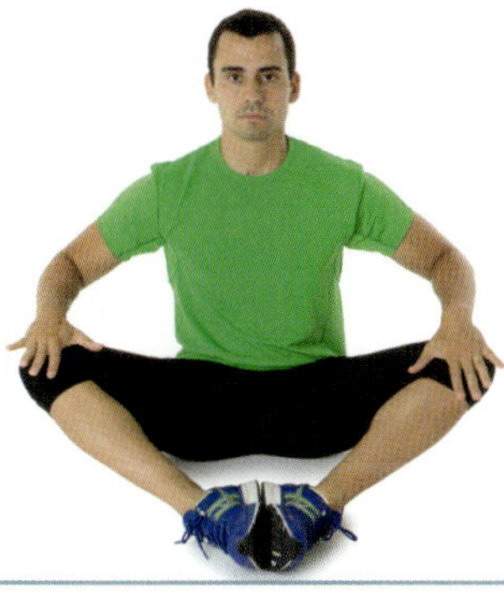

43 Seite 82

IM STEHEN HINTEN KREUZEN MIT STÜTZE

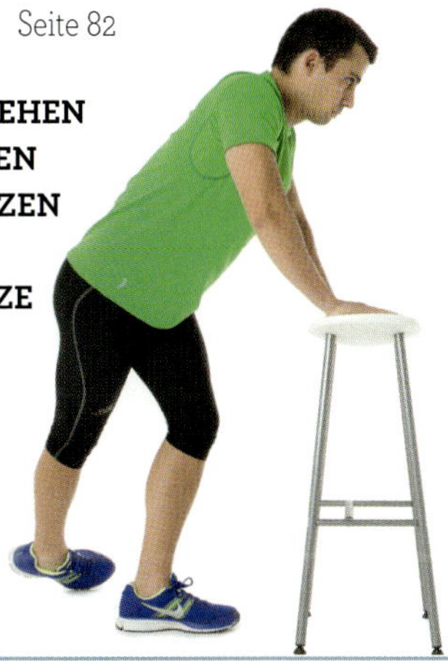

44 Seite 83

RITTER

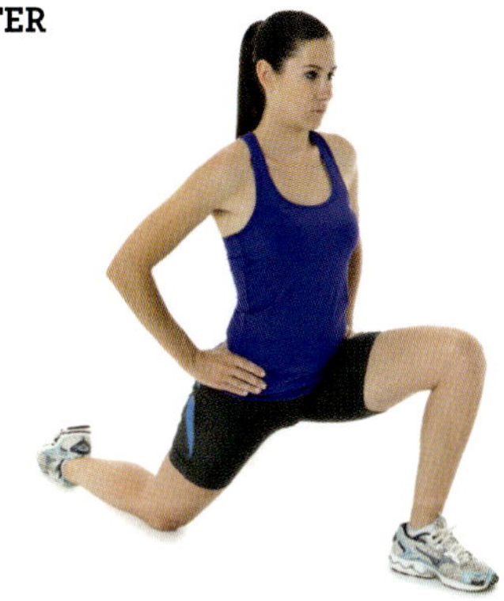

47 Seite 86

AM ÜBERGESCHLAGENEN BEIN ZIEHEN

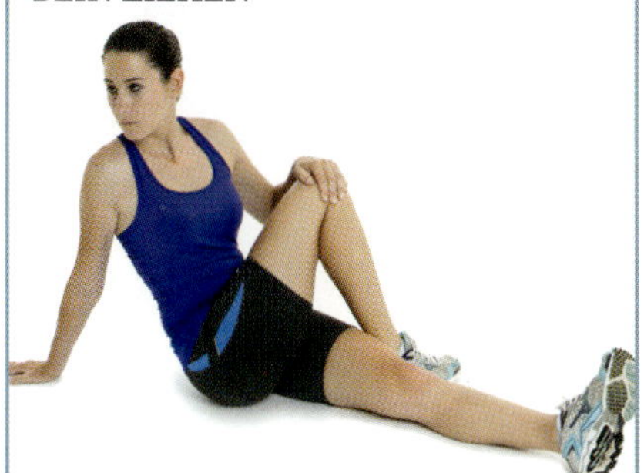

49 Seite 88

KNIE ZUR BRUST ZIEHEN

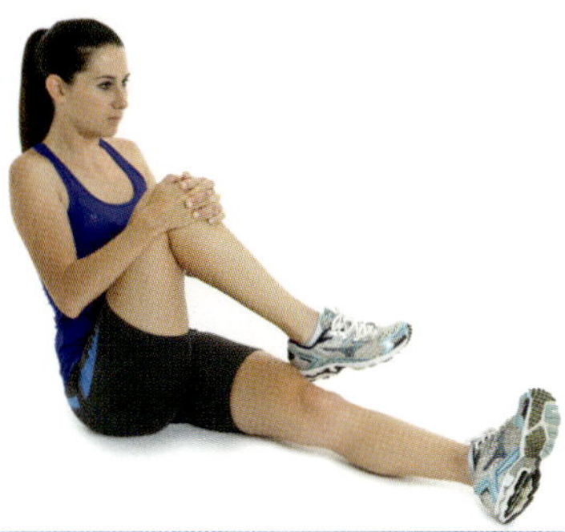

56 Seite 97

FLAMINGO

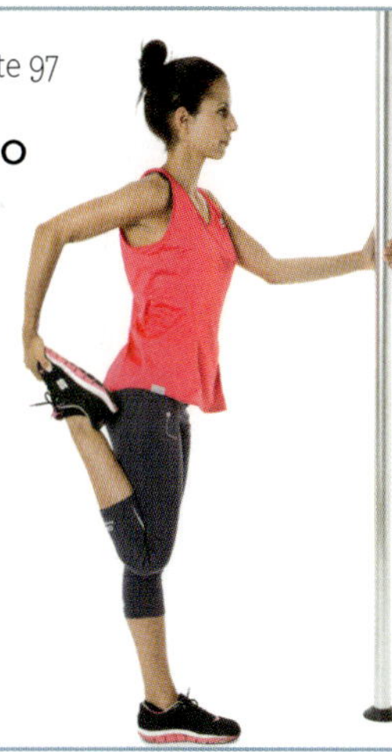

65 Seite 106

EINSEITIGE HÜFTFLEXION IM SITZEN

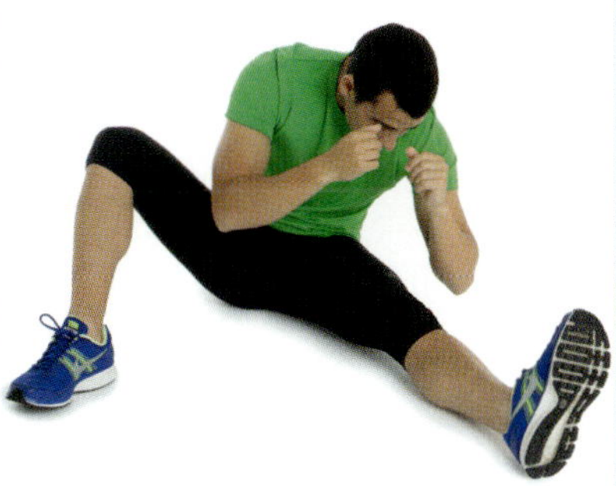

69 Seite 110

GEGEN EINE STÜTZE DRÜCKEN

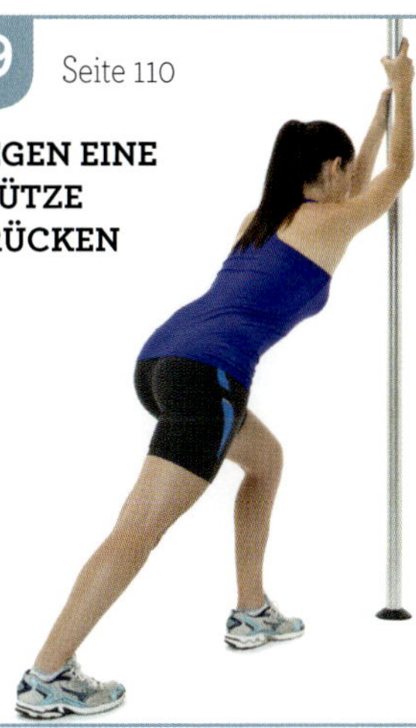

Komplettes Programm

Dieses Programm wurde für Einheiten entwickelt, die sich speziell der Flexibilität widmen. Sie können Sie nach einem leichten Training oder als gesonderte Trainingseinheiten durchführen, um die Bewegungsumfänge verschiedener Gelenke zu verbessern. Im letzten Fall sollten Sie die Bereiche, die Sie dehnen werden, vorher aufwärmen. Dieses Programm besteht aus statischem Stretching, das die Hauptmuskelgruppen umfasst, die am Laufen beteiligt sind.

18 Seite 53

ANTEVERSION MIT ÜBERKREUZTEN HÄNDEN

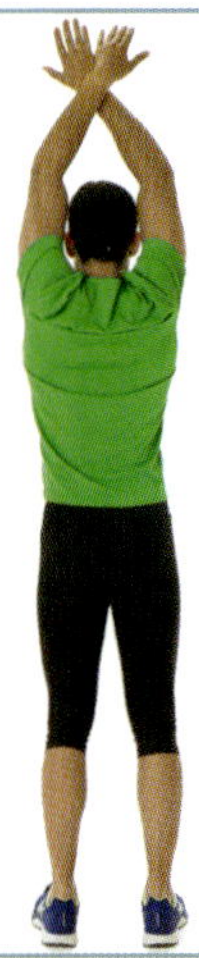

25 Seite 60

RUMPFROTATION MIT STAB

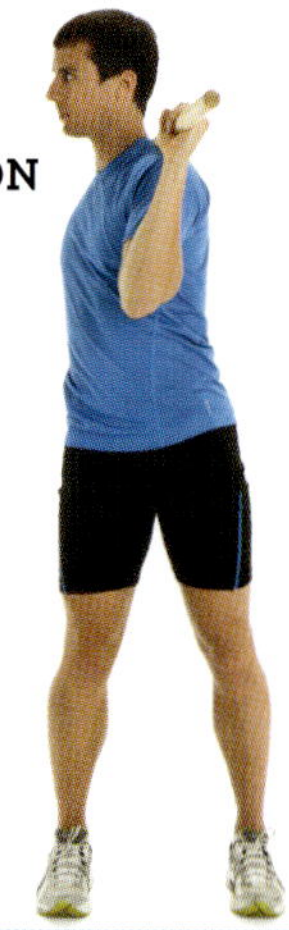

29 Seite 66

BEIDSEITIGE RETROVERSION

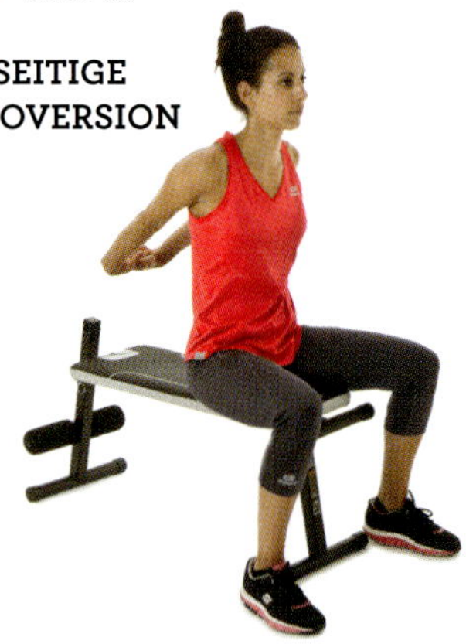

32 Seite 69

NACH-HINTEN-ZIEHEN MIT UNTER-STÜTZUNG

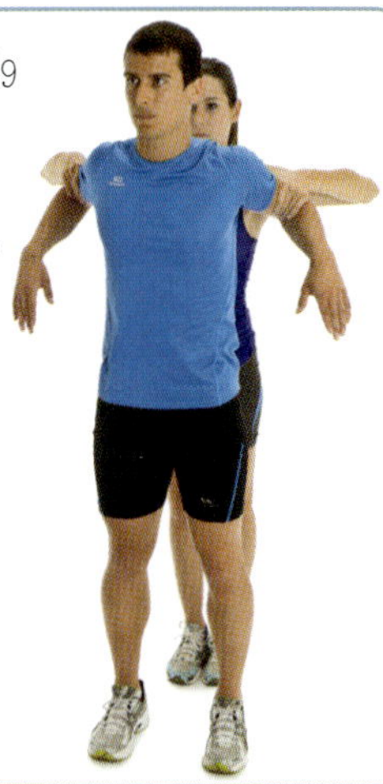

34 Seite 71

RETROVERSION MIT UNTERSTÜTZUNG

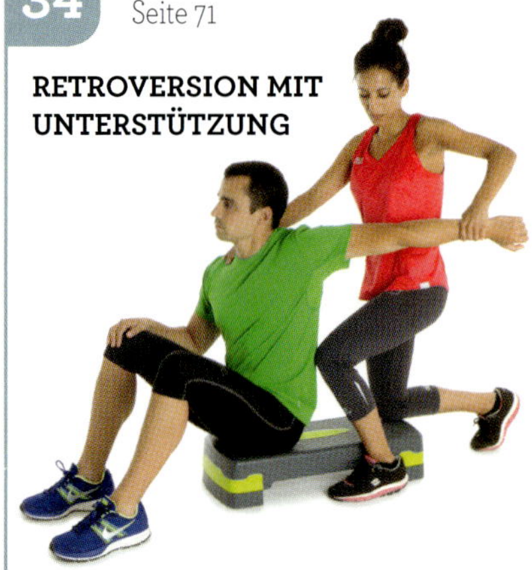

39 Seite 78

ABWECHSELNDE HÜFTABDUKTION

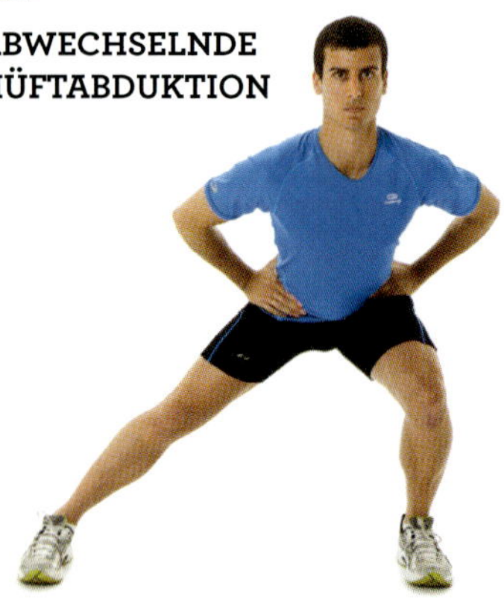

42 Seite 81

IM STEHEN HINTEN KREUZEN

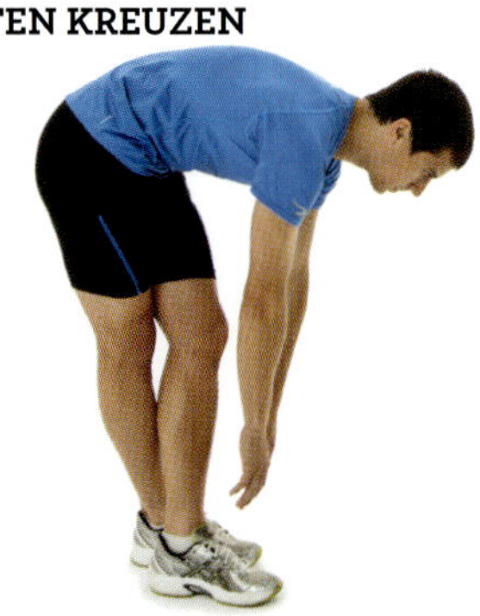

45 Seite 84

TIEFER AUSFALLSCHRITT

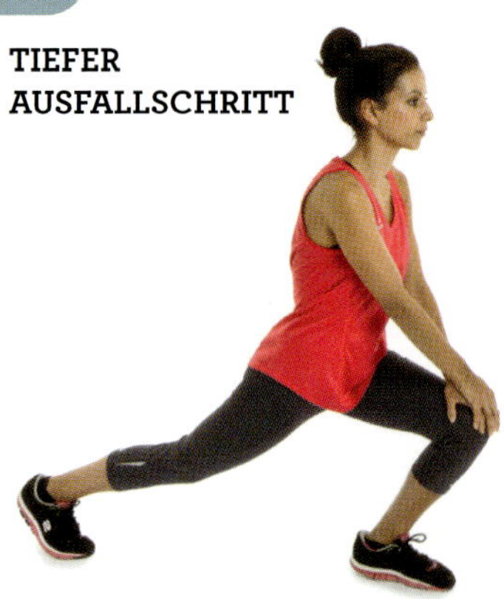

49 Seite 88

KNIE ZUR BRUST ZIEHEN

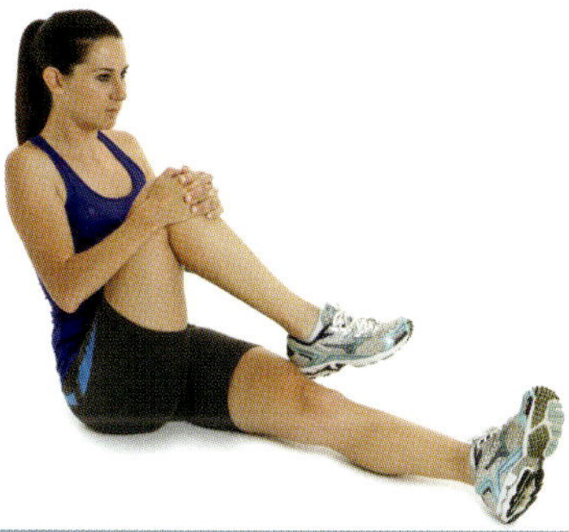

55 Seite 96

EINSEITIG AUF DER SEITE

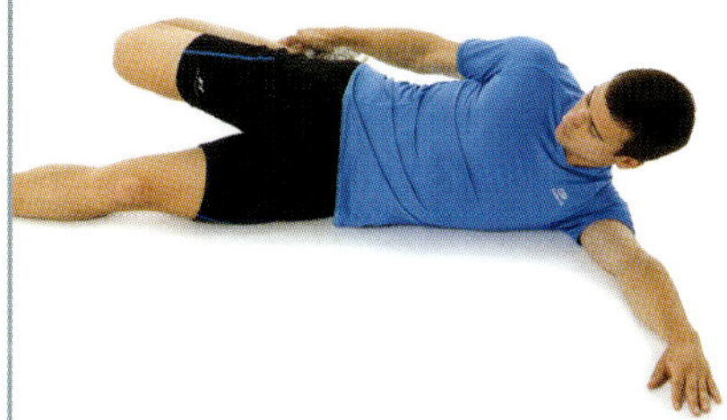

57 Seite 98

RITTERSTELLUNG MIT ZIEHEN

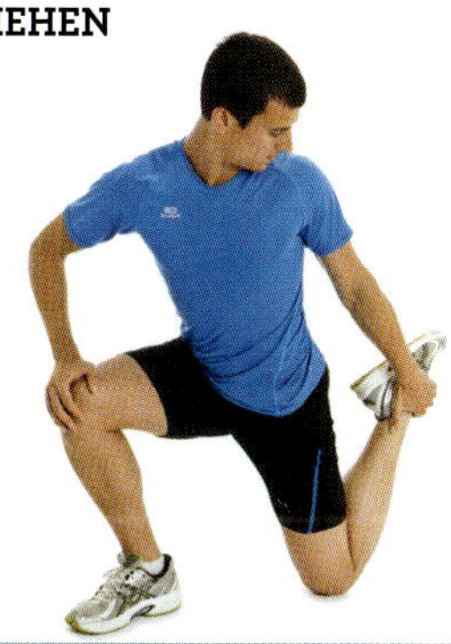

60 Seite 101

HÜFTFLEXION MIT STÜTZE

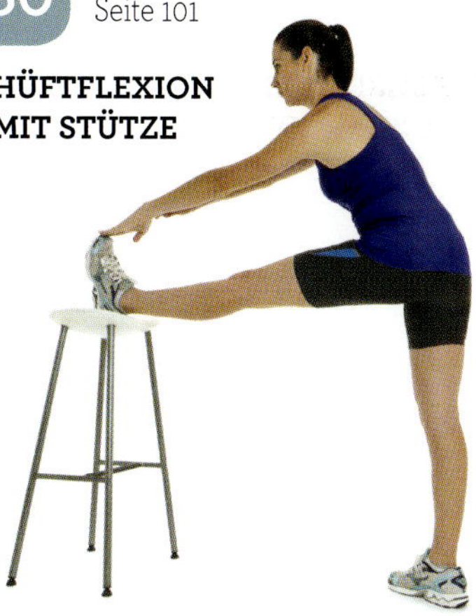

73 Seite 114

BEIDSEITIGES ZIEHEN MIT HANDTUCH

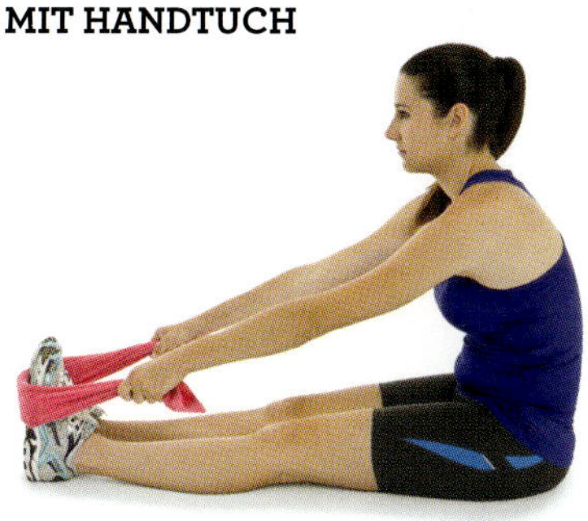

82 Seite 123

SITZEN MIT EINEM UNTER-SCHENKEL AUF DEM OBER-SCHENKEL

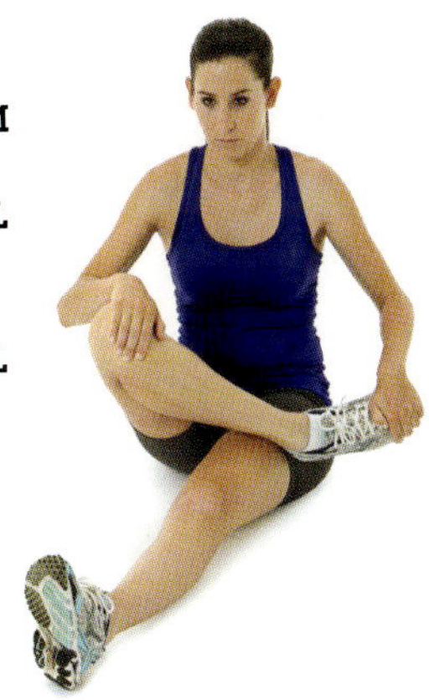

88 Seite 129

INVERSION DES SPRUNGGELENKS IM SITZEN

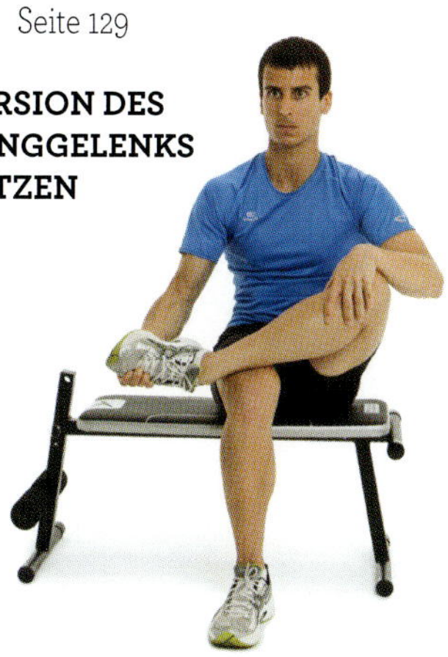

95 Seite 140

DEHNUNG DES BRUSTKORBS

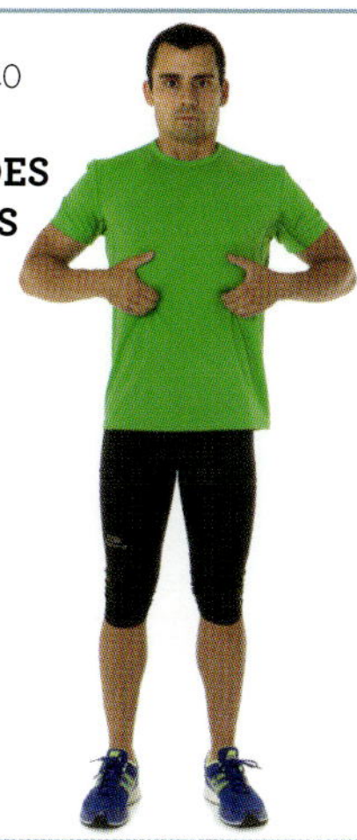

Alphabetischer Index der Muskeln

Literaturverzeichnis

Alter, M. J. (1999).
Manual de estiramientos deportivos. 3. Aufl.
Ediciones Tutor, Madrid.

Blazevich, A. (2011).
Biomecánica deportiva. Manual para la mejora del rendimiento humano.
Paidotribo, Badalona.

Ferner, H. & Staubesand, J. (1982).
Sobotta: Atlas de anatomía humana. 18. Aufl.
Editorial Médica Panamericana, Madrid.

Fields, K. B., Burnworth, C. M. & Delaney, M. (2009)
Should athletes stretch before exercise?, Nr. SSE#104.
Zugriff auf https://ce.gssiweb.com/Article_Detail.aspx?articleID=736

Hislop, H. J. & Montgomery, J. (2003).
Daniels & Worthingham: Técnicas de balance muscular. 7. Aufl.
Elsevier España, S.A., Madrid.

Nelson, R. T. & Bandy, W. D. (2004).
Eccentric training and static Ssretching improve hamstring flexibility of High School Male, Nr. 39(3).
Zugriff auf http://www.ncbi.nlm.nih.gov/pmc/articles/PMC522148/#__ffn_sectitle

Pereles, D., Roth, A. & Thomson, D. J. S. (2009).
A large, randomized, prospective study of the impact of a pre-run stretch on the risk of injury in teenage and older runner.
CAQ Sports Medicine.

Shrier, I. (2004).
Does stretching improve performance? A systematic and critical review of the literature.
Cin J Sport Med, 14.

Vehm, D. G. & Young, W. B. (2003)
Effects of running, static stretching and practice jumps on explosive force production and jumping performance.
The Journal of Sports Medicine and Physical Fitness, 43.